现代临床康复

治疗方法

XIANDAI LINCHUANG KANGFU ZHILIAO FANGFA

主编 李 翠 张 萍 劳锦波

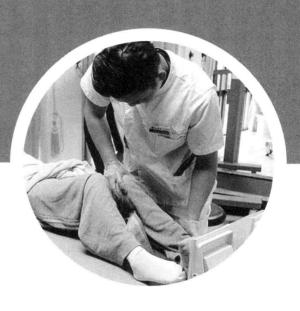

 中国出版集团有限公司

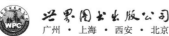 世界图书出版公司
广州·上海·西安·北京

图书在版编目（CIP）数据

现代临床康复治疗方法 / 李翠, 张萍, 劳锦波主编
. — 广州 : 世界图书出版广东有限公司, 2023.12
ISBN 978-7-5232-1004-8

Ⅰ. ①现… Ⅱ. ①李… ②张… ③劳… Ⅲ. ①康复医
学 Ⅳ. ①R49

中国国家版本馆CIP数据核字(2024)第022098号

书　　名	现代临床康复治疗方法	
	XIANDAI LINCHUANG KANGFU ZHILIAO FANGFA	
主　　编	李　翠　张　萍　劳锦波	
责任编辑	刘　旭	
责任技编	刘上锦	
装帧设计	品雅传媒	
出版发行	世界图书出版有限公司　世界图书出版广东有限公司	
地　　址	广州市海珠区新港西路大江冲25号	
邮　　编	510300	
电　　话	（020）84460408	
网　　址	http://www.gdst.com.cn/	
邮　　箱	wpc_gdst@163.com	
经　　销	新华书店	
印　　刷	深圳市福圣印刷有限公司	
开　　本	889 mm × 1 194 mm　1/16	
印　　张	16.25	
字　　数	453千字	
版　　次	2023年12月第1版　2023年12月第1次印刷	
国际书号	ISBN 978-7-5232-1004-8	
定　　价	138.00元	

编 委 会

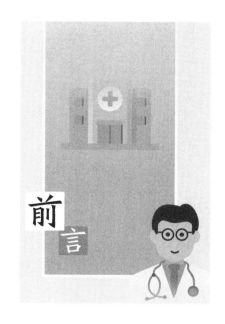

前言

康复医学是一门关于促进残疾人及患者康复的医学学科，涉及多个学科领域，包括物理治疗、职业治疗、言语治疗、心理治疗等，注重综合性治疗和个体化护理。随着社会人口老龄化的加剧、慢性疾病和运动损伤的发病率不断增加，以及人们日益增长的高生活质量的追求，使得康复治疗的需求日益增加。目前，我国在康复治疗方面的指导用书相对不足，一些地区和群体对康复医学的需求得不到充分满足，这导致在康复治疗过程中，医护人员和患者往往缺乏可依据的指导用书，影响了康复治疗的质量和效果。针对该现状，我们汇集了知名的临床医学和康复医学专家，编写出了一本科学性和可操作性强，且与各系统常见疾病的临床实际紧密贴合的康复治疗指导用书。

在本书编撰的过程中，以提升康复医疗服务能力为核心，以康复医学的科学规范为准则，突出康复特色，并基于编者的临床经验，将理论与实践相结合，对重点内容进行详述，力求直观而准确地提供康复指导，使本书成为康复医师的得力助手。本书主要面对康复从业人员，相关领域的医疗、科研、教学、管理人员以及其他具有康复需求的读者。

本书共分为八章，首先介绍了康复医学相关基础、康复评定；接着讲述了神经系统、呼吸系统、循环系统、消化系统常见疾病的康复治疗；然后讲述了常见骨科疾病和老年疾病康复治疗的内容。本书在内容上基本介绍了康复医学的相关基础和康复评定的种类、方法、标准，以及各系统常见疾病的治疗方法；在编排上，理论与实践并重，为疾病提供全面而有效的治疗方法，包括物理治疗、药物治疗、行为治疗、心理治疗等方法。

本书在编写的过程中，虽然所有编者都竭尽全力做到最好，但由于水平与经验所限，书中若有疏漏，诚恳希望广大康复医务工作者在使用本书过程中，对书中的不足之处提出宝贵建议，共同促进本书的完善。

编　者

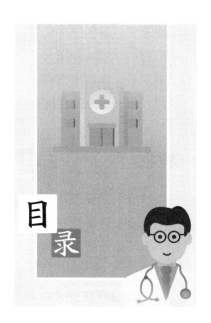

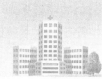

第一章

康复医学相关基础

第一节　人体运动学

一、概述

人体运动学起源于希腊语的"运动"和"研究"，主要研究在外力的作用下，身体位置、速度、加速度间的相互关系。身体的运动形式有平移和旋转。

平移是指身体所有部位进行的平行、同一方向的移动，可以沿直线或曲线方向进行，如人在行走时，头的某一点在平移的同时，随着步态上下的动作呈现一种波浪式的曲线运动。旋转轴的位置是旋转主体中位移为零的部位，对于肢体或躯干，旋转轴的位置就在关节上或关节附近。

关节的位移无论是平移还是旋转，都可描述为主动运动或被动运动。主动运动是由肌肉收缩活动引起的；被动运动是由肌肉以外的动力所驱动的，如他人的推力、重力或牵拉结缔组织的张力。

二、骨骼运动学

1. 运动面　身体的三个基本平面包括矢状面、冠状面和水平面。矢状面是指前后方向，将人体分为左、右两部的纵切面。冠状面是指左右方向，将人体分为前、后两部的纵切面。水平面是指与地面平行，与矢状面和冠状面相互垂直，将人体分为上、下两部的平面。

2. 旋转轴　骨骼会在一个与旋转轴垂直的平面内围绕关节旋转，而轴的位置就在关节的凸面。例如，肩可以在三个关节面上运动，即有三条旋转轴。屈曲和伸展沿内外轴，即冠状轴旋转；外展和内收沿着前后轴，即矢状轴进行；内旋和外旋沿着垂直轴进行。尽管三条直交的轴线是固定的，但实际上在关节活动范围内，每条轴线都会有微小的移动。只有在一种情况下旋转轴会保持固定，即关节的凸起是一个平滑的球面，而与之吻合的是一个平滑的凹面。

3. 关节运动的描述　关节是由两块或更多的骨或肢体节段连接而成的。关节的活动可以从两个方面描述：①近端节段可以围绕远端相对固定的节段旋转。②远端节段可以围绕近端的相对固定节段旋转。例如，在膝关节活动中，"股骨对胫骨运动"和"胫骨对股骨运动"是对骨骼运动较好的描述。

大部分上肢的运动为远端节段对近端节段的运动，上肢关节的近端节段通常是借助肌肉、重力或惯性稳定，而远端节段所受的约束较少，可以旋转。进食和抛球是典型的上肢远端节段对近端节段的运动，而引体向上则是上肢近端节段对远端节段的运动。

近端节段对远端节段和远端节段对近端节段的运动也可在下肢运动中体现。例如，"站立相"是小腿立于地面支撑起身体的全重，"摆动相"即小腿向前移动。另外，踢球动作也是典型的近端节段对远端节段的运动，该运动需要股四头肌的力量来控制身体，使其缓慢下沉。

开链运动和闭链运动在康复医学中经常用于描述节段的相对运动。运动链是指一系列的关节链接，如骨盆以及下肢的股骨、胫骨和足；"开""闭"用来描述肢体末端是否固定于地面或牢固的物体上。开链运动是指运动链的远端没固定在地面或物体上，远端节段可以自由活动；闭链运动是指运动链的远端固定在地面或物体上，而近端可以自由移动。这些概念多用于对下肢肌肉抗阻训练的描述。

三、关节运动学

1. 关节的形态　关节的运动学是指关节面的活动，大多数关节面都有一些弯曲，即其中一面相对凸起，另一面相对凹陷，这种凹凸的连接可以增加关节接触面积、增强吻合度，起到稳定关节的作用。

2. 关节面的基本运动　曲面关节之间的基本运动包括滚动、滑动和转动。滚动是指一个旋转关节面上的多点与另一关节面上的多点相接触；滑动是指一个关节面上的单个点与另一关节面上的多个点相接触；转动是指一个关节面上的单个点在另一关节面的单个点上的旋转。

3. 关节运动的原理　凸面对凹面的运动而言，凸面的滚动与滑动的方向相反；凹面对凸面运动而言，凸面的滚动与滑动的方向相同。在盂肱关节的凸-凹面活动中，收缩的冈上肌驱动凸起的肱骨头在关节窝内滚动，使肱骨外展。滚动的凸面一般都会伴有反方向的滑动，肱骨头向下的滑动抵消了由于肱骨头滚动出现的向上移动。

滚动-滑动与旋转组合：人体中的某些关节可以产生滚动-滑动与旋转的组合，如膝关节的屈曲和伸展，在进行股骨对胫骨的伸展时，股骨髁为凸起面，胫骨平台为凹陷面，相对固定的胫骨与股骨内、外侧髁产生滚动和滑动，股骨同时轻微向内旋转。若胫骨相对于固定的股骨伸展，同样出现上述现象。在膝关节，伴随屈曲和伸展产生的旋转是自动发生的，这样相适应的旋转可以在完全伸膝时帮助锁定膝关节。

骨骼的关节面都是凸起或凹陷的，根据活动的骨骼而定，凸面可以围绕凹面旋转，反之亦然。关节在运动时，凸面的滚动和滑动方向是相反的，如此反向的滑动可抵消凸面滑动造成的平移；凹面的滚动与滑动的方向相同。这些关节运动原理为临床手法治疗提供了理论依据。

四、动力学

动力学主要研究各种力对主体的作用。作用于身体上的力一般称为载荷，既可使身体移动或保持平稳，也可使组织变形和损伤。骨骼肌肉系统常见的载荷有拉伸、挤压、弯曲、剪切、扭转以及混合载荷。正常组织在一定范围内具有对抗结构或形态变化的能力，但若某一组织由于疾病、损伤或长期不活动，抵抗载荷的能力将大幅度降低。骨质疏松发生后，压力、扭转和弯曲等载荷，有可能造成骨折。

1. 作用于人体的力　力是一种可以使物体变形或移动的功，根据其以何种方式使物体变形，可称为压缩力、拉伸力、剪切力等，如果力都作用在同一个方向，力可以直接相加。但是，如果作用在不同的方向，每个力必须被分解成两个虚构的成分，即用简单的三角学方法，将这个力分解成呈90°、作用在两个解剖学方向的力。

（1）内力：是指人体内部各种组织器官相互作用的力。其中最重要的是肌肉收缩所产生的主动拉力，这是维持人体姿势和产生运动的动力；其次是各种组织器官的被动阻力。

（2）外力：是指外界环境作用于人体的力。

1）重力：由人体或运动器官各节段，以及哑铃、重锤等运动器械受万有引力的影响而产生的力，是人体保持直立及运动时必须克服的负荷，其方向竖直向下，大小与物体的质量成正比。

2）机械的其他阻力：进行运动器械锻炼时，除要克服器械重力外，还常需克服器械的惯性、摩擦力或弹力。

3）静力支撑反作用力：在静止状态下，地面或器械通过支撑点作用于人体对重力的反作用力，大小与重力相同，方向相反。

4）动力支撑反作用力：人体做加速度运动时所受的支撑反作用力，还要加上与加速度运动力的大小和方向相反的反作用力。

5）摩擦力：是指人体或肢体在地面上或器械上滑动时所受到的摩擦阻力，其大小因人体或肢体重量及地面或器械表面粗糙程度而异，行走时摩擦力的方向与运动方向相同。

6）流体作用力：指人体在流体中运动时所承受的流体阻力，大小与运动速度、流体密度成正比，故在水中运动受到的阻力较空气中大。但由于水的浮力抵消了大部分重力，因此，人在水中运动时比较省力。

外力可作为运动训练的负荷，选择与这种负荷相匹配的肢体运动方向和力度、投入工作的肌群及其收缩强度，是肌力训练的方法学理论基础。

2. 人体的力学杠杆　肌肉、骨骼和关节的运动都存在着杠杆原理。任何杠杆均有三个点：力点、支点和阻力点。在人体，力点是肌肉在骨上的附着点，支点是运动的关节中心，阻力点是骨杠杆上的阻力，与运动方向相反。支点到力点的垂直距离为力臂，支点到阻力点的垂直距离为阻力臂。根据力点、支点和阻力点的位置关系，可将杠杆分为三类。

（1）第一类杠杆：支点位于力点与阻力点之间。这类杠杆的主要作用是传递动力和保持平衡，故称为"平衡杠杆"。支点靠近力点时有增大速度和幅度的作用，支点靠近阻力点时有省力的作用。例如，肱三头肌作用于尺骨鹰嘴产生伸肘动作，由于肌肉附着点接近肘关节，故手部有很大的运动范围，然而手部较小的阻力即可阻止肱三头肌的运动。

（2）第二类杠杆：阻力点位于力点和支点之间。这类杠杆力臂始终大于阻力臂，可用较小的力来克服较大的阻力，有利于做功，故称为"省力杠杆"。例如，足承重时跖屈使身体升高，原理类似于抬起独轮推车的车把，其特点是阻力点移动的力矩小于肌肉的运动范围。

（3）第三类杠杆：力点位于阻力点和支点之间。此类杠杆由于力臂始终小于阻力臂，力必须大于阻力才能引起运动，不省力，但可以获得较大的运动速度，故称为"速度杠杆"。例如，肱二头肌引起屈肘动作，运动范围大，但作用力较小。

人体中多数是第一、三类杠杆，其特点是将肌腱的运动范围在同方向或反方向上放大，但比较费力，肌肉附着点越靠近关节越明显。其生物学优势是肌肉集中排列，能使四肢更轻、更细。若一块肌肉跨过关节分别止于两块骨上，一块固定，另一块可动，肌肉收缩可产生两种效应，即转动效应和关节的反作用力。

（李　翠）

第二节　骨与关节生物力学

生物力学是应用力学原理和方法对生物体中的力学问题进行定量研究的生物物理学分支，涉及多学科、多领域专业知识，如医学、生物工程学、康复工程学等的一般性问题。

一、骨骼的生物力学

骨骼系统是人体重要的力学支柱，不仅承受着各种载荷，还为肌肉提供可靠的动力联系和附着点。骨主要由矿物羟磷灰石微晶和Ⅰ型胶原构成。胶原蛋白为骨提供了相当大的拉伸强度，并使骨在折裂时展现出韧性，而矿物成分使骨具有一个非常高的压缩模量和高抗压强度。刚度定义了骨的特征，使滑膜关节表面有精确的形状，在荷载作用下变形很小，并使肌肉拉动骨时产生快速运动。如果骨的刚度下降，快速的肌肉收缩则会导致弯曲，并减缓肢体的角运动。另外，骨的力学性质受年龄、性别、部位等因素影响。

骨的变形以弯曲和扭转最为常见，弯曲是沿特定方向上连续变化的线应变的分布，扭转是沿特定方向上的角应变的连续变化。骨骼的层状结构充分发挥了其力学性能。从受力情况分析，一长骨若中部受到垂直于长轴的力的作用，该长骨的两端由关节固定，中间部的力使其长度伸长并弯曲，与两端关节固定点形成相反的平行力，越靠近骨皮质的部位应力越大；若受到扭转力的作用，情况亦是如此，骨的一部分类似于一个圆柱体，圆柱的端面受一对大小相等、方向相反的力矩作用，发生角应变，轴心的应变及剪应力为零，圆柱体表面的力最大，即骨皮质所受的力最大，而骨皮质是最坚硬的部位，抗压力、抗扭转力最强。

二、应力对骨生长的作用

应力刺激对骨的强度和功能的维持有积极的意义。骨是能再生和修复的生物活性材料，有机体内的骨处于增殖和再吸收两种相反过程中，此过程受很多因素的影响，如应力、年龄、性别以及某些激素水平，但应力是比较重要的因素。研究表明，骨骼都有其最适宜的应力范围，应力过大或过小都会使其吸收加快。一般认为，机械应力对骨组织是有效的刺激。骨骼的力学特性是由其物质组成、骨量和几何结构决定的，当面临机械性应力刺激时，常常出现适应性的变化，否则，将会发生骨折。负重对维持骨小梁的连续性、提高交叉区面积起着重要作用，施加于骨组织上的机械应力可引起骨骼的变形，这种变形导致成骨细胞活性增加，破骨细胞活性减弱。瘫痪的患者，骨骼长期缺乏肌肉运动的应力作用，使骨吸收加快，产生骨质疏松。另外，失重也可造成骨钙丢失。骨在应力作用下羟磷灰石结晶的溶解增加，使发生应变的骨组织间隙液里的钙离子浓度增大，以利于无机晶体的沉积。骨的重建是骨对应力的适应，常受应力刺激的部位生长，较少受到应力刺激的部位吸收。制动或活动减少时，骨因缺乏应力刺激而出现骨膜下骨质的吸收，强度降低。骨折钢板内固定时，载荷通过钢板传递，骨骼受到的应力刺激减少，骨骼的直径缩小，抗扭转能力下降。相反，反复的高应力刺激，可引起受刺激部位骨膜下的骨质增生。

自适应重构，骨骼组织通常能够适应它们的机械性能，以配合施加给它们的力。这个原则称为沃夫定律。一个组织的变形量与它所承受的机械载荷成正比。细胞为适应这一增加的应变，要通过产生更多的细胞外基质来响应，从而增加组织的刚度，并逐步返回到正常的应变水平。同样，减少载荷则导致组织应变降低，基质合成减少和刚度降低，使组织应变增加到正常值。这种负反馈系统确保骨重构适应力学环境。动物实验表明，每天至少 36 个比较明显的加载周期才能使骨产生最大的增生反应，而每天少于 4 次循环加载则出现组织的吸收。而且，骨细胞响应的是最大负荷而不是时间–平均负荷。

三、骨痂的生物力学

　　骨折愈合后的机械力学特性依赖于愈合骨痂的物理特性和几何特性，骨强度的恢复与连接骨折块的新骨形成的数量密切相关，骨痂的强度与其钙的含量有关。在骨折修复的过程中，骨折愈合对骨折块活动的机械力高度敏感。无论以何种方式固定，在负荷的作用下，骨折块都会发生一定的运动，影响到骨折修复的形态。不同组织可承受不同强度的应力，在骨折愈合早期，骨折处形成的肉芽组织能很好地耐受骨折块间的应力变化；在修复过程中，细胞的类型和性质决定了骨折的稳定性，在骨折断端紧密连接机械稳定性的情况下，软骨形成的数量极少，但由于存在哈弗系统直接塑形愈合的作用，会在骨折断端间形成一层薄骨痂。而在骨折断端未获得机械稳定性时，早期的骨痂不能在断端间形成桥接，而是形成丰富的软骨骨痂，这些骨痂随稳定性的加强，通过软骨内骨化转变成骨。在软骨骨痂钙化的过程中，如果骨折间隙较大，并且不具备足够的稳定性，那么由于纤维组织的存在，纤维软骨骨痂不能转变为成骨性骨痂组织，则会发生骨折不愈合。

四、关节软骨的生物力学

　　1. 关节软骨的结构与组成　关节软骨是组成活动关节面的有弹性的负重组织，可减少关节面在滑动中的摩擦，具有润滑和耐磨的特性，并有吸收机械震荡、传导负荷至软骨下骨的作用。关节软骨主要由大量的细胞外基质和散在分布的高度特异细胞（软骨细胞）组成，基质的主要成分是水、蛋白多糖和胶原，并有少量的糖蛋白和其他蛋白，这些成分构成了关节软骨独特而复杂的力学特性。

　　关节结构的变化会改变关节承载和力的传递方式，改变关节的润滑度可改变关节软骨的生理状态。扫描电镜发现，正常关节软骨的表面是紧密的带微孔的表面编织结构，而变性的软骨表面常常出现撕裂和剥脱现象。关节软骨的表面有明显的不规则特性，这种特性有助于润滑，可显著增加关节软骨的摩擦和变性概率。

　　2. 关节的润滑　关节滑液是由滑膜分泌到关节腔的一种透明的或微黄的高黏滞性液体，是一种血浆透析液，不含凝血因子、红细胞和血红蛋白，但含有透明质酸盐、葡萄糖氨基聚糖和具有润滑作用的糖蛋白。关节的润滑有两种基本形式：液膜润滑和边界润滑。液膜润滑的润滑剂是关节液，边界润滑包含一层吸附在两个相向关节面上的润滑剂分子，当两个关节面的粗糙部开始接触或当液膜被大载荷挤出关节间隙时，边界润滑开始起作用。软骨内间隙液增压形成了混合润滑模式，这些间隙液承受了大部分的载荷，同时相互接触的胶原–蛋白多糖基质之间的边界润滑承担了剩余的载荷。混合润滑降低了关节的摩擦和磨损。在病理状态下，关节内的润滑机制将受到病变润滑特性和软骨特性改变的影响。

　　3. 软骨的生物力学特性　活动关节的软骨要承载人一生中几十年的静态或动态的高负荷，其结构中的胶原、蛋白多糖与其他成分组成一种强大的、耐疲劳的、坚韧的固体基质，以承担关节活动时产生的压力和张力，关节软骨有独特的生物力学特性。

　　关节结构的破坏，如半月板和韧带的撕裂，都将改变关节面应力的大小，与关节不稳和软骨的生化改变密切相关。在实验动物中，切断前交叉韧带或切除半月板后，关节软骨表面出现纤维化、蛋白多糖的聚集数量下降、水合增加、关节囊增厚、骨赘形成。在组织学与生化成分改变的同时，力学特性也发生改变。如切除前交叉韧带后，拉伸与剪切弹性模量渐进性降低；关节不稳时，压缩弹性模量降低，液压渗透性增加，导致基质变形增加，生理负荷时液体流量增加，负重时液压减小，应力遮挡效应减弱。

4. 关节面的运动　关节面的组成有多种，但这些表面的大部分区域在某一位置上精确地适应，这称为紧密充填，在此状态关节最稳固。例如，膝关节的紧密状态是完全伸直。其他的位置，关节表面不完全匹配，并且能够通过旋转、滚动和滑动的组合产生彼此相对运动。紧密状态通过接触并压紧或拧紧以达到关节表面完全吻合的目的，纤维囊和韧带最大限度地螺旋和紧张，此状态要发生进一步的运动是不可能的。紧密状态表面一般不能被正常的外力分开，骨可以看作被暂时锁定，就好像没有关节存在一样。紧密状态是最后的极限位置，关节周围的肌肉收缩可以稳固这种状态，由于这些肌肉力量不足而出现的异常运动会导致关节结构的损伤。

五、肌肉的生物力学

（一）肌肉的分型

根据肌细胞分化情况可将肌肉分为骨骼肌、心肌和平滑肌。骨骼肌按其在运动中的不同作用，又可分为原动肌、拮抗肌、固定肌和协同肌。

1. 原动肌　在运动的发动和维持中一直起主动作用的肌肉称原动肌。

2. 拮抗肌　指与运动方向完全相反或发动和维持相反运动的肌肉。原动肌收缩时，拮抗肌协调地放松或做适当的离心收缩，以保持关节活动的稳定性，增加动作的精确性，并能防止关节损伤。如在屈肘运动中，肱二头肌是原动肌而肱三头肌是拮抗肌。

3. 固定肌　为了发挥原动肌对肢体的动力作用，需将肌肉近端附着的骨骼充分固定，起这一作用的肌肉为固定肌。如在肩关节，当臂下垂时，冈上肌起固定作用。

4. 协同肌　一块原动肌跨过一个单轴关节可产生单一运动，多个原动肌跨过多轴或多个关节，就能产生复杂的运动，这就需要其他肌肉收缩来消除某些因素，这些肌肉可辅助完成某些动作，称为协同肌。

在不同的运动中，某块肌肉可担当原动肌、拮抗肌、固定肌或协同肌等不同的角色。即使在同一运动中，由于重力的协助或抵抗力不同，同一块肌肉的作用也会改变。

（二）肌肉的收缩形式

在 ATP 和 Ca^{2+} 的激动下，肌纤维中的肌球蛋白与肌动蛋白的横桥相结合，产生收缩。骨骼肌的两端附着于骨骼上，随肌纤维长度的变化，产生复杂的功能活动，其收缩形式有等张收缩、等长收缩和等速收缩。肌肉收缩时，当阻力负荷低于肌肉所产生的力时，肌肉发生的收缩称为向心性收缩；当阻力负荷大于肌肉收缩所产生的力时，肌肉被拉长，称为离心性收缩。

1. 等张收缩　在肌肉收缩时，整个肌纤维的长度发生改变，张力基本不变，可产生关节的运动。此类肌肉收缩又根据肌纤维长度变化的方向不同分为如下几种。

（1）等张向心性收缩：肌肉收缩时肌纤维向肌腹中央收缩，长度变短，肌肉的起止点相互接近。如肱二头肌收缩引起的肘关节屈曲。

（2）等张离心性收缩：肌肉收缩时肌纤维的长度变长，肌肉起止端远离，此时肌肉收缩是为了控制肢体的运动速度。如下蹲时，股四头肌收缩但长度延长，其作用是控制下蹲的速度。

2. 等长收缩　肌肉收缩时，肌纤维的长度基本不变，表现为肌张力增高，但不产生关节的运动。

3. 等速收缩 肌肉收缩时产生的张力可变，但关节的运动速度是不变的。等速收缩也分为向心性和离心性收缩，等速收缩产生的运动称为等速运动。

4. 肌肉对电刺激的反应 神经活动的状态可通过在一定频率下单一刺激、重复刺激或其他刺激的模式来控制。单一刺激时，肌肉的张力很快上升，之后在不同的时间内降至基线，通常小于200毫秒，称为肌肉的单收缩，是对单一神经刺激做出的收缩反应。如果第一次神经刺激的反应已回到基线，肌膜处于稳定状态，紧接着再出现第二次神经活动，重复刺激的结果不会增加肌肉收缩力，只是另一单收缩的开始。但是，如果神经的刺激频率增加，在前一刺激引起的收缩张力未恢复到基线前，又发生下一刺激，此时引起的张力强度比单收缩时要大。随着刺激频率的增加，肌肉张力表现出综合效应，即高频率的刺激可使张力达到最大并保持在此水平，这称为强直收缩。强直收缩所产生的张力要比单收缩产生的张力高数倍，这是中枢神经系统通过改变刺激频率来改变肌肉收缩力的有效机制。机体通过有秩序的募集运动单位并调节刺激频率使肌肉获得最佳的收缩，产生肢体运动。

5. 骨骼肌收缩与负荷的关系 肌肉是躯体运动的基本驱动者，当神经冲动作用于肌肉时，肌肉产生收缩并且肌肉的长度也缩短。在等张收缩时，肌肉收缩的速度与肌肉的负荷有关，低负荷肌肉的收缩速度快于高负荷的肌肉。随着肌肉收缩的速度变小，肌肉的收缩力增加。与此相类似，肌肉等长收缩力趋于最大时，肌肉缩短的速度趋于零。向心收缩的肌肉产生更大的力、做更多的功。对于一个给定的递增负荷，肌肉伸长的速度小于其缩短的速度。因此，肌肉在进行抗阻力收缩时，表现出类似硬材料的力学特征。而当收缩力超过最大收缩力的50%时，力量与速度之间的关系发生突然的变化。在临床上，力量与速度之间的这种双曲线关系很重要，因为在速度增加时，力量迅速下降。

离心性收缩的机械效率高而耗氧量低，因此离心性运动消耗的能量少。与向心性收缩相比，离心性收缩的另一优点是在相同的收缩速度下，肌肉做最大自主性收缩和产生最大力矩时，神经肌电活动只表现为次最大活动，而且，反复地进行离心性收缩训练也可以提高肌肉对抗运动性延迟性肌肉疼痛的能力。

六、肌腱和韧带的生物力学

（一）肌腱和韧带的拉伸特性

肌腱是机体软组织中具有最高拉伸强度的组织之一，原因是它由胶原组成，而胶原是强度最大的纤维蛋白，同时这些蛋白纤维沿张力的作用方向平行排列。胶原的力学性质主要由胶原纤维的结构、胶原与细胞外间质、蛋白多糖之间的相互作用决定。骨-肌腱-肌肉的结构性质依赖于肌腱本身、肌腱与骨附着处、肌腱肌肉交界处三者的力学性质。

肌腱和韧带与许多组织一样，具有与时间和过程相关的弹性特性，即肌腱和韧带的伸长不仅与受力的大小相关，也与力的作用时间及过程相关。这种黏弹性反映了胶原的固有性质及胶原与基质之间的相互作用。肌腱和韧带与时间的关系可以用蠕变-应力松弛曲线来表示。一方面，组织因持续受到特定载荷而随时间延长发生的拉伸过程，称为蠕变；另一方面，组织因受到持续拉伸而随时间延长发生应力减小的过程，称为应力松弛。肌腱和韧带随载荷过程发生的变化，是指载荷-拉长曲线的形状随前载荷的变化而变化。在等张收缩中，肌肉-肌腱的单位长度保持不变，然而由于蠕变的作用，导致肌腱和韧带拉伸，肌肉缩短。从生理学角度讲，肌肉长度的缩短可降低肌肉的疲劳程度，因此，肌腱和韧带的蠕变在等张收缩中可增加肌肉的工作能力。另外，肌腱、韧带的黏弹性与其载荷有关。因此，在预载荷之后，软组织的载荷，伸长曲线才有最大的可重复性。肌腱和韧带的性质还与应变的速率有关，拉长的速度越快，肌腱的强度越大。

（二）影响肌腱和韧带力学的因素

除黏弹性外，解剖部位、运动水平、年龄、温度都是影响肌腱和韧带力学性质的因素。

1. 解剖部位　不同解剖部位的肌腱和韧带所处的生化环境不同，承受的应力不同，其生物力学性质也不同。如成年猪趾屈肌腱的极限拉伸强度比趾伸肌腱大两倍，生化分析表明，趾屈肌腱中的胶原含量比趾伸肌腱的多。

2. 锻炼和固定　锻炼对肌腱和韧带的结构和力学性质有长期的正面效应。例如经长期训练后，小猪趾屈肌腱的弹性模量、极限载荷都有增加。锻炼对胶原纤维的弯曲角度和弯曲长度有明显的影响，还能增加胶原的合成，增加肌腱中大直径胶原纤维的百分比，大直径的胶原纤维比小直径的胶原纤维承受更大的张力，因为大直径的胶原纤维中，纤维内的共价交联较多。

3. 年龄　年龄是影响肌腱和韧带力学性质的重要因素，随着年龄的增长，肌腱胶原纤维波浪弯曲角度减小。在发育成熟前，线性区域之后是一个单一的屈服区，出现不可逆转的拉伸及结构破坏，在屈服区内可观察到近乎零的弹性模量。发育成熟后，这个屈服平台消失，代替它的是两个不同的屈服区域。随着发育成熟，肌腱的极限拉伸强度和极限应变也增加。青壮年人和老年人的肌腱极限拉伸强度显著高于未成年人，青壮年人肌腱的模量高于未成年人和老年人。

成年人的肌腱中，蛋白多糖呈丝状结构重叠垂直排列，而在未成年人的肌腱中，蛋白多糖的丝状结构排列方向不一。与成年人的肌腱相比，未成年人的肌腱在低拉伸强度下更容易撕裂。这一特性表明，胶原纤维之间的蛋白多糖桥联在肌腱传递张力时起重要作用，能加强组织的强度。

七、周围神经损伤的生物力学

导致周围神经损伤的原因有很多，最常见的是机械性损伤，如切割伤、骨折脱位所致的神经压迫伤和牵拉性损伤等，本部分主要讨论比较常见的神经卡压和牵拉损伤的生物力学。

（一）神经卡压的生物学变化

在严重的急性损伤中，神经纤维的机械形变是引起神经病理改变的原因；在慢性卡压中，缺血则成为损伤发生的主要因素。迟发的效应包括水肿、出血、神经纤维变性以及导致神经滑动减少的粘连。卡压引起的缺血将导致神经内毛细血管内皮细胞的缺氧及机械性损伤，使其对水分、各种离子和蛋白质的通透性增高，当血供恢复时，会导致神经内水肿。水肿的程度与卡压的强度和持续时间有关。

最轻微的卡压性损伤可造成传导阻滞或Ⅰ度损伤。在这类损伤中，卡压因素一旦去除，阻滞可迅速逆转，提示损伤与神经内血管部分或完全闭塞导致的供氧减少有关。在高强度卡压下，不仅存在血管闭塞，还可有神经纤维和血管的破坏。长期持续的传导阻滞将形成局部神经内水肿和节段性脱髓鞘，引起Ⅲ度和Ⅳ度损伤。

（二）神经牵拉的生物力学

最初牵拉时，由于神经干的松弛，神经可以很迅速且很容易地被拉长，神经束被牵拉，振动消失。当牵拉继续时，神经纤维内部张力增加，并和神经束膜一起被牵拉。当神经束被牵拉时，它们的横截面积减少，使神经束内压力升高，导致卡压神经的形变和缺血（Ⅰ度损伤），当神经拉长接近弹性限度时，神经束内的纤维开始断裂（Ⅱ度损伤），牵拉增加时，神经束内的神经内管断裂（Ⅲ度损伤），然后是神经束膜的撕裂（Ⅳ度损伤），更大的牵拉则引起神经外膜撕脱和神经的连续性丧失（Ⅴ度损伤）。这些损伤与神经束内广泛损伤及纤维变性有关，后者能阻碍神经再生。

（李　翠）

第三节　运动对机体的影响

运动是生命的标志，不仅表现为物体的物理性位移，而且表现为生物体内部结构的动态变化。它是人类最常见的生理性刺激，对多个系统和器官的功能具有明显的调节作用，能够调节 DNA 转录、蛋白质的翻译、酶和激素诱导因子的形成，使机体最终适应运动的需要，调整和重塑组织功能。

一、运动的生理效应

运动是生命活动的标志，只要生命存在，运动就不会停止。运动时身体的各系统都将产生适应性的变化，继而引起功能的改变。康复治疗时进行的有针对性的功能训练，可调节各系统的功能，对改善患者的身、心功能障碍有着积极的意义。

（一）运动对心血管系统的影响

1. 循环调节　心血管系统会随着躯体的运动而产生特异性变化，随运动强度的增加，骨骼肌对有氧代谢系统的要求增强，心血管系统必须产生相应的适应性变化来满足对肌肉的能量供应。运动形式不同，产生的生理反应也不同。等张运动主要表现为心率加快、回心血量增多、外周阻力下降、收缩压增高、舒张压不变和心肌摄氧量增加。等长抗阻运动表现为血压升高、心肌摄氧量增加、心率加快、心排血量中度增加、每搏量和外周阻力变化不大。

运动时肾素-血管紧张素的分泌可以引起动静脉的收缩，参与运动时的血压调节，同时抑制肾脏水和钠的排出，增加循环血量。另外，运动时骨骼肌血管床扩张，血流灌注增加，肌肉收缩时，静脉受挤压，使血液流向心脏；当肌肉舒张时，静脉重新充盈，如此循环，防止血液的淤积。呼吸运动的加强也促使肢体的静脉血回流入腔静脉。

2. 心率调节　运动时心血管系统第一个可测的反应是心率增加。在心脏每分钟排出的血量中，心率因素占 60%～70%，而前负荷和后负荷因素占 30%～40%，因此心率增加是心排血量增加的主要原因。运动时心脏做功负荷、心率与氧摄入量呈线性增加关系，在低强度运动和恒定的做功负荷中，心率将在数分钟内达到一个稳定的状态；而在高负荷状态下，心率需较长时间才能达到更高的平台。随着年龄的增加，最大心率将下降，这种负相关是由心脏功能的减退造成的。具有良好心血管适应能力的人，随着年龄的增长，最大心率的下降速度是缓慢的。此外，心率的变化还与肌肉运动的方式有关。动态运动所增加的心率要比恒定运动增加的多；卧床后心率增加可能与重力对压力感受器的刺激减少有关；轻度或中度运动，心率的改变与运动强度一致。

3. 血压调节　运动时，心排血量增多和血管阻力改变可以引起相应的血压升高。但在运动中，由于骨骼肌血管床的扩张，总外周血管阻力明显下降，这样有利于增加心排血量。收缩压通常与所达到的最大运动水平有关，当极限运动后，收缩压往往下降，一般在 6 分钟内恢复到基础水平，然后保持在比运动前稍低的水平数小时。有时，突然停止运动后，由于静脉池的作用，收缩压会出现明显的下降。运动时，由于代谢增加，运动肌肉中的动脉扩张，不运动的组织中的血管收缩，阻力增加，但其总的净效应是全身血管的阻力降低。一般情况下，运动时收缩压增高，而舒张压不变。在无氧、等长收缩及仅有小肌群参与的大强度运动时，虽可明显增加心排血量，但由于此时局部血管扩张的作用较少，总外周血管阻力没有相应地下降，舒张压明显升高。另外，运动时血压升高还与收缩肌群的神经冲动传入大脑高级中枢，抑制迷走神经、兴奋交感神经，促进儿茶酚胺分泌有关。

4. 心血管功能调节　运动时，自主神经和血管内皮细胞衍生的舒缓因子的双重调节作用使冠状动脉扩张，心脏舒张期的延长使冠状动脉得到更充分的灌注，改善冠状动脉的血供。另外，运动能增加纤溶系统的活性，降低血小板的黏滞性，防止血栓形成。仅持续运动数秒，心血管系统就会出现复杂的适应性变化，其程度取决于运动的种类和强度。由于运动时心排血量增加，引起系统动脉压增加，其中不参与运动的组织外周血管阻力增加，而参加运动的肌肉外周血管阻力则下降。由此可见，机体运动时产生一系列复杂的心血管调节反应，既能为运动的肌肉提供足够的血液供应和热量，又可保证重要器官如心、脑的血液供应。随着运动时间的延长，β肾上腺能受体受到刺激，通过正性收缩能效应，提高心肌的收缩力。

运动时，心肌收缩力增强是心搏出量增加的重要机制。长期运动的人，安静时心率较慢，而每搏输出量因左心室收缩期末容量缩小而增加，故心脏的每分输出量并不减少。这就为心脏提供了较多的功能储备，使其在亚极量负荷下仍可以较低的心率来完成工作，在极量负荷下可用提高心率来满足机体的需要。

（二）运动对呼吸系统的影响

肺的主要功能为进行气体交换、调节血容量和分泌部分激素。运动可增加呼吸容量，改善O_2的吸入和CO_2的排出。主动运动可改善肺组织的弹性和顺应性。吸气时膈肌的运动对肺容量有较大的影响，正确的膈肌运动训练有利于增加肺容量，肺容量增加后，摄氧量也随之增加。在摄氧量能满足需氧量的低或中等强度运动中，只要运动强度不变，即能量消耗恒定，摄氧量能保持在一定水平，该水平称为"稳定状态"。但在运动的起始阶段，因呼吸、循环的调节较为迟缓，氧在体内的运输滞后，致使摄氧量水平不能立即到位，而是呈指数函数曲线样逐渐上升，称为"非稳态期"，这一阶段的摄氧量与根据稳定状态推断出的需氧量相比，其不足部分即无氧供能部分称为"氧亏"。当运动结束进入恢复期时，摄氧量也并非从高水平立即降至安静时的水平，而是通过快、慢两个下降曲线逐渐移行到安静水平，这一超过安静状态水平而多消耗的氧量即为"氧债"。一般来说，"氧债"与总的"氧亏"是等量的。

"稳定状态"是完全的供能过程，而"氧亏"的摄氧量与根据稳定状态推算出的需氧量相比，其不足部分是无氧供能部分。运动时消耗的能量随运动强度加大而增加，以中等强度的负荷运动时，在到达稳定状态后持续运动期间的每分摄氧量即反映该运动的能量消耗和强度水平。在运动中，每分摄氧量随功率的加大逐渐增加，但当功率加大到一定值时，每分摄氧量达到最大值并不再增加，此值称为最大摄氧量（VO_{2max}）。VO_{2max}的绝对值以"L/min"为单位，相对值以"mL／（kg·min）"为单位，相对值消除了体重的影响，在进行个体比较时更有实际意义。

（三）运动对肌纤维的影响

运动是由骨骼肌在神经支配下完成收缩和舒张动作而产生的，肌肉和关节的运动类型与肌肉的分布、关节的形态、神经冲动的强弱有关。运动是由运动单位启动的，一个运动单位包括一个α运动神经元的轴突和它所支配的肌纤维。在运动单位中，所有的肌纤维都具有相同的收缩和代谢特性，这表明肌肉纤维的类型与其运动神经有关。应用组织化学染色可区分不同的肌肉纤维类型，其原理基于肌肉结构蛋白在一定化学反应下的活性和代谢途径。

人类骨骼肌存在三种不同功能的肌纤维：Ⅰ型慢缩纤维，又称红肌，即缓慢-氧化型肌纤维；Ⅱa型和Ⅱb型快缩纤维，又称白肌。Ⅰ型纤维比其他类型纤维的收缩和舒张时间都要长，比较抗疲劳，从结构上说，这些纤维有较多的线粒体和毛细血管。Ⅱa型或称快速氧化酵解型纤维，氧化和酵解代谢途径均较完善，抗疲劳特性介于Ⅰ型和Ⅱb型之间。Ⅱb型或称快速酵解型纤维，是运动单位中数量最多的肌纤维，具有最长的轴突和最大的细胞体、最快的收缩时间和最小的抗疲劳能力，这种纤维具有完善的酵解系统，但氧化系统不完善。另外，人类可能有Ⅱc型纤维，这类肌纤维有独特的肌球蛋白，耐力型运动员训练期间，肌肉中可能含有10%的Ⅱc型纤维。

中枢神经系统在募集运动单位或肌纤维时是以其大小为顺序的。以Ⅰ型纤维为主的小的运动单位首先被募集，由Ⅱb型纤维构成的最大的运动单位则主要在高强度运动时被募集，而Ⅱa型纤维或运动单位在大小上介于前二者之间。低强度运动显著消耗Ⅰ型纤维内的糖原，而对Ⅱ型纤维内的糖原影响甚微；反之，高强度的运动消耗Ⅰ型和Ⅱ型纤维内的糖原，尤以后者更为明显。

在一定条件下不同肌纤维的类型可发生转变。运动训练可使运动单位成分发生适应性的转变，这种可塑性使肌纤维在形态学和功能上均随所受的刺激不同而发生相应的变化。有研究表明，在Ⅱ型纤维中，Ⅱa型和Ⅱb型纤维可以互相转变。耐力训练在减少Ⅱb型纤维的同时可增加Ⅱa型纤维的比例，而力量训练可增加Ⅱb型纤维的比例。使用刺激Ⅰ型纤维的低频电刺激Ⅱ型纤维，部分Ⅱ型纤维可转变为Ⅰ型纤维。

（四）运动对骨骼肌的影响

1. 力量训练　力量大和重复次数少的训练可增加肌肉力量，这是肌肉横截面积增加的结果。神经系统的参与也是力量训练取得效果的重要因素。肌肉力量的增加与运动单位的募集有密切的关系，力量训练可改变中枢神经系统对运动单位的作用，使更多的运动单位同步收缩而产生更大的收缩力量。

抗阻训练通常是在阻力负荷条件下完成1~15次动作，其原则是重复练习至不能再继续。负荷大和重复次数少的练习主要增加肌肉的力量和体积，而对耐力无明显影响。所有类型的肌纤维均会对力量训练产生适应性，这种适应性增加了肌纤维对抗外界阻力的能力，其原因是肌肉中收缩蛋白含量的增加。

2. 耐力训练　力量训练的结果是使肌肉变得更强壮，体积增大，而耐力训练的结果是令肌肉产生适应性变化，这种变化主要是肌肉能量供应的改变。对耐力训练而言，选择的阻力负荷应以20次以上动作为宜。耐力训练对肌纤维内线粒体的影响比较明显，线粒体的数量和密度随训练的增加而增加。

3. 爆发力训练　持续数秒至2分钟的高强度训练主要依赖无氧代谢途径供能，又称无氧训练，其能量供应主要来源于储存的磷酸肌酸分解为ATP以及葡萄糖的酵解。无氧训练所产生的人体适应性变化主要表现为磷酸肌酸储存量的增加，另外，参与糖酵解的某些酶的活性也增加，但这种酶活性的变化比有氧训练引起的变化小得多。

（五）运动对关节代谢的影响

关节骨的代谢主要依赖于日常活动时的加压和牵伸，如站立位时重力使关节骨受压、肌腱对骨的牵伸，这两种作用直接影响关节骨的形态和密度。关节附近的骨折、关节置换术后，应及时正确地应用运动疗法，以刺激软骨细胞，增加胶原和氨基己糖的合成，防止滑膜粘连和血管翳的形成，从而增加关节活动范围，恢复关节功能。运动提供的应力使胶原纤维按功能需求有规律地排列，促进关节骨折的愈合。

各种运动均可造成关节的磨损，在生物力学中，承载体的磨损是在化学或力学因素作用下进行性的物质磨损。力学因素引起机械性磨损，疲劳磨损是发生于承载体表面、与润滑现象无关的机械性磨损。关节的重复性载荷引起关节内周期性应力应变，导致软骨疲劳，这种疲劳随软骨内微损伤的积累而扩大，致使软骨表面原本排列致密的胶原网变得肿胀、松散，最终这些破坏扩展到关节的表面，使其破裂。频繁的关节运动可导致关节软骨的疲劳、磨损。一般情况下，正常软骨的新陈代谢足以维持组织的平衡，但如果损伤的速度高于软骨细胞再生的速度，微损伤的积累效应就会发生，导致软骨的破坏，影响关节功能。

关节的负重和运动对维持正常关节软骨的组成、结构和机械特性非常重要，负荷的类型、强度和频率直接影响关节软骨的功能。当负重的强度和频率超出或低于某一范围时，关节软骨的合成和降解的平衡被打破，软骨的组成与超微结构均发生变化。

关节软骨是没有神经分布的组织，因此，神经不能为软骨细胞传递信息。研究表明，软骨细胞对压力、形变非常敏感，作用在组织中的力学变化导致了细胞膜应力-应变的变化，使细胞获得足够的信息。关节的负重与否、活动方式是软骨生化特性改变的主要刺激因素，影响软骨的生物力学特性，如关节软骨受到机械刺激时会发生再塑形。

关节负荷过大、过度使用或受到撞击都可影响关节软骨的功能，单一的冲击或反复的损伤均可增加软骨的分解代谢，成为进行性退变的始动因素。适量的跑步运动可增加关节软骨中蛋白多糖的含量与压缩硬度，增加未成熟动物关节软骨的厚度。

（六）运动对骨代谢的影响

1. 运动对骨密度的影响　骨骼的密度与形态取决于施加在骨上的力，运动可增加骨的受力，刺激骨生长，使骨量增加；反之，骨受力减少可抑制其生长，使骨量减少。通常体力劳动者骨密度高于脑力劳动者；卧床的患者，腰椎骨矿物质平均每周减少 0.9%，且卧床时间越长骨质疏松越严重。

冲击性运动（如踏步、跳跃）对髋部骨骼具有良好的刺激作用。观察表明，排球与体操运动员的骨密度明显高于游泳运动员和正常人，且具有部位特异性。承重训练有利于腰椎骨密度的增加。快速行走时，腰椎的载荷比直立位增加 1 倍；慢跑时，腰椎的载荷比直立位增加 1.75 倍；直立位举重物时，腰椎的承载则更大。中等强度的承重训练（如慢跑、爬楼梯）能维持骨量和保持骨的弹性。进行等长抗阻训练时不产生骨关节的运动，可实现疼痛最小化和靶骨骼受力最大化，该训练对合并有骨性关节病的骨质疏松症患者较为适合。

2. 运动对雌激素的影响　雌激素是稳定骨钙的重要因素，女性在绝经后，由于雌激素水平的下降，骨量丢失速度加快。运动可使绝经后妇女的雌激素水平轻度增加，从而增加骨钙含量。研究表明，全身运动加局部专项锻炼 6 个月后，老年女性跟骨骨密度增高、骨强度增强、骨质疏松患病率下降。参加舞蹈和长跑的女性血清总碱性磷酸酶和游泳者的雌二醇水平均显著高于对照组。此外，太极拳运动也可使妇女雌激素分泌增加，有效地减少骨矿物质的自然丢失，改善骨骼的钙磷代谢。

（七）运动对肌腱的影响

运动训练对肌腱的结构和力学性质有长期的正面效应。例如，经长期训练后，小猪趾屈肌腱的弹性模量、极限载荷都有所增加。训练还能增加胶原的合成，增加肌腱中大直径胶原纤维的比例。

成年人的肌腱中蛋白多糖呈丝状结构重叠垂直排列，而在未成年人的肌腱中，蛋白多糖的丝状结构排列方向不一。与成年人的肌腱相比，未成年人的肌腱在低拉伸强度下更容易撕裂。这一特性表明，胶原纤维之间的蛋白多糖桥联在肌腱传递张力时起重要作用，能加强组织的强度。

（八）运动对脂代谢的影响

脂代谢受多种因素调控，其代谢紊乱会增加缺血性心脑血管疾病的发病率。长链脂肪酸是脂肪氧化的重要来源。脂肪酸的来源有血浆脂质、细胞内甘油三酯和磷脂池及肌纤维间脂肪组织中的甘油三酯。在 $40\% VO_{2max}$ 的强度下运动时，脂肪酸氧化所提供的能量约占肌肉能量来源的 60%。运动还可提高脂蛋白脂肪酶的活性，加速富含甘油三酯的乳糜微粒和极低密度脂蛋白的分解，降低血浆甘油三酯、胆固醇、低密度脂蛋白和极低密度脂蛋白水平，增高高密度脂蛋白和载脂蛋白 AI 的水平。研究表明，坚持长跑运动的老年人血浆胆固醇、甘油三酯、低密度脂蛋白、载脂蛋白 AI 水平显著低于非运动组，并且锻炼改善脂代谢的程度还与锻炼时间呈正相关。任何强度的持续运动如马拉松、越野、滑雪甚至休闲性慢跑，都有降血脂效应。

运动可促进组织特别是骨骼肌中脂蛋白脂肪酶的基因表达，而脂肪组织中的脂蛋白脂肪酶的基因表达无变化。脂蛋白脂肪酶对于组织摄取血浆中富含甘油三酯的脂蛋白是必需的，脂蛋白脂肪酶的活性与血浆甘油三酯水平呈负相关。研究结果表明，运动具有促进内源性激素如儿茶酚胺和胰岛素转移至骨骼肌、增加脂蛋白脂肪酶活性的作用。有研究表明，运动和胰岛素均能促使葡萄糖转载体移位至细胞膜，增加细胞膜的转运和糖原合成，提高机体葡萄糖的利用度，改善脂质代谢。

（九）运动对中枢神经系统的影响

中枢神经对全身器官的功能起调控作用，同时又需要周围器官不断传入信息以保持其紧张度和兴奋性。运动是中枢神经最有效的刺激形式，所有的运动都可向中枢神经提供感觉、运动和反射性传入。多次重复训练是条件反射的形成条件，随着运动复杂性的增加，大脑皮质将建立暂时性的联系和条件反射，神经活动的兴奋性、灵活性和反应性都得以提高。运动可调节人的精神和情绪，锻炼人的意志，增强自信心。另外，在康复训练过程中，通过功能性磁共振成像可以观察到大脑可塑性的连续变化，说明运动对大脑的功能重组和代偿也起着重要作用。

二、制动对机体的影响

制动是临床最常用的保护性治疗措施，制动的形式有固定、卧床和瘫痪。长期制动可引起制动或废用综合征，此情况主要见于因急性病或外伤需长期卧床者，或因瘫痪而不能离床者中。对于严重疾病和损伤患者，卧床是保证其度过伤病危重期的必要措施。但是，长期卧床或制动可增加新的功能障碍，加重残疾，有时其后果较原发病和外伤的影响更为严重，甚至损害多系统的功能。因此对制动患者要提倡合理运动，对卧床患者要提倡起床、站立、活动。

（一）制动对心血管系统的影响

1. 心率变化 严格卧床者，基础心率增加。基础心率对保持一定水平的冠状动脉血流极为重要，因为冠状动脉的灌注在心搏的舒张期。基础心率加快，舒张期缩短，将减少冠状动脉的血流灌注，所以，长期卧床者，即使从事轻微的体力活动也可能导致心动过速。卧床后最大摄氧量（VO_{2max}）下降，VO_{2max} 是衡量心血管功能的常用指标，它既反映心排血量又反映氧的分配和利用。VO_{2max} 下降，肌肉功能容量减退，肌力和耐力下降。

2. 血容量变化 直立位时血液流向下肢，这是血管内血液静压的结果，卧位时此静压解除，这些"多余"的血液从下肢流向胸腔，使中心血容量增加，导致右心负荷增加，压力感受器刺激增强，利尿素释放增加，肾小球滤过率增加，尿量增多，血浆容量减少。卧床 1~2 小时，血容量减少明显；卧床 24 小时，血容量可减少 5%；卧床 14 天，血容量减少 20%。长期卧床患者的心脏对体液重新分布的反应在早期和后期有所不同。长期卧床患者血小板聚集、动脉血流速度降低、下肢血流阻力增加、血液的黏滞度增高，均增加了静脉血栓形成的危险性。

3. 血压变化　长期卧床的患者易发生直立性低血压，患者由卧位转为直立位时血压明显下降，出现头晕、恶心、出汗、心动过速，甚至晕厥。其发生机制有：①由于重力的作用，血液从中心转到外周，即血液由肺和右心转向下肢。②交感–肾上腺系统反应不良，不能维持正常血压。

4. 心功能变化　长期卧床，血容量降低、下肢静脉顺应性增加、肌肉萎缩导致肌肉泵的作用降低等因素，均可使心室充盈量下降，每搏量减少，心功能降低；加之卧床可影响红细胞中酶的活性，也使氧运载和使用效率下降。

（二）制动对呼吸系统的影响

卧位时，膈肌上移，胸腔容积减小，体液容量相对增加，从而导致肺的水化和咳嗽反射减弱，易形成坠积性肺炎。卧床数周后，患者全身肌力减退，呼吸肌的肌力也下降，加之卧位时胸廓外部阻力和弹性阻力增加，不利于胸部扩张，肺的顺应性降低，肺活量明显下降。另外，卧位时膈肌的运动部分受阻，使呼吸运动减弱。侧卧位时受压一侧的肺通气不良而血流灌注过度，造成动静脉短路，导致通气/血流的比值失调。

卧床使气管纤毛的功能下降，分泌物黏附于支气管壁，排出困难。侧卧位时，受压侧的支气管壁附着的分泌物较未受压一侧多，而由于咳嗽无力和卧位不便咳嗽，分泌物沉积于受压侧的支气管中，容易诱发呼吸道感染。肺栓塞多是下肢深静脉血栓形成的并发症。

（三）制动对骨骼肌的影响

肌肉如果被固定一段时间，其大小、结构、生理特性和代谢特性均会发生变化。肢体由于疼痛限制活动，或悬挂肢体、失重状态也可以产生肌肉废用。被固定和废用的肌肉由于缺乏中枢神经系统的兴奋刺激，不能产生正常的收缩力，不能改变自身的长度，表现为活动受限或收缩力丧失。

肌肉固定所出现的第一个变化是肌肉萎缩，即整个肌肉的重量和体积下降。肌肉重量的下降是非线性的，固定后早期肌肉重量的下降最快，呈指数下降趋势。

由于肌肉收缩力的大小与其横截面积的大小有关，萎缩的肌肉表现为肌肉收缩力的下降。固定和废用不仅缩小了肌肉的体积，也降低了肌肉工作的能力，增加了肌肉的易疲劳性，如能量供应减少、脂肪利用能力和有氧代谢能力降低。

肌肉固定后所引起的变化与其被固定时的长度有关。在无牵拉状态下固定的肌肉出现的萎缩和收缩力下降要比肌肉在牵拉状态下固定出现的变化大得多。处于牵拉状态下被固定的肌肉，收缩力和横截面积降低较多，然而肌肉体积的改变却较小，这是由于肌肉处于被拉长的状态时，肌纤维内合成了新的收缩蛋白，同时在已有的肌原纤维基础上，有新的肌小节形成，肌纤维面积的缩小被增加的肌小节的所抵消。肌肉被固定在缩短位置时，对被动牵拉可以产生更大的张力。可见肌肉被固定后，其伸展性是限制关节活动的一个因素。

在肌肉固定的最初几小时里，肌肉内蛋白质的合成速率下降，激素水平在固定的早期发生变化，固定的肌肉对胰岛素的敏感性明显降低。因此，葡萄糖进入肌细胞更加困难。固定肌肉后，糖皮质激素水平的升高可抑制肌肉中蛋白质的合成。长时间卧床，由于肌肉局部血流量的减少及其运氧能力的降低，造成肌肉相对缺血缺氧，直接影响糖代谢过程，使有氧活动减弱，无氧酵解活动加强。肌肉蛋白质代谢的变化表现为蛋白质合成减少而分解增加，导致蛋白总量下降。在卧床的早期，骨骼肌中 Ca^{2+} 的变化主要是肌浆网对 Ca^{2+} 的摄取和释放增加，直接影响骨骼肌的收缩功能。

健康人石膏固定肘关节 4 周后，前臂周径减小 5%；制动 5~7 天后，肌肉重量下降最明显。组织学观察显示，制动 7 天，肌纤维间结缔组织增生，肌纤维变细，排列紊乱，电镜下可见线粒体明显肿胀，有结晶体形成。

（四）制动对韧带的影响

固定后，关节出现僵直，导致滑膜粘连，纤维连接组织增生。关节挛缩是由于新生胶原纤维形成纤维内粘连，妨碍了韧带纤维平行滑动造成的。

韧带的特性也受固定的影响，兔膝关节固定 9 周后，股骨-内侧副韧带-胫骨复合体的特性急剧减弱，复合体的拉伸载荷只有对照组的 33%，断裂的吸收能量只有对照组的 16%。固定后，内侧副韧带的弹性模量和极限拉伸强度均有所下降。关节重新活动可使股骨-内侧副韧带-胫骨复合体和股骨-前交叉韧带-胫骨复合体的结构特性由固定后的结果发生缓慢的逆转。1 年后，上述两复合体的极限载荷和断裂时的能量吸收已达对照组的 80%~90%。内侧副韧带自身的力学特性在内固定解除 9 周即恢复正常。这表明，韧带附着处力学特性的恢复要比韧带自身力学特性恢复得慢，固定几周则需要几个月的时间进行活动以恢复正常。

固定可明显降低骨-韧带复合体的结构特性和韧带的力学特性，同时显著减少附着区的结构特性。韧带本身的力学特性在解除固定后较短的时间内即可恢复到对照组水平，而附着区要恢复到以前的强度和力量则需要更长的时间，在这一时期，复合体仍为薄弱环节，易发生撕脱损伤。

（五）制动对关节的影响

骨代谢主要依赖于日常的加压和牵伸，站立位的重力使骨受压，肌腱的作用在于牵伸，以上两力直接影响到骨的形态和密度。太空飞行相关的研究证明，沿长骨纵轴的压力减小是导致骨质疏松的主要原因。长期制动，骨骼将发生以下变化：开始骨吸收加快，特别是骨小梁的吸收增加，骨皮质吸收也很显著，稍后则吸收减慢，但持续时间很长。常规 X 线摄片不能观察到早期的骨质疏松，骨密度下降 40% 时方有 X 线阳性表现。而骨扫描则较敏感，由于骺端的血流增加而使该部位骨质疏松的检出率明显增加。

长期制动可产生严重的关节退变，关节周围韧带的刚度降低，强度下降，能量吸收减少，弹性模量下降，肌腱附着点处变得脆弱，韧带易于断裂。关节囊壁的血管、滑膜增生，纤维结缔组织和软骨面之间发生粘连，出现疼痛，继而关节囊收缩，关节挛缩，活动范围减小。关节囊的缩短和关节制动于一定位置，使关节软骨接触处受压，含水量下降，透明质酸和硫酸软骨素含量减少。慢性关节挛缩时，关节囊内和关节周围结缔组织重构，软骨变薄，血管增生，骨小梁吸收。

通过制动和应用支具可减少关节的负荷和运动，但可导致关节软骨的萎缩和退变。应用外固定后缺乏正常活动的关节，如两个相对的关节面，可出现接触面的软骨退变和损伤，损伤的程度取决于负荷的大小和持续时间。强制制动关节非接触面的变化有纤维化、蛋白多糖合成减少、蛋白多糖的形态改变，这些变化的部分原因是通过关节滑液扩散的营养物质减少。应用支具或绷带固定时，关节运动部分受限，与强制固定相比，关节软骨的损害较轻。除了关节软骨组成的改变外，制动时关节软骨的机械性能也受到损害。这些生化与力学的改变，部分可因关节制动的解除和恢复活动而逆转，但会因制动时间过长和程度的增加而降低恢复的效果。

（六）制动对中枢神经系统的影响

长期制动以后，由于感觉输入减少，可以产生感觉异常和痛阈降低。与社会隔离，感觉输入减少，加之原发疾病和外伤的痛苦，会使患者产生焦虑、抑郁、情绪不稳定和神经质，或出现感情淡漠、退缩、易怒、攻击行为，严重者有异样触觉、运动觉、幻视与幻听。患者认知能力下降，判断力、解决问题能力、学习能力、记忆力、协调力、精神运动能力、警觉性等均可出现障碍。

（七）制动对消化系统的影响

长期卧床及病痛可减少胃液的分泌，使胃排空时间延长，食欲下降，造成蛋白和碳水化合物吸收减少，产生一定程度的低蛋白血症。胃肠蠕动减弱，食物残渣因在肠道内停留的时间过长、水分吸收过多而变得干结，引起排便困难，造成便秘。另外，卧床使用便盆困难和排便习惯的改变也是造成便秘的原因。

（八）制动对泌尿系统的影响

卧床时抗利尿激素的分泌减少，排尿增加，随尿排出的钾、钠、氮均增加。由于钙自骨组织中转移至血，产生高钙血症，血中多余的钙又经肾脏排出，产生高钙尿症。卧床后 1~2 天尿钙即开始增高，5~10 天内增高显著，高钙尿症还与皮质醇的释放有关。尿排出的钙磷增加、尿潴留、尿路感染是尿道结石形成的三大因素，尿中较高的钙磷含量为结石的形成提供了物质基础。卧位时腹压减小，不利于膀胱排空；腹肌无力和膈肌活动受限、盆底肌松弛、神经损伤患者神经支配异常而导致括约肌与逼尿肌活动不协调，是导致尿潴留的因素。瘫痪患者导尿次数多，尿路感染的概率增加。结石的形成降低了抗菌药物的治疗效果，尿路感染反复发作。

（九）制动对皮肤系统的影响

制动可使皮肤及其附件产生萎缩和压疮，皮下组织和皮肤的坚固性下降。食欲不佳和营养不良加速了皮下脂肪的减少和皮肤的角化；皮肤卫生不良导致细菌和真菌感染及甲沟炎。大面积压疮使血清蛋白质尤其是白蛋白减少，血清蛋白质减少使组织渗透压降低，加速液体向细胞间渗出，引起下肢皮肤水肿。

（十）制动对代谢和内分泌系统的影响

长期卧床往往伴有代谢和内分泌系统功能障碍，其出现较肌肉、骨骼和心血管系统并发症为晚，但恢复也较慢，往往在心血管功能开始恢复时，代谢和内分泌系统变化才表现出来。这些变化的原因除制动外，也可能与原发伤病有关。

1. 负氮平衡　制动期间抗利尿激素的分泌减少，导致多尿，氮排出量明显增加，加上制动引起的食欲减退所造成的蛋白质摄入减少，可出现低蛋白血症、水肿和体重下降。氮排出量增加开始于制动的第 4~5 天，在第 2 周达到高峰，并一直持续下去。卧床 3 周所造成的负氮平衡可以在 1 周左右恢复，但卧床 7 周造成的负氮平衡则需要 7 周才能恢复。

2. 激素水平变化　抗利尿激素的分泌水平在卧床后的第 2~3 天开始下降，肾上腺皮质激素分泌增加，雄激素水平降低。糖耐量降低，血清胰岛素和胰岛素 C 肽同时增高，在制动后 1 个月达到高峰，这种情况不是胰岛素的分泌减少，而是对胰岛素的利用下降。血清甲状腺素和甲状旁腺素增高或不稳定，是造成高钙血症的原因之一。

3. 水电解质改变 高钙血症是制动后常见而又容易忽视的水电解质异常，在因骨折固定或牵引而长期卧床的儿童中，高钙血症的发生率可达50%。卧床休息4周左右可以发生症状性高钙血症，早期症状包括食欲减退、腹痛、便秘、恶心和呕吐，进行性神经体征为无力、低张力、情绪不稳、反应迟钝，最后发生昏迷。

（李 翠）

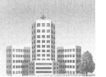

第二章

康复评定

第一节　康复评定概述

一、概述

康复评定是收集评定对象的病史和相关资料，提出假设，实施检查和测量，对结果进行比较、综合、分析、解释，最后形成结论和障碍学诊断的过程。康复评定的对象包括所有需要接受康复治疗的功能或能力障碍者。通过康复评定，发现和确定障碍的部位、范围或种类、性质、特征、程度以及障碍发生的原因、预后，为预防和制订明确的康复目标和康复治疗计划提供依据。广义的康复评定还包括康复目标的设定和治疗计划的制订。

所谓障碍学诊断是在临床诊断基础上确定疾病或外伤所产生的后果，阐明组织、器官、系统水平的异常对于系统功能水平和对于作为一个社会人的整体功能水平的影响的诊断（表2-1）。障碍诊断是康复评定的核心。正确的康复治疗计划的制订以障碍学诊断为基础。

表2-1　疾病诊断与障碍学诊断的区别

	疾病诊断	障碍学诊断
诊断性质	诊断疾病或细胞、组织、器官、系统水平异常	疾病或外伤对功能、能力和社会参与性的影响结果
诊断目的	确定疾病种类；制订疾病的治疗方案	确定患者期望水平与实际水平之间的差距即障碍的程度；制订功能障碍的康复方案
诊断种类	病因诊断、病理解剖诊断、病理生理诊断	功能障碍诊断、功能性活动即能力障碍诊断、参与障碍诊断
诊断对象	疾病或外伤者	需要康复的患者

二、障碍学诊断的三个层面

根据WHO的《国际功能、残疾和健康分类》即ICF分类，障碍被分为三个层面：①功能障碍（残损）。②能力障碍（残疾）。③参与障碍（残障）。康复评定涵盖上述三个障碍层面的内容，评定者根据患者情况，分别从不同层面上对患者进行全面的评定，做出诊断。

三、康复评定与循证医学

循证医学的核心思想：在临床医疗实践中，应最大限度地利用科学的证据指导临床实践，制订患者的诊治决策，以减少医疗实践中的不确定性。强调以证据为基础的医学应当将医疗活动置于理性、可靠、完备、严谨的学术基础之上。

康复评定是进行高质量的康复医学研究、积累最佳研究证据的必不可少的重要手段。

四、康复评定的目的

康复评定贯穿于康复治疗的全过程。在运用各种疗法进行康复治疗的过程中，不同时期的评定有着不同的目的，从总体来讲，可以归纳为以下几点：①发现和确定障碍的层面、种类和程度。②寻找和确定障碍发生的原因。③确定康复治疗项目。④指导制订康复治疗计划。⑤判定康复疗效。⑥判断预后。⑦预防障碍的发生和发展。⑧评估投资-效益比。⑨为残疾等级的划分提出依据。

五、康复评定的类型与方法

康复评定分为定性评定、半定量和定量评定。

1. 定性评定　定性评定的对象是反映事物"质"的规律性的描述性资料而不是"量"的资料，即研究的结果本身就是定性的描述材料，主要适用于个案研究和比较研究中的差异描述。康复评定中常用的描述性定性评定资料主要通过观察和调查访谈获得。方法包括肉眼观察和问卷调查。

2. 半定量评定　半定量评定是将定性分析评定中所描述的内容分为等级或将等级赋予分值的方法。半定量分析所产生的结果要比定性评定更加明确、突出，但分值并不精确地反映实际情况或结果。临床上通常采用标准化的量表评定法。例如，偏瘫上、下肢及手的 Brunnstrom 六阶段评定法、Fugl-Meyer 总积分法等；徒手肌力检查法；日常生活活动能力的 Barthel 指数、FIM 评定等。视觉模拟尺评定亦属于半定量评定。半定量评定能够发现问题所在，并能够根据评定标准大致判断障碍的程度；由于评定标准统一且操作简单，因而易于推广，是临床康复中最常用的评定方法。

3. 定量评定　定量分析的对象是"量"的资料，这些资料常通过测量获得并以数量化的方式说明其分析结果。定量分析的目的在于更精确地定性，通过定量分析可以使人们对研究对象的认识进一步精确化，以便更加科学地揭示规律，把握本质。

定量评定通常采用特定的仪器进行检查测量，如等速运动肌力测定系统、静态与动态平衡功能评定仪、步态分析系统等。定量评定将障碍的程度用数值来表示。不同的检查项目采用特定的参数进行描述。定量评定的最突出优点是将障碍的程度量化，因而所得结论客观、准确，便于进行治疗前后的比较。定量评定是监测和提高康复医疗质量、判断康复疗效的最主要的科学手段。

六、评定方法的选择与评估

信度、效度、灵敏度和特异性是考察测量工具或方法优劣的重要指标。

1. 信度　信度又称可靠性，是指测量工具或方法的稳定性、可重复性和精确性。一种测量方法的高信度在测量结果的可靠性和多次测量结果的一致性上得以体现。如果一种功能评定方法、测量工具（如评定量表、电子关节角度计）或分析方法（如步态分析系统）的重复性不好，表明该方法的信度较低。因此，在使用一种新的测量或评定方法之前，尤其是为观察治疗效果而需要进行多次评定，或在治疗过程中需要由多人进行评定时，要首先对该测量工具或方法的可信进行检验。临床中常用的信度检验包括测试者内部信度检验和测试者间信度检验。

（1）测试者内部信度检验：测试者内部信度检验是通过同一测试者在间隔一定时间后重复同样的

测量来检验测量结果的可信程度。该检验是检验时间间隔对评定结果稳定性的影响，因此，重复测量时，要注意两次测量的时间间隔要恰当。

（2）测试者间的信度检验：测试者间的信度检验是检验多个测试者采用相同的方法对同一种测试项目进行测量所得结果的一致性。在测量工具的标准化程度较低的情况下尤其要进行该检验。不同测试者的结果存在较大差异时，提示该测量方法的使用将受到质疑或限制。

一种测量方法的可信程度用信度相关系数表示，系数越大，说明测量方法的可信程度越大，测量结果越可靠、越稳定。要使一个评定量表达到高稳定性、高重复性和高精确性，设计和使用时必须做到：①评分标准要明确并具有相互排他性。②量表适用范围明确。③评定项目的定义严谨、操作方法标准。④测试者应当定期接受应用技术的培训，以确保操作熟练和一致。

2. 效度　效度又称准确性，指测量的真实性和准确性，即测量工具在多大程度上反映测量目的。效度越高，表示测量结果越能显示出所要测量的对象的真正特征。效度根据使用目的而具有特异性。以尺子为例，用尺子测量物体的长度会得到很准确的结果。然而，如果用它测量物体的重量，则因为它和待测物之间毫无关系而使得这把尺子变得无效。由此可以看出，不同测量工具用于不同的目的，测量工具的有效性亦随之变化。因此，在选择测量方法时，应根据使用的独特目的选用适当的效度检验。常用效度检验的方法大体有三种，即效标关联效度、内容效度和构想效度。

3. 信度与效度之间的关系　信度是效度的必要条件，但不是充分条件。两者之间的关系归纳如下：①信度低，效度不可能高。②信度高，效度未必高。③效度高，信度也必然高。

4. 灵敏度　应用一种评定方法评定有某种功能障碍的人群时，可能出现真阳性（有功能障碍且评定结果亦证实）和假阴性（有功能障碍但评定结果未能证实这一结论）两种情况。灵敏度是指在有功能障碍或异常的人群中，真阳性者的数量占真阳性与假阴性之和的百分比。灵敏度检验也是检验效度的一种有效方法。

5. 特异性　应用一种评定方法评定无某种功能障碍的群体时，可能出现真阴性（无功能障碍且评定结果亦证实这一结论）和假阳性（无功能障碍但评定结果显示有功能障碍）两种情况。特异性是指在无功能障碍或异常的人群中，评为真阴性者的数量占真阴性与假阳性之和的百分比。特异性检验也是检验效度的一种有效方法。

（张　萍）

第二节　日常生活活动能力评定

一、概述

1. 定义　日常生活活动（ADL）的概念由 Sidney Katz 于 1963 年提出，指一个人为了满足日常生活的需要每天所进行的必要活动。ADL 分为基础性日常生活活动（BADL）和工具性日常生活活动（IADL）。

（1）基础性日常生活活动（BADL）：BADL 是指人维持最基本的生存、生活需要所必需的每日反复进行的活动，包括自理和功能性移动两类活动。自理活动包括进食、梳妆、洗漱、洗澡、如厕、穿衣等，功能性移动包括翻身、从床上坐起、转移、行走、驱动轮椅、上下楼梯等。

（2）工具性日常生活活动（IADL）：IADL 指人维持独立生活所必要的一些活动，包括使用电话、购物、做饭、家事处理、洗衣、服药、理财、使用交通工具、处理突发事件以及在社区内的休闲活动等。从 IADL 所包含的内容中可以看出，这些活动常需要使用一些工具才能完成，是在社区环境中进行的日常活动。IADL 是在 BADL 基础上实现人的社会属性的活动，是维持残疾人自我照顾、健康并获得社会支持的基础。

2. 评定目的　①确立日常生活活动的独立程度。②确定哪些日常生活活动需要帮助，需要何种帮助以及帮助的量。③为制订康复目标和康复治疗方案提供依据。④为制订环境改造方案提供依据。⑤观察疗效，评估医疗质量。

3. 评定内容

（1）体位转移能力：①床上体位及活动能力。②坐起及坐位平衡能力。③站立及站位平衡能力。

（2）卫生自理能力：①更衣，如自己穿脱不同式样的上衣、裤子、袜子和鞋。②个人卫生，如洗脸、刷牙、修饰、洗澡、大小便及便后卫生。③进餐，如准备食物和使用餐具等。

（3）行走及乘坐交通工具能力：①室内行走。②室外行走。③上下楼梯。④上下汽车。⑤使用轮椅。

（4）交流能力：①阅读书报。②书写。③使用辅助交流用具，如交流板、图片、电脑等。④与他人交流。⑤理解能力。

（5）社会认知能力：①社会交往。②解决问题。③记忆能力。

4. 评定方法　基本的评价方法包括回答问卷、观察以及量表评价。

（1）提问法：提问法是通过提问的方式来收集资料和进行评价。提问有口头提问和问卷提问两种。无论是口头问答还是答卷都不一定需要面对面的接触。谈话可以在电话中进行，答卷则可以采取邮寄的方式。就某一项活动的提问，其提问内容应从宏观到微观。检查者在听取患者的描述时，应注意甄别患者所述是客观存在还是主观意志，回答是否真实、准确。当患者因体力过于虚弱、情绪低落或有认知功能障碍而不能回答问题时可以请患者的家属或陪护者回答问题。

由于在较少的时间内就可以比较全面地了解患者的 ADL 完成情况，因此提问法适用于对患者的残疾状况进行筛查。如前所述，有的患者可能并不能准确描述存在的问题；再者，如果患者并不具备医学、康复等方面的知识，也就没有能力区分出哪些是引起障碍的原因。因此，当评定 ADL 的目的是帮助或指导制定治疗计划时，则不宜使用提问法。尽管如此，在评定 ADL 的总体情况时，提问法仍是常选择的方法。它不仅节约时间、节约人力，亦节约空间。

（2）观察法：观察法是指检查者通过直接观察患者 ADL 实际的完成情况来进行评价的。观察的场所可以是实际环境，也可以是实验室。实际环境指被检查者日常生活中实施各种活动的生活环境，这里所指的环境，不仅仅包括地点如在家里，还包括所使用的物品如家中的浴盆、肥皂以及适当的时间等。社区康复常采用在实际环境中观察 ADL 实施情况的方法，检查者可在清晨起床后在被检查者家中的盥洗室里观察其洗漱情况。住院患者的 ADL 观察评定则通常在实验室条件下，即在模拟的家庭或工作环境中进行。需要指出的是，不同的环境会对被检查者 ADL 表现的质量产生很大的影响。实际环境与实验室环境条件下被检查者的 ADL 表现可能有所不同。因此，在评定的过程中应当将环境因素对于 ADL 的影响考虑在内，使观察结果更真实、准确。采用观察法评价能够使治疗师在现场仔细地审视患者活动的每一个细节，看到患者的实际表现。这一点从提问中是无法获得的，而且观察法能够克服或弥补提问评定法中存在的主观性强、可能与实际表现不符的缺陷。通过实际观察，检查人员还可以从中分析影响该作业活动完成的因素。

（3）量表检查法：量表检查法是采用经过标准化设计、具有统一内容、统一评价标准的检查表评价 ADL。检查表中规定设计了 ADL 检查项目并进行系统分类，每一项活动的完成情况被予以量化并以分数表示。量表经过信度、效度及灵敏度检验，其统一和标准化的检查与评分方法使得评价结果可以在不同患者、不同疗法以及不同的医疗机构之间进行比较。因此，量表检查法是临床及科研中观察治疗前后的康复进展、研究新疗法、判断疗效等常用的手段。

二、常用评定量表

1. 量表种类　BADL 评定常用量表有 Barthel 指数、Katz 指数、PULSES、修订的 Kenny 自理评定等。IADL 常用量表有功能活动问卷、快速残疾评定量表等。

2. Barthel 指数　20 世纪 50 年代中期由美国的 Florence Mahoney 和 Dorothy Barthel 设计并应用于临床，是临床应用最广、研究最多的 BADL 评定方法。不仅可以用来评定患者治疗前后的 ADL 状态，也可以预测治疗效果、住院时间及预后。

3. 功能独立性测量　FIM 是美国物理医学与康复学会 1983 年制定的"医疗康复统一数据系统"的核心部分，包括供成年人使用的 FIMSM 和供儿童使用的 WeeFIMSM。FIM 广泛地用于医疗康复机构，用以确定入院、出院与随访时的功能评分，可以动态地记录功能变化。通过"医疗康复统一数据系统"所收集的患者统计资料、疾病诊断、病损类别、住院日和不同的康复措施等信息可以确定患者功能丧失的严重程度、康复医学的成果，从而评定该部门或机构的效率与成果。该系统还可以作为多学科、多机构之间研讨残疾问题的共同语言，促进康复治疗组成员之间的交流，医疗保险机构可依此确定支付或拒付。

（张　萍）

第三节　肌力评定

一、概述

1. 定义　肌力是指肌肉或肌群产生张力，导致静态或动态收缩的能力，也可将其视为肌肉收缩所产生的力量。

2. 决定肌力大小的因素

（1）肌肉横截面积：每条肌纤维横断面积之和称为肌肉的生理横截面积。进行离体肌肉研究时，将每一根垂直横切的肌纤维切线长度相加的总和乘以肌肉的平均厚度即为肌肉的生理横截面。肌肉的横截面表明了肌肉中肌纤维的数量和肌纤维的粗细，因而可反映肌肉的发达程度。单位生理横截面积所能产生的最大肌力称为绝对肌力。肌肉的横截面积越大，肌肉收缩所产生的力量也越大。一般认为绝对肌力值在各种族人群中相对一致。

（2）运动单位募集及其释放速率：一个运动神经元连同所支配的所有肌纤维称为一个运动单位，每一运动单位所含的肌纤维均属于同一类型（即或全部为 I 型纤维，或全部为 II 型纤维）。运动单位的激活及其释放速率被认为是与肌力相关的重要因素之一。在肌肉开始负荷时，即需要募集一定量的运动单位；随着负荷的增加，则需要募集更多的运动单位；当负荷仍然增大时，运动单位释放速率则较释放的运动单位数量更为重要，此时，释放速率是形成肌力更为重要的机制。

（3）收缩速度：是影响肌力的重要因素之一。肌肉收缩速度越低，运动单位的募集机会就越大。在等速向心收缩低角速度测试时产生较大力矩值的结果即为此证据。

（4）肌肉的初长度：肌力的产生也有赖于肌肉收缩前的初长度。肌肉的弹性特点决定其在生理限度内若具有适宜的初长度，则收缩产生的肌力较大。一般认为肌肉收缩前的初长度为其静息长度的1.2倍时，产生的肌力最大。

（5）肌腱和结缔组织的完整性：肌腱和结缔组织可帮助肌肉将张力转变为外力，这些组织和结构的损害也可不同程度地导致肌力的缺失。

（6）肌肉收缩的类型：肌肉生理收缩包括等张收缩和等长收缩两大形式。不同收缩形式的最大肌力有所不同。

（7）中枢和外周神经系统调节：产生肌力的神经生理机制包括募集纤维类型的选择、中枢神经系统对运动神经元的抑制、运动单位的同步性、冲动传导及中枢神经系统的发育等。因此，肌力的大小与中枢神经系统和外周神经系统的调节密不可分。

（8）个体状况：肌力的大小与个体状况（如年龄、性别、健康水平、心理因素等）有关。一般在20~30岁时个人的肌力水平达到峰值；女性的肌力近似为同龄男性的2/3，男性肌力通常与男性激素有关。

（9）其他力学因素：包括肌纤维走向、牵拉角度、力臂长度等也可造成肌力大小的改变。较大的肌肉中，部分肌纤维与肌腱形成一定的角度呈羽状连接，这种羽状连接的肌纤维越多，成角则越大，也就容易产生较大的肌力。肌肉收缩产生的实际力矩输出受运动节段杠杆效率的影响，故力臂长度的改变也可造成肌力大小的改变。

3. 肌肉收缩的生理类型

（1）等张收缩：包括肌力大于阻力时产生的加速度运动和小于阻力时产生的减速度运动，运动时肌张力基本恒定，但肌肉本身发生缩短和伸长，而引起明显的关节运动，也称之为动力收缩。等张收缩时，根据其肌肉的缩短和伸长情况，又可分为向心收缩和离心收缩。向心收缩时肌肉的起、止点相互靠近，肌肉缩短，上楼梯时股四头肌的收缩形式即为此类收缩。离心收缩时肌肉的起、止点被动伸长，下楼梯时股四头肌的收缩形式即为此类收缩。

（2）等长收缩：是肌力与阻力相等时的一种收缩形式，收缩时肌肉长度基本不变，不产生关节活动，也称为静力收缩。人体在维持特定体位和姿势时常采用这一收缩形式。不同的肌肉收缩形式产生不同的力量，其中离心收缩过程中产生的肌力最大，其次为等长收缩，最小的为向心收缩。

二、评定目的与临床应用

1. 目的 ①判断有无肌力低下情况及其范围和程度。②发现导致肌力低下的可能原因。③提供制订康复治疗、训练计划的依据。④检验康复治疗、训练的效果。

2. 适应证 ①肌肉骨骼系统疾患：包括对伤病直接引起的肌肉功能损害、运动减少或制动造成的失用性肌力减退、骨关节疾病引起的关节源性肌力减退等的评定。同时可对拮抗肌肌力平衡情况，肌力对躯干、四肢关节稳定性的影响等相关情况进行评定。②神经系统疾患：包括对神经系统（中枢神经系统和外周神经系统）损害造成神经源性肌力减退等的评定，如上、下肢代表性肌群的肌力评定可作为全面评价瘫痪严重程度的指标。③其他系统、器官疾患：握力测试、腹背肌肌力测试和局部肌肉耐力等代表性肌力评定可作为体质强弱的一般性评价指标。④健身水平：握力测试、腹背肌肌力测试和局部肌肉耐力等项目也可作为健身锻炼水平的评价指标。

3. 禁忌证　关节不稳、骨折未愈合又未做内固定、急性渗出性滑膜炎、严重疼痛、关节活动范围极度受限、急性扭伤、骨关节肿瘤等。

三、评定原则与分类

1. 原则

（1）规范化：对患者进行肌力评定时，应使测试肌肉或肌群在规范化的姿势下进行规范化的动作或运动，以此为基础观察其完成运动的动作、对抗重力或外在阻力完成运动的能力，达到评价肌力的目的。

（2）注重信度和效度：在肌力评定时应注意减少误差，提高评定准确性。

（3）易操作性：在临床工作中，应以简便、快捷的肌力评定方法为基础。

（4）安全性：在应用任何肌力评定方法时，均应注意避免患者出现症状加重或产生新的损害等情况。

2. 分类

（1）器械分类：分为徒手肌力评定和器械肌力评定。后者又可分为简单仪器（如便携式测力计）评定和大型仪器（如等速测力装置）评定等。

（2）肌肉收缩形式分类：分为等长肌力评定、等张肌力评定和等速肌力评定。前两者为肌肉生理性收缩条件下的肌力评定，后者为肌肉在人为借助器械时非自然的肌肉收缩条件下的肌力评定。在等速肌力评定时，尚可进行等速向心收缩肌力和等速离心收缩肌力评定。

（3）评定部位分类：分为四肢肌力、躯干肌力评定以及对手部握力、捏力等的评定。

（4）评定目的分类：分为爆发力、局部肌肉耐力等的评定。

（张　萍）

第四节　肌张力评定

一、概述

1. 定义　肌张力是指肌肉组织在静息状态下的一种持续的、微小的、不随意的收缩，是维持身体各种姿势和正常活动的基础。在评定过程中，检查者通过被动活动肢体而感受到肌肉被动拉长或牵伸时的抵抗（或阻力）。肌张力评定主要包括：①肢体的物理惯性。②肌肉和结缔组织内在的机械弹性特点。③反射性肌肉收缩（紧张性牵张反射）。上运动神经元损伤的患者，肢体的物理惯性不会发生改变，因此评定肌张力过程中，一旦发现阻力增加，则表明是肌肉、肌腱的单位发生改变（如挛缩）和（或）节段反射弧内发生改变（如活动过强的牵张反射）。

2. 正常特征　正常肌张力有赖于完整的外周和中枢神经系统机制以及肌肉收缩能力、弹性、延展性等因素。

（1）近端关节周围肌肉可进行有效的同时收缩，使关节固定。

（2）具有完全抵抗肢体重力和外来阻力的运动能力。

（3）将肢体被动地置于空间某一位置时，具有保持该姿势不变的能力。

（4）能够维持主动肌和拮抗肌之间的平衡。

（5）具有随意使肢体由固定到运动和在运动过程中转换为固定姿势的能力。

（6）具有选择性完成某一肌群协同运动或某一肌肉独立运动的能力。

（7）触摸有一定的弹性，被动运动有轻度的抵抗感。

3. 肌张力分类

（1）正常肌张力的分类：处于正常肌张力状态时，被动运动可感到轻微抵抗（阻力）；当肢体运动时，无过多的沉重感；肢体下落时，可因此而使肢体保持原有的姿势。根据身体所处的不同状态，正常肌张力可分为：

1）静止性肌张力：可在肢体静息状态下，通过观察肌肉外观、触摸肌肉的硬度、被动牵伸运动时肢体活动受限的程度及其阻力来判断。

2）姿势性肌张力：可在患者变换各种姿势过程中，通过观察肌肉的阻力和肌肉的调整状态来判断。

3）运动性肌张力：可在患者完成某一动作的过程中，通过检查相应关节的被动运动阻力来判断。

（2）异常肌张力的分类：肌张力水平可由于神经系统的损害而增高或降低。因此，肌张力异常分为以下几点。

1）肌张力过强：肌张力高于正常静息水平。被动拉伸所感到的抵抗高于正常阻力。

2）肌张力过低：肌张力低于正常静息水平。被动拉伸所感到的抵抗低于正常阻力。当肢体运动时可感到柔软、沉重感；当肢体下落时，肢体无法保持原有的姿势。

3）肌张力障碍：肌张力损害或障碍。

二、肌张力异常

1. 痉挛

（1）定义：是指一种由牵张反射高兴奋性所致的、以速度依赖的紧张性牵张反射增强伴腱反射异常为特征的运动障碍，是肌张力增高的一种形式。所谓痉挛的速度依赖即为伴随肌肉牵伸速度的增加，痉挛肌的阻力（痉挛的程度）也增高。

（2）原因：是上运动神经元损伤综合征的主要表现之一。常见于脊髓损伤、脱髓鞘疾病、脑血管意外后、脑外伤、去皮层强直、去大脑强直和脑瘫等。

（3）特征：牵张反射异常；紧张性牵张反射的速度依赖性增加；腱反射异常；具有选择性，并由此导致肌群间失衡，进一步引发协同运动功能障碍；临床上可表现为肌张力增高、腱反射活跃或亢进、阵挛、异常的脊髓反射、被动运动阻力增加和运动协调性降低；可因姿势反射机制及挛缩、焦虑、环境温度、疼痛等外在因素发生程度的变化。

（4）特殊表现：包括巴宾斯基反射、折刀样反射、阵挛、去大脑强直和去皮层强直等。

（5）痉挛与肌张力过强的区别：肌张力过强时的阻力包括动态成分和静态成分，动态成分为肌肉被动拉伸时神经性（反射性的）因素和非神经性（生物力学的）因素所致的阻力，静态成分则是肌肉从拉长状态恢复到正常静息状态的势能，为非神经性因素。神经性因素表现为肌肉运动单位的活动由于牵张反射高兴奋性而增加，中枢神经系统损伤后的痉挛、折刀样反射和阵挛皆属此类；非神经性因素则表现为结缔组织的弹性成分和肌肉的黏弹性成分的改变，尤其是在肌肉处于拉伸或缩短位制动时。在中枢神经系统损伤后，可因神经性因素造成肢体处于异常位置，并由此导致非神经性因素的继发性改变。因此中枢神经系统损伤后的肌张力过强是神经性因素和非神经性因素共同作用的结果，痉挛与肌张力过强并非等同。

2. 僵硬

（1）定义：是指主动肌和拮抗肌张力同时增加，导致关节被动活动的各个方向在起始和终末的抵抗感均增加的现象。

（2）原因：常为锥体外系的损害所致，帕金森病是僵硬最常见的病因，表现为齿轮样僵硬和铅管样僵硬。

（3）特征：在进行任何方向的被动运动时，整个活动范围内阻力均增加，相对持续，且不依赖牵张刺激的速度；齿轮样僵硬的特征是在僵硬的基础上存在震颤，从而导致整个关节活动范围中收缩、放松交替；铅管样僵硬的特征是存在持续的僵硬；僵硬和痉挛可在某一肌群同时存在。

3. 肌张力障碍

（1）定义：是一种以张力损害、持续的和扭曲的不自主运动为特征的肌肉运动亢进性障碍。

（2）原因：肌张力障碍可由中枢神经系统缺陷所致，也可由遗传因素（如原发性、特发性肌张力障碍）所致。与其他神经退行性疾患（如肝豆状核变性）或代谢性疾患（如氨基酸或脂质代谢障碍）也有一定关系。此外，也可见于痉挛性斜颈。

（3）特征：肌肉收缩可快或慢，且表现为重复、模式化（扭曲）；张力以不可预料的形式由低到高变动。其中张力障碍性姿态为持续扭曲畸形，可持续数分钟或更久。

4. 肌张力弛缓

（1）定义：指肌张力低于正常静息水平，对关节进行被动运动时感觉阻力消失的状态。

（2）原因：①小脑或锥体束的上运动神经元损害所致，如脊髓损伤的早期脊髓休克阶段或颅脑外伤、脑血管意外早期。②末梢神经损伤所致，可伴有肌力弱、瘫痪、低反射性和肌肉萎缩等表现。③原发性肌病所致。

（3）特征：肌肉可表现为柔软、弛缓和松弛；邻近关节周围肌肉共同收缩能力减弱，导致被动关节活动范围扩大；腱反射消失或缺乏。

三、临床意义与影响因素

1. 痉挛的益处　①下肢的伸肌痉挛帮助患者站立和行走。②活动过强的牵张反射可促进肌肉的等长和离心自主收缩。③保持相对肌容积。④预防骨质疏松。⑤减轻瘫痪肢体的肿胀。⑥充当静脉肌肉泵，降低发生深静脉血栓的危险性。

2. 痉挛的弊端　①髋内收肌剪刀样痉挛和屈肌痉挛影响站立平衡稳定性。②下肢伸肌痉挛和阵挛影响步态的摆动期。③自主运动缓慢。④屈肌痉挛或伸肌痉挛导致皮肤应力增加。⑤紧张性牵张反射亢进或屈肌痉挛易形成挛缩。⑥自发性痉挛导致睡眠障碍。⑦髋屈肌和内收肌痉挛影响会阴清洁以及性功能。⑧下肢痉挛或阵挛干扰驾驶轮椅、助动车等。⑨持续的屈肌痉挛可导致疼痛。⑩增加骨折、异位骨化的危险性。

3. 影响肌张力的因素　①不良的姿势和肢体位置可使肌张力增高。②中枢神经系统的状态。③紧张和焦虑等不良的心理状态可使肌张力增高。④患者对运动的主观作用。⑤疾患存在的并发症问题，如尿路结石、感染、膀胱充盈、便秘、压疮、静脉血栓、疼痛、局部肢体受压及挛缩等使肌张力增高。⑥患者的身体状况，如发热、感染、代谢和（或）电解质紊乱也可影响肌张力。⑦药物。⑧环境温度等。

四、肌张力评定目的与临床应用

1. 评定目的　①提供治疗前的基线评定结果。②提供制订治疗方案和选择治疗方法的依据。③评价各种治疗的疗效。

2. 适应证　适用于中枢神经系统和外周神经系统疾患，包括神经系统损害造成神经源性肌力减退等的评定，如：上、下肢代表性肌群的肌张力评定可作为全面评价瘫痪严重程度的指标。

3. 禁忌证　关节不稳、骨折未愈合又未做内固定、急性渗出性滑膜炎、严重疼痛、关节活动范围极度受限、急性扭伤、骨关节肿瘤等。

（劳锦波）

第五节　关节活动度评定

一、概述

1. 定义　关节活动度是指关节运动时所通过的运动弧。关节活动度的测量是指关节远端骨所移动的度数，而不是关节远端骨与近端骨之间的夹角。

ROM 的测量包括主动和被动活动度测量：

（1）主动关节活动度：指作用于关节的肌肉随意收缩产生运动使关节所通过的运动弧。

（2）被动关节活动度：指由外力使关节运动时所通过的运动弧。

2. 目的

（1）确定关节活动度受限的程度。

（2）根据主动与被动关节活动度的测量情况，明确关节活动受限的特点，区别关节僵硬与关节强直。

（3）为制订或修改治疗方案提供依据。

（4）决定是否需要使用夹板和辅助用具。

（5）治疗疗效的对比。

3. 关节活动度异常的原因

（1）关节活动度减小

1）关节内疾病：骨性病变、滑膜或软骨损伤、积血或积液、关节炎或畸形等。

2）关节外疾病：关节周围软组织损伤或粘连、瘢痕挛缩、肌痉挛、肌肉瘫痪等。

（2）关节活动度过大：可见于韧带断裂、韧带松弛、肌肉弛缓性麻痹等。

二、临床应用

1. 适应证　①骨关节与肌肉系统疾患、神经系统疾患及术后关节活动度受限患者。②其他原因导致关节活动障碍的患者。

2. 禁忌证　①关节急性炎症期。②关节内骨折未做处理。③肌腱、韧带和肌肉术后早期等。

（劳锦波）

第六节　平衡功能评定

1. 平衡　指维持身体直立姿势的能力。平衡功能正常应为：①能保持正常生理体位。②在随意运动中可调整姿势。③安全有效地对外来干扰做出反应。

2. 支持面　指人在各种体位下（卧、坐、站立、行走）保持平衡所依靠的表面（接触面）。站立时的支持面为包括两足底在内的两足间的表面。支持面的面积大小和质地均影响身体平衡。当支持面不稳定或面积小于足底面积、质地柔软或表面不平整等情况使得双足与地面接触面积减少时，身体的稳定性（稳定极限）下降。

3. 稳定极限（LOS）　是指正常人站立时身体可倾斜的最大角度，或在能够保持平衡的范围内倾斜时与垂直线形成的最大角度。在稳定极限范围内，平衡不被破坏，身体重心（COG）可安全地移动而不需要借助挪动脚步或外部支持来防止跌倒。正常人双足自然分开站在平整而坚实的地面上时，LOS前后方向的最大倾斜或摆动角度约为 12.5°，左右方向为 16°，围成一个椭圆形。LOS 的大小取决于支持面的大小和性质。当重心偏离并超出稳定极限时，平衡便被破坏，正常人可以通过跨一步及自动姿势反应重新建立平衡；平衡功能障碍者则因为不能做出正常反应而跌倒。

1. 概念　人体能够在各种情况下（包括来自本身和外环境的变化）保持平衡，有赖于中枢神经系统控制下的感觉系统和运动系统的参与、相互作用以及合作。躯体感觉、视觉以及前庭 3 个感觉系统在维持平衡的过程中各自扮演不同的角色。此外，运动系统在维持人体平衡中也起重要作用。

2. 躯体感觉系统　平衡的躯体感觉输入包括皮肤感觉（触、压觉）输入和本体感觉输入。正常人站立在固定的支持面上时，足底皮肤的触、压觉和踝关节的本体感觉输入起主导作用，当足底皮肤和下肢本体感觉输入完全消失时，人体失去感受支持面情况的能力，姿势的稳定性立刻受到严重影响，闭目站立时身体倾斜、摇晃，并容易跌倒。

（1）皮肤感受器：在维持身体平衡和姿势的过程中，与支持面相接触的皮肤触、压觉感受器向大脑皮质传递有关体重的分布情况和 COG 的位置。

（2）本体感受器：分布于肌梭、关节的本体感受器则向大脑皮质输入随支持面变化，如面积、硬度、稳定性以及表面平整度等而出现的有关身体各部位的空间定位和运动方向的信息。

3. 视觉系统　视觉系统在视环境静止不动的情况下准确感受环境中物体的运动以及眼睛和头部的

视空间定位。当身体的平衡因躯体感觉受到干扰或破坏时，视觉系统在维持平衡中发挥重要作用，通过颈部肌肉收缩使头保持向上直立位和保持水平视线来使身体保持或恢复到原来的直立位，从而获得新的平衡。如果去除或阻断视觉输入，如闭眼或戴眼罩，姿势的稳定性将较睁眼站立时显著下降。

4. 前庭系统　头部的旋转刺激了前庭系统中壶腹嵴、迷路内的椭圆囊斑和球囊斑两个感受器。

（1）壶腹嵴：上、后、外3个半规管内的壶腹嵴为运动位置感受器，感受头部在三维空间中的运动角加（减）速度变化而引起的刺激。

（2）前庭迷路内的椭圆囊斑和球囊斑：感受静止时的地心引力和直线加（减）速度变化引起的刺激。

无论体位如何变化，通过头的调整反射改变颈部肌肉张力来保持头的直立位置是椭圆囊斑和球囊斑的主要功能，通过测知头部的位置及其运动，使身体各部随头做适当的调整和协调运动从而保持身体的平衡。在躯体感觉和视觉系统正常的情况下，前庭冲动在控制COG位置上的作用很小。只有当躯体感觉和视觉信息输入均不存在（被阻断）或输入不准确而发生冲突时，前庭感觉输入在维持平衡中才变得至关重要。

（3）综合处理：当体位或姿势变化时，为了判断COG的准确位置和支持面状况，中枢神经系统将3种感觉信息进行整合，迅速判断，选择正确定位信息的感觉输入，放弃错误的感觉输入。

5. 运动系统的作用

（1）协同运动：中枢神经系统在对多种感觉信息进行分析整合后下达运动指令，运动系统以不同的协同运动模式控制姿势变化，将身体重心调整回到原范围内或重新建立新的平衡。多组肌群共同协调完成一个运动被称为协同运动。自动姿势性协同运动是下肢和躯干肌以固定的组合方式并按一定的时间顺序和强度进行收缩，用以保护站立平衡的运动模式，它是人体为回应外力或站立支持面的变化而产生的对策。

（2）姿势性协同运动模式

1）踝关节协同运动模式（踝对策）：是指身体重心以踝关节为轴进行前后转动或摆动，类似钟摆运动。

2）髋关节协同运动模式（髋对策）：当站立者的稳定性显著下降，身体前后摆动幅度增大时，为了减少身体摆动使重心重新回到双脚范围内，人体通常采用髋关节的屈伸来调整身体重心和保持平衡。

3）跨步动作模式：外力干扰过大使身体晃动进一步增加时，重心超出其稳定极限，人体则采用自动地向用力方向快速跨出一步来重新建立身体重心的支撑点，为身体重新确定站立支持面。

三、评定目的与临床应用

1. 目的　①判断平衡障碍以及障碍的严重程度。②分析平衡障碍的相关因素。③预测发生跌倒的可能性。④针对障碍的特点，指导制订康复治疗方案。⑤评定疗效。

2. 适应证　①中枢神经系统损害：脑外伤、脑血管意外、帕金森病、多发性硬化、小脑疾患、颅内肿瘤、脑瘫、脊髓损伤等。②耳鼻喉科疾病：由前庭器官问题导致的眩晕症。③骨关节伤病：下肢骨折及骨关节疾患、截肢、关节置换；影响姿势与姿势控制的颈部与背部损伤以及各种涉及平衡问题的运动损伤、肌肉疾患及外周神经损伤等。④老年人。⑤特殊职业人群。

3. 禁忌证　下肢骨折未愈合；不能负重站立；严重心肺疾病；发热、急性炎症；不能主动合作者。

（毕文科）

第七节 协调功能评定

1. 定义 协调是指人体多组肌群共同参与并相互配合，进行平稳、准确、良好控制的运动能力。协调运动的特征为适当的速度、距离、方向、节奏、力量及达到正确的目标。协调是完成精细运动技能动作的必要条件。协调运动需要健全的中枢神经系统、感觉系统和运动系统。中枢神经系统中小脑、基底节和脊髓后索等参与协调控制。感觉系统中前庭神经、视神经、深感觉等在运动的协调中发挥重要作用。当上述结构发生病变时，协调动作即会出现障碍。

2. 协调障碍的机制

（1）小脑伤病：小脑的功能主要是反射性地维持肌肉张力、姿势的平衡和运动的协调。小脑通过来自前庭、脊髓及脑干内的小脑前核的传入联系，接受来自运动中枢的信息及大量与运动有关的感觉信息，具体可包括肌肉、肌腱、关节、皮肤及前庭、视器、听器等处的信息，这些传入信息是小脑作为运动调节中枢的基础。小脑的传出纤维通过丘脑皮质主要投射到大脑皮质的运动区及躯体感觉区。因此，小脑的传入、传出联系主要接受大脑皮质运动区、前庭器官及本体感觉传来的冲动，并又随时发出冲动到达大脑皮质运动区、脑干网状结构，经网状脊髓束到达脊髓，组成锥体外系的大脑皮质-小脑途径。这一途径在调节肌紧张及随意运动中起重要作用。当小脑不同部位发生伤病时，即可出现协调运动障碍。这种障碍主要表现为小脑性共济失调。

（2）基底节伤病：基底节包括尾状核、豆状核和苍白球3个主要的核团。基底节的作用为控制初始粗大的规律性随意运动（如翻身、行走），通过学习建立不随意运动技能及姿势的调整。基底节在维持正常肌张力方面也起重要作用，表现在其对皮质运动中枢与皮质下中枢的抑制作用。基底节伤病后可因伤病部位的不同而相应发生齿轮样或铅管样肌张力增高、静止性震颤（如帕金森病）、手足徐动及运动不能等障碍表现。

（3）脊髓后索伤病：脊髓后索的功能是本体感觉信息的传入和传出通道，包括姿势觉和运动觉。脊髓后索病变的特征为同侧精细触觉和深感觉减退或消失，而痛觉、温觉保存，因而发生感觉性共济失调。

3. 协调功能的发育和衰退过程

（1）协调功能的发育过程：随着小儿出生后大脑的发育、神经系统的成熟，一些原始反射的消退使得小儿随意运动、协调运动发育逐渐完善，而且这种发育完善与视觉、感知觉的发育完善密切相关。一般小儿在7岁左右平衡、精细动作、粗大运动的协调发育基本成熟。

（2）协调功能的衰退过程：老年人随着年龄的增长，可因肌力减退、运动反应时间减慢、关节柔韧性消失、姿势缺陷和平衡障碍等负面因素逐渐增多，而出现原发性或继发性的协调运动障碍。

1. 共济失调 表现为随意运动无法平稳执行，动作速度、范围、力量及持续时间均出现异常。

（1）上肢摇摆：完成穿衣、扣纽扣、端水、写字等困难。

（2）醉汉步态：步行跨步大，足着地轻重不等，不稳定；足间距离大而摇动。

（3）震颤：完成有目的的动作时主动肌和拮抗肌不协调，包括意向性震颤、姿势性震颤、静止性震颤。

（4）轮替运动障碍：完成快速交替动作有困难，笨拙、缓慢。

（5）辨距不良：对运动的距离、速度、力量和范围判断失误，达不到目标或超过目标。

（6）肌张力低下：肢体被动抬起后，突然撤除支持时，肢体发生坠落。

（7）书写障碍：患者在书写中不能适度停止，往往出现过线，画线试验（+）。

（8）运动转换障碍：模仿画线异常。

（9）协同运动障碍：包括起身试验、立位后仰试验（+）。

（10）其他：包括眼球震颤、构音障碍。

2. 不随意运动

（1）震颤：肢体维持固定姿势时震颤明显，随意运动时震颤可暂时抑制，但肢体重新固定于新的位置时又出现震颤。精神紧张时加重，睡眠时消失。可发生于上肢、头部、下颌和下肢。

（2）舞蹈样运动：为无目的、无规则、无节律、可突然出现的动作。

（3）手足徐动：为间歇性的、缓慢的、不规则的手足扭转运动，肌张力忽高忽低，交替出现于相互对抗的肌群。

（4）偏身投掷症：突然发生反射性、痉挛性、有力的、大范围的一侧或一个肢体无目的的鞭打样动作。

（5）舞蹈样徐动症：介于舞蹈样运动和手足徐动之间。

（6）肌痉挛：为个别肌肉或肌群的短暂、快速、不规则、幅度不一的收缩，局限于身体一部分或数处同步或不同步出现。

3. 其他

（1）运动徐缓：运动缓慢、能力减低。

（2）强直：被动活动时肌肉张力明显增高，呈齿轮样或铅管样改变。

三、临床应用

1. 适应证 ①小脑性共济失调：小脑疾患、乙醇中毒或巴比妥中毒。②感觉性共济失调：脊髓疾病。③前庭功能障碍。④各种以震颤为主要症状的疾病：帕金森病、老年动脉硬化、慢性肝病、甲状腺功能亢进。⑤舞蹈样运动：儿童的脑风湿病变。⑥手足徐动：脑性瘫痪、肝豆状核变性、脑基底核变性（脑炎或中毒）等。⑦手足搐搦：低钙血症和碱中毒。⑧运动徐缓：进行性肌营养不良症。

2. 禁忌证 ①严重的心血管疾病。②不能主动合作者。

（毕文科）

第八节　步态分析

步行周期指行走过程中一侧足跟着地至该侧足跟再次着地时所经过的时间。每一侧下肢有其各自的步行周期。每一个步行周期分为站立相和迈步相两个阶段。站立相又称支撑相，为足底与地面接触的时期；迈步相亦称摆动相，指支撑腿离开地面向前摆动的阶段。站立相大约占步行周期的60%，迈步相约占其中的40%。一条腿与地面接触并负重时称"单支撑期"；体重从一侧下肢向另一侧下肢传递，双足同时与地面接触时称为"双支撑期"。

1. 首次着地　步行周期和站立相的起始点，指足跟或足底的其他部位第一次与地面接触的瞬间。正常人行走时的首次着地方式为足跟着地。不同的病理步态中，首次着地方式表现各异，如前脚掌（即跖骨头）着地、足底外侧缘着地、足跟与前脚掌同时着地。

2. 负荷反应期　指足跟着地后至足底与地面全面接触瞬间的一段时间，即一侧足跟着地后至对侧下肢足趾离地时（0%~15%步行周期），为双支撑期，是重心由足跟转移至足底的过程，又称承重期，指正常行走时足跟着地至膝关节屈曲角度达到站立相期间的最大值（约发生在10%~15%步行周期）。

3. 站立中期　指从对侧下肢离地至躯干位于该侧（支撑）腿正上方时（15%~40%步行周期），为单腿支撑期，此时重心位于支撑面正上方。

4. 站立末期　为单腿支撑期，指从支撑腿足跟离地时到对侧下肢足跟着地（40%~50%步行周期）。

5. 迈步前期　指从对侧下肢足跟着地到支撑腿足趾离地之前的一段时间（50%~60%步行周期），为第二个双支撑期。

6. 迈步初期　从支撑腿离地至该腿膝关节达到最大屈曲时（60%~70%步行周期）。此阶段主要目的是使足底离开地面（称为足廓清），以确保下肢向前摆动时，足趾不为地面所绊。

7. 迈步中期　从膝关节最大屈曲摆动到小腿与地面垂直时（70%~85%步行周期）。保持足与地面间的距离仍是该期的主要目的。

8. 迈步末期　指与地面垂直的小腿向前摆动至该侧足跟再次着地之前（85%~100%步行周期）。该期小腿向前摆动的速度减慢并调整足的位置，为进入下一个步行周期做准备。

（一）步频与步速

1. 步频　单位时间行走的步数称为步频，以步数/分表示。正常人平均自然步频约为95~125步/分。

2. 步行速度　单位时间内行走的距离称为步行速度，以m/s表示，亦可以用身高或下肢长的百分比表示。正常人平均自然步速约为1.2m/s。步速也通过下列公式计算得知。可以看出，步行速度与跨步长和步频相关，跨步长增加、步频加快、步行速度亦加快，反之亦然。

步速（m/s）=跨步长（m）×步频（步/分）/120

（二）步长与跨步长

1. 步长　行走时左右足跟或足尖先后着地时两点间的纵向直线距离称为步长，以 cm 为单位表示。步长与身高成正比，即身材愈短，步长愈短。正常人约为 50～80cm。一步的概念还可以时间来衡量，即单步所用的时间。

2. 跨步长　跨步长指同一侧足跟前后连续两次着地点间的纵向直线距离，相当于左、右两个步长相加，约为 100～160cm。跨步时间即步行周期时间，以秒为计时单位。用于被试者之间或自身比较时，跨步时间通常采用百分比的方式表达。

（三）步宽与足偏角

1. 步宽　指左、右两足间的横向距离，通常以足跟中点为测量点。步宽愈窄，步行的稳定性愈差。
2. 足偏角　指贯穿一侧足底的中心线与前进方向所成的夹角。

三、运动学特征

运动学研究人体节段和关节在运动中的位置、角度、速度和加速度。精确地测量人体在运动过程中的位移、速度和加速度，并对这些信息进行处理和分析，对于发现和诊断病理步态具有重要价值。步态的运动学分析是一种描述性的定量分析，所得结果反映了被检查者的步态特征。骨盆及下肢诸关节在步行中的运动（屈曲、伸展、内旋、外旋、内收、外展）角度变化是临床步态分析的重要组成部分（表 2-2）。

表 2-2　正常步行周期中骨盆和下肢各关节的角度变化

步行周期	关节运动角度			
	骨盆	髋关节	膝关节	踝关节
首次着地（足跟着地）	5°旋前	30°屈曲	0°	0°
承重反应（足放平）	5°旋前	30°屈曲	0°～15°屈曲	0°～15°跖屈
站立中期	中立位	30°屈曲～0°	15°～5°屈曲	15°跖屈～10°背屈
站立末期（足跟离地）	5°旋后	0°～10°过伸展	5°屈曲	10°背屈～0°
迈步前期（足趾离地）	5°旋后	10°过伸展～0°	5°～35°屈曲	0°～20°跖屈
迈步初期（加速期）	5°旋后	0°～20°屈曲	35°～60°屈曲	20°～10°跖屈
迈步中期	中立位	20°～30°屈曲	60°～30°屈曲	10°跖屈～0°
迈步末期（减速期）	5°旋前	30°屈曲	30°屈曲～0°	0°

四、动力学特征

动力学分析是指对人体运动进行力学分析，步态分析中动力学分析包括地反力、关节力矩、肌肉活动等及人体代谢性能量与机械能转换与守恒等。通过动力学分析可以揭示特异性步态形成或产生的原因。

1. 地反力　地反力指人在站立、行走及奔跑中足底触及地面产生作用于地面的力量时，地面因此而产生的一个大小相等、方向相反的力。人体借助于地反力推动自身前进。地反力分为垂直分力、前后分力和内外分力。垂直分力反映行走过程中支撑下肢的负重和离地能力；前后分力反映支撑腿的驱动与制动能力；内外分力则反映侧方负重能力与稳定性。

2. 力矩　力矩是力与力作用线的垂直距离的乘积，它是使一个关节发生转动的力，是肌肉、韧带和摩擦力作用的最终结果。在正常步态中，关节角度并不达到其运动范围的终点，摩擦力也非常小。因此，力矩常被认为或看作是肌肉力矩。因此，当主动肌与拮抗肌肌肉力量失衡时，维持正常关节运动的力矩将发生改变。力矩分为伸展力矩、屈曲力矩和支持力矩。支持力矩为髋、膝、踝关节力矩的代数和，是保证站立相支撑腿不塌陷的支持力。

3. 正常步行周期中下肢肌群活动　见表2-3。

表2-3　正常步态中主要下肢肌群活动

步行周期	正常运动	肌群活动		
		作用于髋关节的肌群	作用于膝关节的肌群	作用于踝关节的肌群
足跟着地 ↓ 足放平	髋关节：30°屈曲 膝关节：0°~15°屈曲 踝关节：0°~15°屈曲	骶棘肌、臀大肌、腘绳肌收缩	股四头肌先行向心性收缩以保持膝关节伸展位，然后进行离心性收缩	胫前肌离心性收缩，防止足放平时前脚掌拍击地面
足放平 ↓ 站立中期	髋关节：30°~5°屈曲 膝关节：15°~5°屈曲 踝关节：15°跖屈~10°背屈	臀大肌收缩活动逐渐停止	股四头肌活动逐渐停止	腓肠肌和比目鱼肌离心性收缩控制小腿前倾
站立中期 ↓ 足跟离地	膝关节：5°屈曲 踝关节：10°~15°背屈	—	—	腓肠肌、比目鱼肌离心性收缩对抗踝关节背屈，控制小腿前倾
足跟离地 ↓ 足趾离地	髋关节：10°过伸展~中立位 膝关节：5°~35°屈曲 踝关节：15°背屈~20°跖屈	髂腰肌、内收大肌、内收长肌收缩	股四头肌离心性收缩控制膝关节过度屈曲	腓肠肌、比目鱼肌、腓骨短肌、𧿹长屈肌收缩产生踝关节跖屈
加速期 ↓ 迈步中期	髋关节：20°~30°屈曲 膝关节：40°~60°屈曲 踝关节：背屈~中立位	髋关节屈肌、髂腰肌、股直肌、股薄肌、缝匠肌、阔筋膜张肌收缩，启动摆动期	股二头肌（短头）、股薄肌、缝匠肌向心性收缩引起膝关节屈曲	背屈肌收缩使踝关节呈中立位，防止足趾拖地
迈步中期 ↓ 减速期	髋关节：30°~20°屈曲 膝关节：60°~30°~0° 踝关节：中立位	腘绳肌收缩	股四头肌向心收缩以稳定膝关节于伸展位，为足跟着地做准备	胫前肌收缩使踝关节保持中立位

（冯尚英）

第九节 康复心理评定

一、概述

1. 康复心理评定的定义和目的 康复心理评定是指运用心理学的理论和方法，对因疾病或外伤造成身体功能障碍的患者的心理状况（即认知功能、情绪、行为和人格等方面）进行量化、描述和诊断。

根据申请者的评定目的不同，康复心理评定主要包括六个方面的目的：①单独和协同作出心理和医学诊断。②在进行临床干预前提供患者的基础信息。③计划和指导治疗性努力。④预测未来成就。⑤医学和心理学等方面的科学研究。⑥用于司法部门、工作单位和学校的能力鉴定中。

2. 康复心理评定者的素质要求 在康复心理评定中，对心理评定者的技术和心理素质要求是比较高的。心理现象比较复杂，它的测定比测定某些精微的物理和生物现象更为复杂，所以要做好心理评定是一件很不容易的事，需要评定者熟练掌握各种心理评定的理论和操作技术。同时，心理评估人员必须有较好心理素质，乐于与人交往，能助人，尊重人，有耐心和共情的能力，善于与各种年龄、教育水平、职业性质、社会地位及各种疾病的患者交往。否则，很难与被评定的患者建立良好协调关系，导致心理评定无法进行，或评定出错误的结果。

通常评定者做评定之前要进行训练，使他们切实把握评定的目标，彻底了解所要评定的各种行为及症状的含义，充分掌握评定量表的使用方法。受过训练的评定者，其评定结果经一致性检验，应符合要求。

3. 心理评定者与被评定对象之间的关系 在进行心理测查时，评定者与被评定对象之间的关系，应是互相信任、尊重、合作的协调关系。只有这样，被评定的对象才能对测验条目根据自己所经历的、感觉的和所想的如实反映给评定者。

在与受评者建立友好、信任关系的过程中，评定者应起主导作用。评定者必须诚恳、平等，尊重被评定者的权力和人格，解除受试者所有顾虑，让他们知道测验不仅可以帮助了解自己，还可以让医生了解病情和他的心理特点，测试对他们是有利的而无害的。一般情况下，由此可以建立良好的协调关系。如果还不能建立好这种关系，评定者则应该进一步分析其中的原因，针对原因解决。总之，在未建立好这种关系之前，不能进行测查，即使做了，其结果也只能作为参考。

4. 康复心理评定的注意事项

（1）直接评定与间接评定相结合：直接心理评定主要是指心理医生或有经验的临床医生，通过对患者的谈话和观察，依据自己的经验和评价标准对患者的情绪和行为进行评定。由于这种评价方法收集信息来得直接，因而，能比较准确地反映患者的心理状态。但缺点是评价结果易受评定者主观因素和训练程度等因素的影响，且对结果只能做定性评定，不能定量评定。间接心理评定是指由经过专业训练的人员，借助于标准化的心理测试工具，对患者进行心理测量，或按照一定的格式和要求，向熟悉患者的家人或其他人员，了解患者的认知、情绪和行为等心理情况。由于测试结果受患者对测验的态度及对测试内容理解、第三方观察和判断的影响，因此有时结果不能真正反映患者的心理状况，因而它是一种间接心理评定。由于有些患者有认知和意识水平的障碍，因此，使用一些心理测试量表时比较局限，甚至有时测试的结果常常是不准确的。为此，医生必须直接对患者进行观察和沟通，并向其身边的人了解情况，才能更准确和客观地反映患者的心理问题。

（2）心理量表的选择与治疗计划、目标要一致：心理测试的量表比较多，每一种量表都可以从不同的侧面反映患者的心理情况。我们在心理评定时，不能随意收集一个心理测量的表格，而没有目的地对患者进行评定，否则不仅不能准确地反映患者的心理问题，而且可能会给患者的心理带来负面的影响。因此，在正式进行心理评定时，一定要考虑到患者的意识和认知水平，根据治疗和评定的要求，有目的地选择适用和可行的心理测验项目。

（3）评定要尽可能减少对患者的负面影响：对患者进行情绪和行为评定时，要考虑到患者对一些谈话和测试内容的心理承受程度，对一些敏感性的问题在评定过程中有时需要采取灵活的办法，对患者多做一些解释，如自杀问题，对生活和疾病的态度问题等，这些问题患者往往采取否认的心理，压抑在心中，一旦触及这些问题，患者心里很痛苦，并引起强烈的情绪波动，有的甚至拒绝下面的和以后的心理检查。所以，在对患者进行心理评定时，检查者一定要认真、细心，掌握一些会谈和测试的技巧，以减轻患者的痛苦，保证测试工作的顺利进行。在检查和测试过程中，遇到患者不配合，可暂停测试。

（4）评定的内容要尽可能全面：在我们的临床和康复工作中，医生往往比较重视有明显心理异常的患者，而容易忽视那些心理状态较好的患者。在我们的工作中发现，即使是这些认为心理状态比较好的患者，在进行专业检查和测试后，也会发现一些心理方面的问题。因此，对患者进行心理评定时，不仅要了解有消极的负性情绪的患者，而且要了解有正性情绪和行为的患者，遵循全面的原则。

二、康复心理评定的主要方法

1. 观察法　观察法是指在自然条件下，对患者表现出来的心理现象的外部活动进行有系统、有目的和有计划的观察，以了解患者的心理状况、情绪和行为等方面的现状和问题。观察法包括自然观察和标准情境观察两种，前者是指在日常生活环境中对受检者的行为进行观察，后者则在特殊的实验环境下观察受检者对特定刺激的反应。自然观察可观察到的行为范围较广，但需要更多的时间与受检者接触，并且观察者要有深刻的洞悉力。而标准情境观察，观察是预先精心设计的，按一定程序进行，每个受检者都接受同样的刺激材料，故称之为标准观察，观察到的结果具有较高的可比性，从某种意义讲，更具有科学性。

观察的主要内容有：仪表（穿戴、举止、表情）；人际沟通风格（主动或被动，可接触或不可接触）；言语和动作（言语方面，表达能力、流畅性、中肯、简洁、赘述；动作方面，过少、适度、过度、怪异动作、刻板动作）；在交往中的表现（兴趣、爱好、对人对己的态度）；面对困难情境的应付方式（主动或被动，冲动或冷静）等。

2. 访谈法　访谈法是指心理医生或医护人员运用词语或非词语语言与患者进行的一种有目的的沟通和交流，以更深入地了解患者心理状况的评定方法。访谈法是临床心理评定的一种基本技术，不仅可以根据一定的目的直接收集评定的信息，对所评定的内容做出精确的描述，而且面谈者与受谈者之间可以进行感情思想方面的沟通，为建立治疗性的医患关系打下了基础。在临床康复工作中，可利用访谈法收集患者需要帮助的问题，了解这些问题产生的原因，倾听患者对这些问题的看法，以及与这些问题相关的家庭和社会情况等。另外，在进行词语性沟通时，还应该配合非词语的沟通，例如，会谈中有意的手势、运动、姿势、面部表情等，说话的音调和语速变化，都传送了与词语相同或词以外的信息。这些信息为会谈双方所用，并提供了心理评估的线索。

3. 主观标尺法　主观标尺法是指评定者将某一心理状态和行为的两个极端情况确定为两个数值，

由被评定者根据自己的心理状况和行为表现在这两个数值范围内进行评分。如评定者可将患者的情绪或心理状况从 0 到 10 进行分级，0 分表示患者心理状况最不好，10 分表示患者心理状况最好，要求患者根据自己的主观情绪体验确定自己的情绪分数。进行主观心理评定时，不仅可以评定当前的心理状况，而且可以根据需要对患者患病后的不同时间段或情景进行评定，从而了解患者的心理变化情况。在临床医疗工作中，心理医生或医护人员可根据患者的心理和疾病的情况，每日或每周定期进行评定，以及时了解患者的心理状况的变化。此法简单易学，操作方便，患者易于接受，临床上医生与患者会谈时，可根据情况随时使用。

4. 心理测验法　心理测验法是运用一套预先经过标准化的问题（量表）来测量患者的某些心理品质的方法。它包括心理测验和评定量表，是心理评定主要标准化手段之一。心理测验按测验的内容可分为智力测验、成就测验、态度测验和人格测验等。

标准化的心理测验一定包括样本、常模、信度和效度等方面的技术指标。

标准化的心理测验必须由经过专门训练的人员进行施测，测验时要减少环境因素对受测者的干扰，测验一定要严格按照测验手册的要求和指导语进行，测验结果需要结合患者的临床表现综合进行分析和解释。

心理测验种类非常多，这些测验在理论基础、形式、用途和常模样本等方面很少有完全相同的，因此需要心理评定者在临床运用时进行选择。

5. 常用心理测验和评定量表简介

（1）韦氏智力测验：韦氏智力测验包括三个年龄本，即《韦氏成人智力量表-WAISR》（16 岁以上）、《韦氏儿童智力量表-WISC》（6~16 岁）、《韦氏幼儿智力测验-WPPSI》（4~6 岁）。最早是 Wechsler 于 1939 年出版的，先后几次发展和修订成为现的量表。我国已对上述三个智力量表进行了修订和标准化。每套韦氏智力测验包括言语智力和操作智力两个部分，除分量表所包括的分测验有数目不同外，其余均相同。在此只以 WAIS 为例做介绍。

韦氏成人智力量表（WAIS）中国修订本称"中国修订韦氏成人智力量表（WAIS-RC）"，该量表的结构：全量表含 11 个分测验，其中知识、领悟、算术、相似性、背数和词汇 6 个分测验组成言语量表；数字-符号、填图、积木图案、图片排列和拼物 5 个分测验组成操作量表。11 分测验所得粗分可根据记录单上的"粗分和等值量表分"表分别查得其量表分，然后根据全量表分、言语量表分和操作量表分按常模换算出三个智商，即全量表智商（FIQ）、言语智商（VIQ）和操作智商（PIQ）。韦氏智力测验智力分级见表 2-4。

表 2-4　韦氏智力测验智力分级

智商	百分数	智力等级
>130	2.2	极超常
120~129	6.7	超常
110~119	16.1	高于平常
90~109	50.0	平常
80~89	16.1	低于平常
70~79	6.7	边界
<69	2.2	智力缺损

1）韦氏成人智力测验言语量表的分测验及其主要功能

A. 知识（I）：由一些常识所组成，测量知识及兴趣范围和长时记忆。

B. 领悟（C）：由一些社会价值、社会习俗和法规理由的问题组成，测量社会适应和道德判断能力。

C. 算术（A）：心算。测量数学的概念，数的操作能力，注意力集中能力以及解决问题的能力。

D. 相似性（S）：找出两物（名称）的共同性。测量抽象和概括能力。

E. 背数（D）：分顺背和倒背两式。即听到一读数后立即照样背出来（顺背）和听到读数后按原来数字顺序的相反顺序背出来（倒背）。测量短时记忆和注意力。

F. 词汇（V）：给一些词下定义，测量词语理解和表达能力。

2）智力测验操作量表的分测验及其功能

A. 数字-符号（DS）：9个数字，每个数字下面有一个规定的符号。要求按此规定填一些数字所缺的符号。测量手-眼协调、注意力集中和操作速度。

B. 填图（PC）：一系列图片，每图缺一个不可少的部件，要求说明所缺部件名称和指出所缺部位。测量视觉辨别力，对构成物体要素的认识能力，以及扫视后迅速抓住缺点的能力。

C. 积木图案（BD）：用红白两色的立方体复制平面图案。测量空间知觉、视觉分析综合能力。

D. 图片排列（PA）：调整无秩的图片成有意义的系列。测量逻辑联想，部分与整体关系观念，以及思维灵活性。

E. 拼物（OA）：将一物的碎片复原。测量想象力、抓住线索的能力以及"手-眼"协调能力。

从各分量表和分测验得到的三种智商，其中FIQ可代表受试者的总智力水平，VIQ代表言语智力水平，PIQ代表操作智力水平。因素分析结果，这些分测验负荷三种主要智力因素，即A（言语理解）因素、B（知觉组织）因素和C（记忆/注意）因素。在言语量表中的多数分测验负荷A因素；操作量表中的多数分测验负荷B因素；C因素则为A、D和DS分测验所负荷。对受试者的智力做分析时，不仅根据三种智商的水平，而且还要用比较VIQ与PIQ的关系，以及分析各分测验的成绩分布图等方法进行。

（2）0~6岁儿童发育检查：0~6岁儿童发育检查量表是根据盖泽尔的发育诊断量表在北京进行修订的。发育诊断是以正常行为模式为标准，来鉴定观察到的行为模式，以年龄来表示。发育诊断是为了判断小儿神经系统的完善和功能成熟的手段。它有较强的专业性，能较为准确地诊断小儿的发育水平。测查项目较多，检查和评价约需1小时。该量表可检查0~6岁儿童神经精神发育。它分为13个关键年龄，即4周、16周、28周、40周、52周、18个月、24个月、36个月、42个月、48个月、54个月、60个月、72个月。检查内容包括五个行为领域：①适应行为，包括对物体和背景的精细感知觉及手眼协调能力，如观察对摇晃的环、图画和简单形板的反应。②大运动行为，主要涉及对身体的粗大运动控制，如头和颈的平衡，坐、爬、走、跑、跳等运动协调能力。③精细运动行为，包括手指的抓握和操纵物体的能力。④语言行为，观察语言表达及理解简单问题的能力。⑤个人-社会行为，包括婴儿对居住的社会文化环境的个人反应，如观察喂食、游戏行为和对人的反应等。具体检查方法是按小儿的实际年龄选择测查的起始年龄，根据检查者观察和父母报告对各项目评分。最后，根据五个行为领域所得分数与实际年龄的关系，计算出各领域的发育商，据此判断儿童智力发育的水平和偏离常态的程度。

0~6岁儿童发育检查智力低下分度标准：

分度	发育商数（DQ）	适应行为
轻度	75~55	轻度缺陷
中度	54~40	中度缺陷
重度	39~25	重度缺陷
极重度	<25	极重度缺陷

（3）韦氏记忆测验：韦氏记忆测验是应用较广的成套记忆测验，也是神经心理测验之一。量表已由湖南医科大学龚耀先教授等进行了修订和中国的标准化，可用于7岁以上儿童和成人，有甲乙两式。

韦氏记忆量表共有10项分测验，分测验 A~C 测长时记忆，D~I 测短时记忆，J 测瞬时记忆，MQ 表示记忆的总水平。本测验有助于鉴别器质性和功能性记忆障碍。具体测试的内容和方法见表2-5。

表2-5　韦氏记忆测验的内容和方法

序号	测验项目	测验内容	评分方法
A	经历	5个与个人经历有关的问题	每回答正确一题记1分
B	定向	5个有关时间和空间定向的问题	每回答正确一题记1分
C	数字顺序	（A）顺数从1数到100 （B）倒数从100数到1 （C）累加从1起每次加3（加4），共加16次	记时间、并算出错数、漏数及退数的次数，按记分公式算出原始分
D	再认	每套卡片有8项内容，给受试者识记，然后让其在另一张卡片上再认	根据受试者再认内容与呈现内容的相关性，分别记2、1、0或−1分，总分最高为16分
E	图片回忆	每套图片中有20项内容，呈现时间为90秒，然后要求受试者说出呈现的内容	每正确回忆记1分、错误扣1分，最高为20分
F	视觉再生	每套图片中有3张，每张有1到2个图形，呈现10秒后让受试者画出来	按所画图形的准确度记分，总分最高14分
G	联想学习	有10对词，边呈现边读给受试者听，10对词读完停5秒后，测试者读每对词的前一词，要求受试者说出后一词。然后，再按不同的顺序进行2次	5秒内正确回答1词记1分，测3遍易联想词的得分
H	触觉记忆	使用一个有9个图形的槽形板，要求受试者蒙眼后用利手、非利手和双手分别将3个木块放入一列相应的槽形中。再睁眼，将各木块的图形及在形板上的位置默画出来	计时并计算出正确回忆的木块数和画出来的位置数，再根据相应的公式计算出原始分
I	逻辑记忆	3个故事包含14、20和30个记忆内容。将1和2或2和3中的故事分别讲给受试者听，同时让其看卡片上的故事，念完一个故事后要求受试者复述	回忆每1个记忆内容记0.5分，总分最高分为17分和25分
J	背诵数目	要求顺背3~9位数、倒背2~8位数	以能背诵的最高位数为准，顺背最高分为9分，倒背最高分为8分，总分最高分为17分

评分方法是先计算出 10 个分测验的粗分，然后分别查 "粗分等值量表分表" 而转换为量表分，各量表分相加即为全量表。将全量表分按年龄组查 "全量表分的等值 MQ" 表，可得到受试者的记忆商数。记忆商数（MQ）在 85 分以上者为正常，以下者为异常，按偏离正常的标准差（15）数再分等。

（4）艾森克人格问卷（EPQ）：Eysenck 于 1952 年编制了 Maudsley 医学问卷，含 40 个条目，目的是调查情绪的稳定性，因为一些神经症患者往往情绪不稳，但只有情绪不稳尚不一定患神经症者，他称此情绪不稳定者为神经质。以后（1959）加入内向和外向的调查条目，于是称为 Maudsley 人格调查表（MPI），于 1964 年加入一个效度量表，即掩饰量表。此量表称艾森克个性（或人格）调查表（EPI），1975 年加入精神质量表，乃成为 EPQ。我国有 EPQ 的成人（16 岁以上）与儿童（7～15 岁）的修订本。

EPQ 的内容包括 P、E、N 三个分量表加上 L 效度量表，修订后共 88 个测试问题。

1）P 量表（精神质）：P 分高的人表现为不关心他人，独身者，常有麻烦，在哪里都感到不合适，有可能残忍、缺乏同情心、感觉迟钝，常抱有敌意，进攻，对同伴和动物缺乏人类感情，难以适应环境。如为儿童，常对人仇视、缺乏是非感、无社会化概念、多恶作剧，是一种常有麻烦的儿童；低分表示易于接近、善于与他人相处、适应性较强。

2）E 量表（内向-外向）：E 分高为外向，爱交际，广交朋友，易兴奋，喜欢冒险，行动常受冲动影响，反应快，乐观，好谈笑，情绪倾向失控，做事欠踏实。E 分低为内向，安静、离群、保守、交际不广，但有挚友。喜瞻前顾后，行为不易受冲动影响，不爱兴奋的事，做事有计划，生活有规律，做事严谨，倾向悲观，踏实可靠。

3）N 量表（神经质）：N 分高，情绪不稳定，焦虑、紧张、易怒，往往有抑郁。睡眠不好，往往有几种心身障碍。情绪过分，对各种刺激的反应都过于强烈，动情后难以平静，如与外结合时，这种人容易冒火，以至进攻。概括地说，是一种紧张和好抱偏见的人。N 分低，比较稳重，性情温和，情绪过于稳定，反应缓慢且轻微，很容易恢复平静，善于自我控制，很难生气，在一般人难以忍耐的刺激下也有所反应，但不强烈。

4）L 量表（掩饰性）：原来作为分辩答卷有效或无效的效度量表。L 分高，表示答得不真实，答卷的有效性差；同时也反映掩饰程度高，较老练和成熟，社会化程度高。L 分低，表示答得比较真实；同时也反映掩饰程度低，诚实可信，单纯，社会化程度较低。

测试时要求受试者看到问题后按照最初的想法回答 "是" 或 "否"。评分方法是计算出各量表的粗分，查表将粗分换算量表分，最后根据量表分和手册中的剖面图，诊断出受试者的人格特征。

EPQ 量表简短，P、E、N 维度的界定清楚，在临床上容易使用和解释，因此在心理康复评定中经常使用。

（5）婴儿-初中生社会生活能力量表：该量表是 1986 年年底北京医科大学和四川省计划生育科学研究所共同承担的国家 "七五" 攻关科研课题成果。这项课题是依据日本编制的 S-M 社会生活能力检查量表在全国 6 个大区 6 省市再标准化编制出的适合我国国情的儿童社会生活能力量表，整个工作于 1998 年年初完成。婴儿-初中生社会生活能力量表不仅是康复儿童心理评定的一项重要内容，同时它的评定结果也是目前我国智残评估的标准之一。

全量表有 132 项测试题，评估的年龄范围从 6 个月到 15 岁，测试回答人可以是孩子的父母，也可以是每天照料孩子的人，或者是与孩子接触的老师等。

量表主要评估儿童 6 个方面的生活能力，如下。

1）独立生活能力：包括进食、衣服脱换、穿着、料理大小便、个人和集体清洁情况（洗澡、洗脸、刷牙、洗头、梳头、剪指甲、打扫和装饰房间等）。

2）运动能力：包括走路、上阶梯、过马路、串门、外出玩耍、到经常去的地方、独自上学、认识交通标志、遵守交通规则、利用交通工具到陌生地方去等。

3）作业：包括抓握东西、乱画、倒牛奶、准备和收拾餐具、使用浆糊剪图形、开启瓶盖、解系鞋带，使用螺丝刀、电器、煤气炉、烧水、做菜、缝纫东西、修理家具等。

4）交往：包括叫名转头、说话、懂简单指令、说出自己姓和名、说出所见所闻、与人交谈、打电话、看并理解简单文字书、小说和报纸、写便条、写信和日记、查字典等。

5）参加集体活动：包括做游戏、同小朋友一起玩、参加班内值日、校内外文体活动、组织旅游等。

6）自我管理：包括总想自己独自干、理解"以后"能忍耐、不随便拿别人的东西、不撒娇磨人、独自看家、按时就寝、控制自己不提无理要求、不说不应该说的话、不乱花钱、有计划买东西、关心幼儿和老人、注意避免生病、独立制订学习计划等。

检查时从相应的年龄阶段的第一项测试内容开始提问，如连续十项通过，则认为这以前的所有项目均已通过，可继续向下提问，直到连续十项不能通过，则认为这以后的所有项目均不能通过，检查即可结束。如开始十项未能通过，应继续向前提问，直到连续十项均能通过，则认为前面的所有项目全部通过。"通过"是指该项目基本会或认为有机会就会；"不通过"是指对该项目不会（不太会）或认为有机会也不会。

结果评定时，先计算出儿童所有通过项的总分（每通过一项算1分），然后转换成相应年龄阶段的标准分，最后根据标准分对儿童的社会生活能力的总体和分项能力情况进行评估分等。

（6）成人适应行为评定量表：成人适应行为评定量表是由湖南医科大学龚耀先教授等编制的，它是成人智力残疾评定的两种方法之一，既可以与智力测验的工具同时使用评估一个人的智力残疾程度，也可以在智力评定实施困难时，单独作为智力残疾评定测量工具。量表评定的年龄范围为16岁以上的成人，评定的内容见表2-6。

表2-6　成人适应行为评定量表的内容和方法

序号	测验项目	测验内容	评分方法
1	生活能力	（1）生活：从主管家务到自理和完全不能自理划分五种等级	按手册要求在划分等级时，先从0分标准查询起，逐渐下降至1分、2分、3分、4分
2	学习或工作能力	（2）学习：从能考上初中，而且学习成绩好，到不能上学	按手册要求在划分等级时，先从0分标准查询起，逐渐下降至1分、2分、3分、4分。（2）、（3）选其中一项
		（3）工作或劳动：从可从事技术性工作到完全不能工作	
3	定向（包括记忆）	（4）时间、空间定向：从完全到完全不能来分等	按手册要求在划分等级时，先从0分标准查询起，逐渐下降至1分、2分、3分、4分。（6）为选项
		（5）人事定向：从对周围人们的关系完全了解到不能分辨熟人与陌生人来分等	
		（6）记忆能力：从远近记忆都正常到都丧失进行分等	
4	社会化	（7）社会交往：从待人接物完全恰当到不能交往进行分等	按手册要求在划分等级时，先从0分标准查询起，逐渐下降至1分、2分、3分、4分

　　具体评定时，先根据评定对象的年龄、职业及身体状况等选择检查的内容，每位对象只评定五项内容。检查内容从 0~4 分为 5 等，0 分表示正常，4 分表示完全不正常，分数越高能力越差。评分时先从 0 分项进行评估，然后依次评估 1、2、3、4 项的内容，五项内容的评分相加即为最后总分（最高 20 分）。成人适应行为评定等级划分为：①正常 0~2。②轻度 3~7。③中度 8~13。④重度 14~17。⑤极重 18 以上。

（冯尚英）

第三章

神经系统疾病的康复

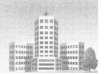

第一节 认知障碍

失认症是指在没有感官障碍、智力障碍、意识不清、注意力不集中等情况下，患者不能通过特定的感觉方式，认识身体部位和熟悉事物，但依然可以利用其他感觉途径，对其进行识别的一类症状。根据感觉方式不同，失认症分为视觉失认、触觉失认和听觉失认。

（一）失认症的康复评定

1. 视觉失认

知觉障碍的特点表现为：对物体、数字、面容、颜色及文字、空间等的识别能力受损。

（1）物体失认　患者无法认出清楚看到的普通物品。

（2）面容失认　患者无法立即认出所看到的人，严重者甚至无法认出自己的亲人和密友，不能区别所看到的人的性别，无法从镜中几人中辨认患者本人的面容。

（3）颜色失认　患者不能认出过去清楚知道的颜色。

（4）视觉空间失认　患者视力与患病前无改变，但对空间（如方向）无法进行辨别，无法通过视觉对所看到的整个空间架构进行思维重建。

2. 触觉失认

患者无法通过触摸识别原已熟悉的物品，不能说出物品的名称。评定建立在排除感觉障碍和命名性失语的情况之下。

3. 听觉失认

患者听力无下降或丧失，能判断声音的存在，但无法识别和肯定原本熟悉的声音的意义。

（二）失认症的康复治疗

1. 视觉失认

（1）物体失认的治疗方法　让患者反复进行日常活动，如刷牙、梳头、开门、写字等，在执行过程中不断向患者提问，要求患者回答出所用物品，给予纠正和补充，帮助患者通过物体的功能加深对物体的记忆。研究证明，在患者使用物体后，要求患者说出该物体的名称，相比仅仅让患者使用视觉和触觉来识别物体更加有效和精确。

（2）面容失认的治疗方法　先让患者反复看亲友或公众人物的照片，再将此照片混入几张无关照片中，要求患者进行辨认或将照片与写好的名字进行配对；也可让患者从不同场景、不同人合影的照片中，寻找出熟悉的人，反复练习直至正确为止。对于先天性面孔失认症和功能训练效果不好的后期患者，还可采取替代治疗，即通过和借助一些有效的替代策略，以帮助患者识别他人。此项治疗的重要线索主要包括以下三类：头发、胡须、服装等外在线索；步态、姿态、身体语言等行为线索；声音、音调等声音线索。面孔失认症患者，可以综合利用多方面线索记忆，用以识别他人。

（3）颜色失认的治疗方法　提供各种物体的轮廓图，让患者进行正确填色，或用各种颜色的图片和拼板让患者学习辨认后，进行配对或拼出不同颜色图案，反复练习直至正确为止。有研究证明，对视觉失认患者采取非倾入性的视觉矫正训练，可以在提高患者基础视觉功能（如视敏度、视觉拥挤效应等）基础上，进一步引起患者视觉认知能力的提高。对视觉失认患者采取以上治疗的同时，也可对患者进行功能适应性训练，帮助患者学会使用视觉外的正常感觉输入方式，如触觉、听觉等，达到识别物体的目的。

（4）视觉空间失认的治疗方法　对患者进行头控训练，以及让患者练习物品的摆放、拼图及积木等。

2. 触觉失认

治疗方法：用粗糙物品沿患者手指向指尖移动从而对患者进行刺激，让患者手握锥形体进行压力刺激，两项刺激交替进行。也可让患者睁眼时，用触觉辨认一种物体，治疗师将物体通过各个平面移动并让患者注视，之后让患者自己手持物体进行移动并注视。移动几次后，让患者闭目进行。用上述方法完成几种物体的移动后，让患者闭眼用手触摸，再睁眼找出摸过的物体。连续多次成功后，再加入新的物体。治疗者还可向患者出示图片，再嘱患者闭眼，找出与图片图形相应的物体。这种方法含有多种感觉输入，可增加对神经通路有触觉作用的有效信息量，促进触觉鉴别。

3. 听觉失认

治疗方法：主要指导患者利用其他感官进行代偿，如将门铃附加闪灯，在言语刺激时增加手势等。同时，也可让患者进行按门铃、拨打电话、看电视等功能活动，随时向患者提问，并即时给予反馈。治疗师还可通过作业活动来改善患者功能，如用录音带提供猫叫、犬吠等声音，让患者找出与之叫声一致的动物的词卡。

二、失用症的康复评定与治疗

失用症是指在没有肌力下降、肌张力异常、运动协调障碍、语言理解障碍等情况下，不能正确地通过后天学习获得的技能运动，执行有目的的运动的运用障碍。失用症可分为意念性失用、意念性运动失用、运动性失用、结构性失用和穿衣失用。

（一）失用症的康复评定

1. 意念性失用

患者失去完成复杂精细动作的概念，各个动作顺序紊乱，无法正确完成整套动作。主要可通过Goodglass 失用测验评定。

2. 意念性运动失用

患者不能按指令完成动作和模仿动作，但能口述该动作，也可以自发完成该动作或其他动作。评定方法为 Goodglass 失用测验。

3. 运动性失用

患者不能按命令执行上肢的动作，如洗脸、梳头等，但可自动地完成这些动作。

4. 结构性失用

患者不能描绘或搭拼简单的图形，主要评定方法为 Benton 三维结构试验。

5. 穿衣失用

患者对衣服各部分辨认不清，无法完成穿衣过程。评定方法主要是观察患者穿衣的动作，看是否能顺利完成。

（二）失用症的康复治疗

1. 意念性失用

治疗方法：

（1）给予触觉、本体觉等刺激，并且实施在治疗全过程中。

（2）治疗师通过动作帮助指导患者，尤其是患者出现错误动作时，应立即纠正。

（3）在治疗过程中，减少指令性语言，使用提示性语言。一定要用口头指令时，要注意说话的语气及方法，例如，使用"请注意""请小心"等词汇。

（4）让患者先闭眼想象动作，再尝试睁眼完成。

（5）将注意事项告知患者家属，以便在生活中辅助患者，在治疗过程中鼓励患者，增强信心。

2. 意念性运动失用

治疗方法同意念性失用。

3. 运动性失用

治疗方法：活动前，先给予患者肢体本体感觉、触觉、运动觉刺激，如在制动轮椅训练前，让肢体进行活动。练习中，给予暗示、提醒或亲手教，症状改善后，逐渐减少提示，并加入复杂动作。

4. 结构性失用

治疗方法：让患者复制几何图形或用积木复制图形结构，根据患者情况，来选择治疗难度和时间，将课题简单并顺序化，便于患者在短时间内能完成操作。

5. 穿衣失用

治疗方法：

（1）在治疗之前，治疗师、患者家属、护士相互沟通，共同参与治疗。

（2）治疗师完整讲解，并演示正确的穿衣过程，可利用标记辅助患者认识衣服里外、左右。对于系扣有困难的患者，可采用由下而上的方法，由最后一个逐渐向上完成。

（3）鼓励患者自己穿衣，治疗师或者家属可在旁提示，出现错误，立即重新进行。

（4）最好在与日常生活相应的时间、地点及场景中进行。

随着康复事业的发展，对于失用症的治疗方法日益增多。有研究表明，正确运用运动学习的策略，有助于失用症患者的康复。治疗者为患者指定目标任务练习时，要根据患者的情况，按照从简单到复杂的顺序进行。对结果的反馈和总结，有利于运动功能的促进，因此在训练过程中，要注意对患者提供结果的反馈。

三、记忆障碍的康复评定与治疗

记忆障碍常见于颅脑损伤后，主要表现为不能回忆或记住受伤后所发生的事，但对久远的事情回忆影响不大。某种程度的记忆障碍，还可在脑损伤几年后才出现。

（一）记忆障碍的康复评定

1. 韦氏记忆测验。

2. 临床记忆量表。

3. Rivermead 行为记忆检测。

（二）记忆障碍的康复治疗

1. 内部辅助方法

（1）恢复法　不断地背诵或记忆一连串数字或者诗词，增强患者的记忆能力，根据患者的文化水平、个人特殊能力等，进行特殊的刺激，如视觉、听觉方面的能力。

（2）联想法　将需要记忆的事物与已在脑海里存在的记忆相联系，增强记忆。

（3）无错性学习法　在学习中避免出现错误的机会，逐渐增加难度。要遵循因人而异的原则，鼓励患者，增强信心。

（4）手动记忆训练　让患者经常动手写一些简单的词、句或自己的姓名、地址，也可采取下棋、画画等其他方式，反复训练，强化思维，加强记忆。

2. 外部补偿方法

利用各种外在辅助工具，帮助患者记忆。如各种电子记忆辅助具、记事本、活动日程表、提示工具，包括清单、标签、记号、录音机提示等。对记忆功能中重度障碍患者，可采取环境适应的方法，例如，将电灯、电水壶等家用电器，设置自动关闭；让患者把笔记本、钱包、钥匙等，放在室内显眼的地方，突出要记住的事物。

3. 其他形式的康复治疗

使用计算机治疗软件，对记忆障碍患者进行记忆再训练，可提高患者的记忆技能。有研究表明：高压氧配合认知训练治疗，对颅脑损伤后记忆障碍的康复治疗效果明显，应早期进行。有研究者在老年慢性阻塞性肺疾病（COPD）患者记忆障碍的调查中发现，适宜的运动锻炼，可以增强脑的可塑性，改善认知功能，是促进学习记忆的机制之一。在对记忆障碍患者的治疗中，其家庭支持和居住环境，对康复效果也有较大影响。例如，在对脑梗死老年患者记忆障碍的调查中，有研究者发现，家庭支持对其病情恢复产生了良好效应，患者精神方面得到安慰，可对患者的躯体及认知康复起到推动作用。

四、体象障碍的康复评定与治疗

体象障碍指患者基本感知功能正常，但对自身躯体的存在部分、空间位置及各部分之间的关系失去辨别能力，临床表现主要分为躯体失认、疾病失认、手指失认及幻肢现象。

（一）体象障碍的康复评定

1. 躯体失认

患者缺乏对自身的视觉和心理印象，包括对自己的感觉，尤其是对自身与疾病有关的感觉，不能辨别身体的结构和各部位的关系。

2. 疾病失认

患者否认、忽视或不知道其疾病的存在及严重程度，表现为对疾病的漠不关心或完全否认，但当疾病开始恢复时，其否认会逐渐消失。

3. 手指失认

患者不能按治疗师的命令指出正确的手指。

4. 幻肢现象

患者感觉自己的肢体不再存在或肢体数增加。

（二）体象障碍的康复治疗

1. 躯体失认

治疗方法：

（1）感觉运动整合疗法　刺激患者身体某一部位时，让他呼出这一部位的名字，或令患者自己用毛刷刷治疗师所指部位，并强化其对该部位的正确命名的训练；还可以让患者先指出 OT 师身体的某一部位，然后指出他自身相应的部位。

（2）辨识训练　可练习人体拼图，或按指令做动作，并说出指定部位的名称。

（3）神经发育疗法　用手法和运动，给予触觉和运动刺激，鼓励用双侧肢体或幻肢进行活动，建立正常的姿势体位及运动模式。

2. 疾病失认

治疗方法：

（1）不断向患者强调目前存在的问题。

（2）对于偏瘫患者，可嘱其面对镜子，双手做同样动作或双手同时提笔画圆，让其意识到自身问题所在。

3. 手指失认

给予患者能使指尖、指腹得到外界反复刺激的作业活动，如按键、弹琴等；也可给予患者手指感觉刺激，让其说出该手指名称。

4. 幻肢现象

可通过转移患者注意力，减少其对幻肢的注意力。

（叶　倩）

第二节　脑血管病

一、中枢性瘫痪的实质

脑卒中所致的偏瘫为上运动神经元损害，即中枢性瘫痪，其与下运动神经元损害所致的周围性瘫痪有本质的不同（表 3-1、图 3-1）。

表 3-1 周围性瘫痪与中枢性瘫痪的区别

	中枢性瘫痪	周围性瘫痪
运动障碍范围	整个肢体或偏身的运动障碍	某个关节或肢体的运动障碍
恢复过程	联合反应→共同运动→分离运动→协调运动	肌力自 0~5 级直线式恢复
原始反射	在恢复早期出现	不出现

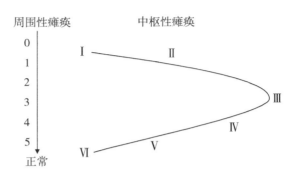

图 3-1 周围性瘫痪与中枢性瘫痪的不同恢复过程

Ⅰ～Ⅵ代表 Brunnstrom 偏瘫后恢复六阶段

1. 脑卒中后的异常姿势 脑卒中后的异常姿势又称痉挛性偏瘫模式、Wernike-Mann 姿势（图 3-2）。

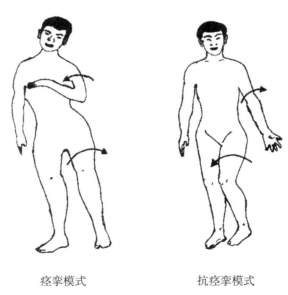

痉挛模式　　　　　　　抗痉挛模式

图 3-2 痉挛性偏瘫模式及抗痉挛模式

头部姿势：头屈向患侧，面部转向健侧。

上肢姿势：肩关节内收、下垂、后缩；上臂内旋，肘关节屈曲，前臂旋前或旋后；腕关节下垂，指屈曲，握拳。

下肢姿势：骨盆上提，下肢外旋，髋关节伸展；膝关节伸展，踝关节下垂，足内翻，步行时足掌外侧落地。

2. 脑卒中后的异常运动模式

（1）联合反应：表现为患肢无随意运动，由健肢的运动引起患肢的肌肉收缩所致。它是脊髓控制的随意异常运动，在瘫痪恢复的早期出现。在上肢呈现对称性；下肢内收外展为对称性，屈伸为相反的表现。它可用于诱发患肢的活动（图3-3）。

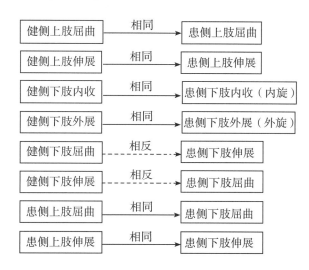

图3-3 脑卒中后的异常运动模式：联合反应

（2）共同运动/协同运动：由意志引起的但只能按一定模式的运动称之为共同运动（表3-2）。其组成部分为随意运动，部分为不随意运动，是由脊髓控制的原始性运动。

共同运动在瘫痪恢复的中期出现。此时要注意不要强化这种模式，不然对功能的恢复是不利的。

表3-2 脑卒中后的异常运动模式：共同运动

部位		屈肌共同运动	伸肌共同运动
上肢	肩胛带	上举后伸	前方突出
	肩关节	屈曲、外展、外旋	伸展、内收、内旋
	肘关节	屈曲	伸展
	前臂	旋后	旋前
	腕关节	掌屈	背屈
下肢	髋关节	屈曲、外展、外旋	伸展、内收、内旋
	膝关节	屈曲	伸展
	踝关节	背屈	跖屈、内翻
	足趾	伸展（背屈）	屈曲（跖屈）

（3）姿势反射：由体位改变引起四肢屈肌、伸肌张力按一定模式改变称姿势反射（表3-3）。

表3-3 脑卒中后的异常运动模式：姿势反射

姿势反射			左上肢	右上肢	左下肢	右下肢
紧张性颈反射	非对称性	颈部左转	伸肌优势	屈肌优势		
		颈部右转	屈肌优势	伸肌优势		
	对称性	颈前屈	屈肌优势	屈肌优势	伸肌优势	伸肌优势

续　表

姿势反射			左上肢	右上肢	左下肢	右下肢
紧张性腰反射		颈后伸	伸肌优势	伸肌优势	屈肌优势	屈肌优势
		上半身左转	屈肌优势	伸肌优势	伸肌优势	屈肌优势
其他姿势反射		上半身左转	伸肌优势	屈肌优势	屈肌优势	伸肌优势
	侧卧位	左侧卧	屈肌优势	伸肌优势	屈肌优势	伸肌优势
		右侧卧	伸肌优势	屈肌优势	伸肌优势	屈肌优势
	站立位		屈肌优势	屈肌优势	伸肌优势	伸肌优势

二、中枢性瘫痪恢复的过程和机制

1. 恢复的过程　卒中后的运动恢复，Brunnstrom 将它分为 6 个过程（表 3-4、图 3-4）。

表 3-4　Twitchell-Brunnstrom 脑卒中运动恢复阶段

阶段	上肢	下肢	手
Ⅰ	无任何运动	无任何运动	无任何运动
Ⅱ	仰卧位，将患肢的指尖放于近耳处，使健肢从屈肘位伸展以对抗徒手阻力，命令患者将患侧手伸到对侧腰部，可触及患侧胸大肌的收缩	仰卧位，将双侧下肢稍外展，健侧下肢内收以对抗徒手阻力，或命令患侧下肢内收，可触及内收肌群的收缩	仅有极细微的屈曲
Ⅲ	仰卧位，将患肢的指尖放于近耳处，命令患者将患侧手伸到对侧腰部，可看到患侧指尖移动到从乳头至对侧腰部之间的位置；或将患手放于对侧腰部，可看到患侧指尖移动到脐至患侧耳部之间的位置	在坐位和站位上，有髋膝踝的协同性屈曲	可做钩状抓握，但不能伸指
Ⅳ	①肩 0°肘屈 90°的情况下，前臂可旋前旋后。②在肘伸直的情况下，肩可前屈 90°。③手背可触及腰骶部	①在坐位上，可屈膝 90°以上，可使足后滑到椅子下方。②在足跟不离地的情况下能背屈踝	能侧捏及松开拇指，手指有半随意的小范围的伸展
Ⅴ	①肘伸直时肩可外展 90°。②在肘伸直肩前屈 30°～90°的情况下，前臂可旋前旋后。③肘伸直前臂中立位，臂可上举过头	①健腿站，患腿可先屈膝后伸髋；②在伸直膝的情况下可背屈踝，可将足跟放在向前迈一小步的位置上	可做球状和圆柱状抓握，手指可做集团伸展，但不能单独伸展
Ⅵ	运动协调近于正常，手指指鼻无明显辨距不良，但速度比健侧慢	在站立位上可使髋外展到超出抬起该侧骨盆所能达到的范围，在坐位上，在伸直膝的情况下可内外旋下肢，并发足的内外翻	所有抓握均能完成，但速度和准确性比健侧差

第Ⅰ期：急性期（迟缓性），松弛性瘫痪，无活动。

第Ⅱ期：联合反应，在共同形式下的活动，出现痉挛。

第Ⅲ期：共同运动，主动运动出现仅见于肢体共同运动形式时，痉挛增强。

第Ⅳ期：部分分离运动，在共同形式活动外，出现随意运动，痉挛减轻。

第Ⅴ期：分离运动为主，不能出现对个别或单独活动的控制。

第Ⅵ期：接近正常，恢复至接近正常活动控制。

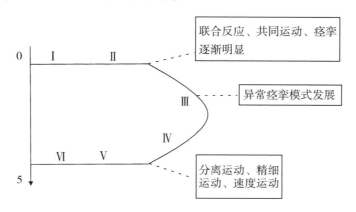

图 3-4 Brunnstrom 偏瘫后恢复六过程理论图示

大多数患者可以按以上形式恢复，但亦可出于种种原因而停留在某一时期不再进展。一般说，第Ⅰ期持续时间 7~10 天，不超过 2 周；第Ⅱ、Ⅲ期时间由 2 周末到第 1 个月末；第Ⅳ、Ⅴ期则在 3 个月内。

严格说来，任何中枢性瘫痪都不能恢复到发病前的功能状态与程度，只是低级脊髓水平的共同运动逐渐减少，高级的脑皮质水平的分离运动逐渐增多。康复训练中如果没能抓住良好的时机或训练方法不当，都有可能强化共同运动模式，加重痉挛，难以纠正。

2. 恢复的机制　其机制至今不十分清楚，考虑为急性损伤作用的消失与脑解剖动力功能再组织，即脑的可塑件与功能再组理论有关。

三、脑血管病的急性期康复　

1. 急性期康复的意义和必要性

（1）急性期或早期康复可以增加感觉信息的输入，促进潜伏通路及休眠突触的活化，由于缺血半暗带的再灌注及脑血流的改善，可降低神经功能的残疾程度。

（2）早期康复可杜绝或减轻废用综合征的发生，如褥疮、肌肉萎缩、关节疼痛、关节挛缩等，并可缩短康复疗程，减少经济上的开支。

（3）急性期康复为恢复期及后期康复做好心理及生理上的准备，是使患者残存功能最大限度地恢复，减轻功能障碍，以最佳状态重返家庭与社会的基础。

2. 康复的适应证与禁忌证（见表 3-5）

表 3-5 康复的适应证与禁忌证

适应证	禁忌证
神志清楚，没有严重精神、行为异常	深昏迷、颅内压过高、严重精神障碍、血压过高等
生命体征（血压、脉搏、呼吸、体温）平稳，没有严重的并发症、并发症	伴有严重感染、糖尿病酮症酸中毒、急性心肌梗死等
缺血性卒中在发病 48 小时后、出血性卒中在发病 10~14 天内病情不再发展	有心绞痛、房颤、急性肾功能衰竭、严重精神病和风湿病等

3. 脑血管病的早期康复原则

（1）康复应尽早进行，循序渐进，要个体化。

（2）康复的实质是带着任务锻炼，要集中、反复地学习和锻炼，以调动剩余脑组织功能重组以代替失去的功能，要求患者理解并主动、积极投入。

（3）在急性期，抑制异常的原始反射活动，重建正常运动模式，加强肌肉力量的训练。

（4）脑卒中的特点是"障碍与疾病共存"，故康复与治疗应并进。

（5）已证明有些药物，如苯丙胺、溴隐亭分别对肢体运动功能和言语恢复有效；巴氯芬对抑制痉挛状态有效。苯妥英钠、安定、苯巴比妥、氟哌啶醇对急性期运动恢复不利，应少用或不用。

4. 卒中单元的构建

（1）脑卒中的治疗流程脑卒中完整的治疗必须包括 3 个环节：①急性期治疗，挽救生命，最大限度减少由处理不当或并发症所带来的不利后果。②功能锻炼，原则上应尽早进行，使功能恢复到最佳状态。③二级预防，针对不同的病因和不同危险因素进行有针对性的治疗，防止复发。上述 3 个环节，互为因果，构成一个环形连锁，缺一不可（图3-5）。

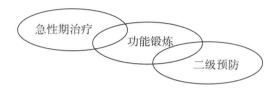

图 3-5　脑卒中的治疗流程示意图

（2）卒中单元：卒中单元是指在医院的一定区域内，一个针对脑卒中患者的、具有诊疗规范和明确治疗目标的多学科专业人员讨论治疗、护理和康复的医疗综合性服务体系。

（3）卒中单元的人员组成及其作用，见图3-6、表3-6。

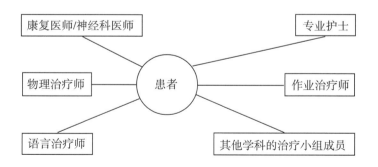

图 3-6　卒中小组的人员组成

表 3-6　卒中单元的人员组成及其作用

小组人员	作用
康复医师/神经科医师	制订诊疗及康复方案，组织小组成员对患者进行有计划、分阶段的治疗与康复。在小组中起领导和决策作用
专业护士	在医院和社区康复的所有时期，起关键作用。在脑血管病的急性期，负责观察患者的生命体征变化，检查并发症，协助和指导卧床患者的肢体摆放和体位变换方法，协助患者日常生活活动等

小组人员	作用
物理治疗师	在功能任务方面促进患者运动的控制和独立性的恢复，帮助患者选择最佳的感觉刺激，协助预防软组织挛缩、肺部感染等并发症
作业治疗师	改善患者的功能恢复，指导患者的日常生活起居活动，对患者的感性和认知损害进行评价和治疗
语言治疗师	治疗患者的语言障碍、构音障碍、吞咽障碍，改善患者的交流能力
其他学科的治疗小组成员	包括心理治疗师、假肢与矫形器师、文体治疗师、中医治疗师、营养师、社会工作者等，处理伴随卒中而来的多种损害

5. 急性期康复的方法

（1）体位变换：脑卒中患者体位变换十分重要，不仅对保持关节活动度、保持良好肢位、防止关节挛缩有利，而且对防止褥疮、改善循环、预防呼吸道及泌尿道感染等也很重要。

首先应选用合适的床垫。床太硬易发生褥疮；太软，身体下陷，不易变换体位，臀部下陷易发生骨关节屈曲痉挛。

急性期只要生命体征稳定，在确保呼吸道通畅的前提下，应每 2~3 小时变换体位一次。重症患者以侧卧位为佳，可避免仰卧位时的伸肌紧张，又有益于呼吸道分泌物的引流。可侧卧或半侧卧，健侧与患侧交替。患侧卧位可刺激肢体本体觉，有利于功能恢复。

下列情况为体位变换的禁忌：①头部轻屈即出现瞳孔散大。②玩偶眼睑征消失。③病灶侧瞳孔散大，对光反射消失。④呼吸不规则，频发呕吐，频发全身痉挛。⑤低血压，收缩压在 90mmHg 以下。⑥双侧弛缓性瘫痪。⑦去皮质强直发作。⑧发病后 1 小时内深昏迷。

（2）良肢位的摆放可预防关节挛缩，防止和减少痉挛发生。要针对痉挛模式的发生常采取相反的摆放（抗痉挛模式）。

1）仰卧位（图 3-7）：头部有枕头良好的支持，患侧的肩关节抬高向前，肩胛下放一软枕，高度适宜。患侧上肢呈外展外旋位，肘伸直，前臂旋后，手心向上，手背伸，伸指。患侧臀部下面放一软枕，膝关节略屈，下面放一圆柱状软枕，足背屈，呈中立位。健侧自由放置，舒适为度。

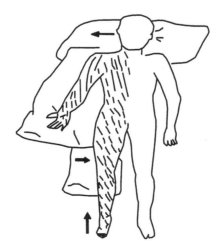

图 3-7 良肢位的摆放：仰卧位

2）患侧卧位（图 3-8）：头部要有良好的支持，舒适为宜。头在上颈部屈曲，避免后伸，躯干向后旋转，与床呈 70°~80°，后背垫一个较硬的枕头。患侧上肢要前伸，肘伸直，前臂旋后，手心向上。健侧上肢可放在身体的上部，下肢呈迈步状。患侧下肢膝关节屈曲 15°~20°，健腿的髋关节和膝关节屈曲放在枕头上。

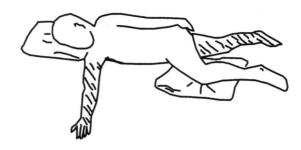

图 3-8   良肢位的摆放：患侧卧位

3）健侧卧位（图 3-9）：患肢在上，肩关节前伸，肘、腕、指关节伸展，前臂旋前。为防止肩内收，可于上肢与胸壁间垫软枕。下肢屈髋、屈膝、踝背屈。

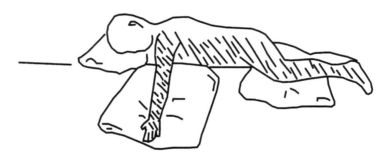

图 3-9   良肢位的摆放：健侧卧位

（3）关节被动活动：为防止失用性关节疼痛与挛缩，不能在床上主动活动的患者应尽早开始关节的被动活动。如无禁忌，发病 2~3 天内即可开始，其原则如下。

1）活动的肢体应放松，使关节活动充分。

2）应先由大关节开始，后顺序到小关节。

3）多做肩外展、外旋，前臂旋后，踝关节、指关节的伸展运动。

4）肩外展、屈曲不得超过 90°，以免肩关节因活动过度而受损，或因过度牵拉而脱位。

5）被动活动时，以不引起各关节的疼痛为原则，应避免暴力活动。

6）关节被动活动每日 2-3 次，每次每个关节至少重复活动 5~10 次。

（4）坐位训练（图 3-10~图 3-12）：坐位训练可使患者缩短卧床期，并为将来的站立做准备，其方法及注意事项如下。

1）坐位训练在脑血管病后 5 天即可进行。先取 30°~40°位，每 2~3 天增加 10°，每天持续 5~10 分钟，达到能维持 90°，持续 30 分钟后就可训练坐位耐力。

2）应尽量使患者坐直，背后放置枕头，注意采用不使产生痉挛体位。

3）开始训练时注意观察患者的反应，测脉搏和血压，防止发生体位性低血压。

4）在坐位时应保护肩关节以免发生半脱位。可将上肢置于平台或床前移动到餐桌上，或将上肢前臂以三角带吊起。

5）在坐位保持能力较好时可进行坐位平衡训练，即在坐稳后由两侧或前后交替推动患者，以训练调整平衡的能力。

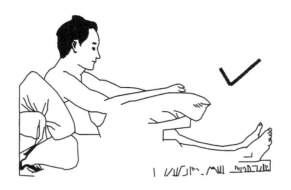

图 3-10　床上坐位的正确坐姿

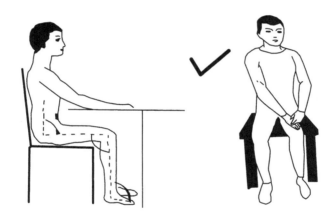

图 3-11　椅子上的正确坐姿

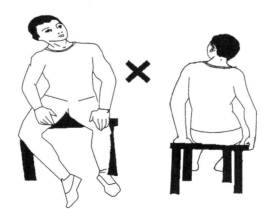

图 3-12　不正确的坐姿

（5）床上训练：在进行坐位训练的同时应做床上活动训练。

1）翻身

a. 向健侧翻身（图 3-13）：患者平卧屈肘，用健手托握住患肘，将健腿插入患腿下方，在躯干旋转的同时，用健腿抬动患腿即可转向健侧。

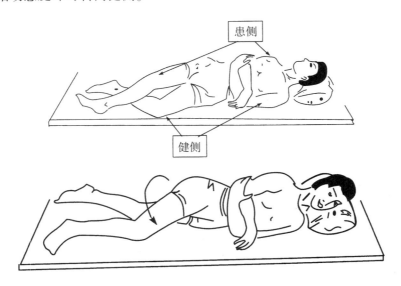

图 3-13 向健侧翻身的方法

b. 向患侧翻身：在翻身的过程中，患者抬起健腿，向患侧摆动，健侧上肢也向患侧摆动，由他人帮助在患肩及患侧膝部给予支持，协助患者向患侧翻身。如果患侧上肢尚能伸肘，则由健侧手与患侧手掌相握，健侧拇指应在患侧拇指之下（Bobath 握拳，图 3-14），以便能托举起两上臂，屈膝（可由他人帮助），先将上举的双手摆向健侧，再反摆向患侧，乘摆动惯性就可翻向患侧。

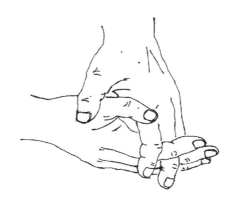

图 3-14 Bobath 握拳

2）移动

a. 向侧方移动：平卧，双腿屈曲，脚放在床面上，尽量抬起臀部（可由他人帮助）向侧方移动，然后将肩部、头部侧移使身体呈一直线。

b. 前后移动：患者在帮助下，首先把重心转移到一侧臀部，对侧向前/后移动，然后把重心转移至对侧臀部，再将另一侧臀部向前/后移动，交替进行，犹如患者用臀部行走，即可将身体前后移动。

3）上肢康复训练（图 3-15）：患者双手对握交叉呈 Bobath 握拳，由胸前用健侧上肢带动患侧上肢上举过头，然后屈肘返回至胸前，反复进行。也可做上肢控制能力训练。采取仰卧位，支持患肢使前屈90°，抬肩部使患手伸向屋顶方向，或使患手随工作人员手在一定范围内活动，用手摸鼻、摸前额部。也可使患肩外展呈90°，在帮助下完成屈肘动作，触嘴后缓慢返回。这些动作有利于促使上肢出现分离运动。

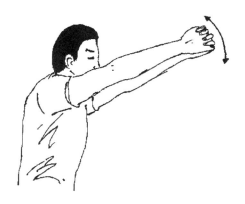

图 3-15 上肢康复训练

4）半桥运动（图3-16）：两下肢屈髋屈膝使足跟尽量接近臀部，并保持此体位。如不能独立完成，可由家属或工作人员用手扶持，嘱患者抬起臀部，形成"桥形"。可反复进行。如下肢已有力支持，还可以训练单腿半桥运动，此动作能训练骨盆的控制能力，有利于在患者臀部下方置入便盆。还可压迫肩部使肩向前，上臂外旋，可对抗肩胛骨后撤与上臂内旋；诱发出现下肢分离动作，减轻躯干、下肢伸肌紧张与痉挛，提高床上生活自理能力。

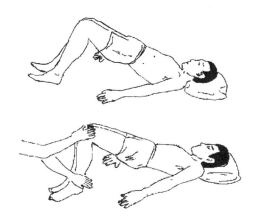

图 3-16 半桥运动

5）躯干活动训练（图3-17）：仰卧位，两下肢屈曲成90°，膝部并拢，做轻柔有节律的摆动。当向左摆时，患者头、肩向右；向右摆时，头、肩向左。

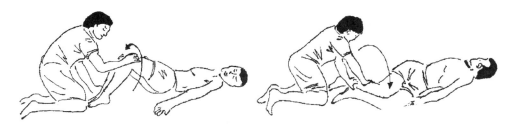

图 3-17 躯干活动训练

侧卧位，患侧在上，工作人员一手扶持患肩，另一手扶持患侧髋部向相反方向轻柔、有节律地推动，使患者肩部与骨盆向相反方向运动。

此种肩、髋反向运动有利于减轻躯干肌肉的痉挛。

6）下肢屈曲动作训练：患者仰卧，双手以 Bobath 握拳将上肢举至头部上方，要求患者轻度屈髋屈膝，工作人员一手将患者患足掌面接触床面，另一手扶持患侧膝关节，使髋关节呈内收位。要求足部不离床面向后滑动，完成髋、膝关节屈曲活动，然后缓慢将下肢伸直，如此反复练习。此动作可抑制下肢伸肌异常运动模式，减缓下肢伸肌张力，促使下肢分离运动的出现，增进下肢控制能力。

7）起坐训练：由仰卧位起坐可分四步：①将健侧腿置于患腿下方，将患腿带至床侧（图 3-18A）。②患者转至侧卧位并以健侧前臂支撑躯干（图 3-18B）。③将头抬起至直立位（图 3-18C）。④用健侧上肢推动支撑躯干直立，坐于床边（图 3-18D）。

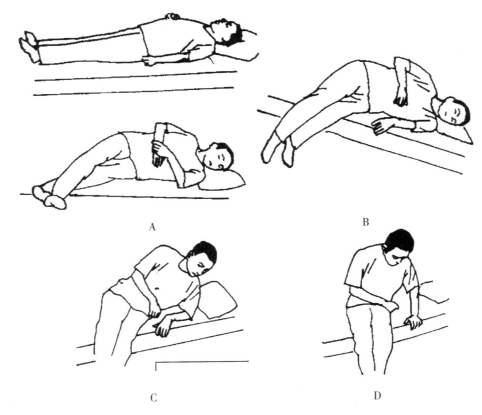

图 3-18　由仰卧位起坐的方法

在患者顺利完成上述康复进程并取得成效后，就可进入恢复期的功能训练，如言语功能、认知功能、日常生活活动能力等。还可进行站立、转移、行走等的训练。训练不可间断，使患者能早日康复。

有专家近 2 年应用康复器材 Motomed（德国产）对中枢瘫痪上机训练，可快速降低肌张力、提高肌力，改善全身功能，提高康复效果。

四、上肢管理

脑卒中急性期瘫痪的肢体大多肌张力低下，腱反射减低或消失，病后 3~14 天腱反射逐渐恢复并呈亢进，上肢的肘屈肌及掌屈肌出现痉挛。运动的恢复由肩及肘的屈曲先出现，多为共同运动的模式。偏瘫的上肢康复并非单纯的肌力恢复，它涉及手指的协调功能及技巧性活动，因此上肢的康复存在大量的问题。由于肩关节的解剖结构特点、偏瘫侧肢体肌力下降以及护理不当等多种原因，脑卒中患者的偏瘫侧上肢极易出现以下问题，采取正确的预防保护及治疗措施可减少或避免以下情况的发生。

1. 肩关节半脱位　为脑血管病最常见的并发症之一，在弛缓性麻痹时发生率为60%～80%，好发于Bronnstrom Ⅰ～Ⅱ期肌张力弛缓阶段。

（1）病因及发病机制

1）肩关节解剖结构的不稳定性：由于手和手指要进行很多精细的技巧性的活动，肩关节要有很大的活动度。和髋关节相比，其关节盂相对较小，2/3的肱骨头位于关节盂外，因此，肩关节活动性好而稳定性差（图3-19）。

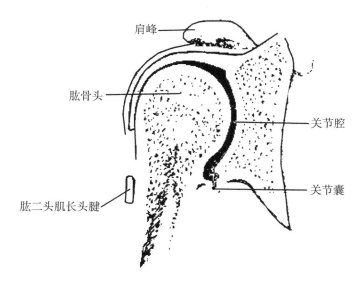

图3-19　肩关节的解剖结构

2）肩关节固定结构作用的丧失及患肢自身重力的牵拉作用：在弛缓期的偏瘫患者，由于肩关节周围肌肉的张力减低、肌力下降，肩周肌腱、韧带及其他软组织均松弛，不能很好地固定肩关节。当患者起坐、乘坐轮椅或站立时，由于自身重力的牵拉作用，极易造成肩关节的半脱位。

3）不恰当的护理：协助患者活动时，对肩关节牵拉所致。

（2）临床表现：可观察到患者肩胛带下沉，伴方肩畸形；从背面可看到翼状肩胛，肩胛骨靠近脊柱，肩胛下角内收明显，且比另一侧低，冈上肌、冈下肌及三角肌的后部明显萎缩（图3-20）。

（3）检查方法：患者取坐位，观察肩峰下有无凹陷，必要时可行X射线检查。

（4）诊断标准：肩峰下可触及凹陷，两侧肩关节正位片上病侧肩峰与肋骨头间隙>14mm，或病侧与健侧相比，病侧的间隙比健侧大10mm，即可确诊。

（5）预防和治疗

1）保持正确的姿势在早期应注意良肢位的摆放及正确的体位变换方法，当坐起或站立时适当地支撑上肢，避免不恰当的护理，严禁粗暴牵拉患侧上肢。

2）肩和上肢的正确被动活动：充分活动肩胛骨，协助患者进行肩关节的屈曲、伸展、外展、内收，协助患者双手对握交叉呈Bobath握拳，用健侧上肢带动患侧上肢上举，将双肩前伸。

3）刺激肩关节周围稳定肌群的活动及张力：可应用手法、针灸、经皮肌肉电刺激等多种方法。

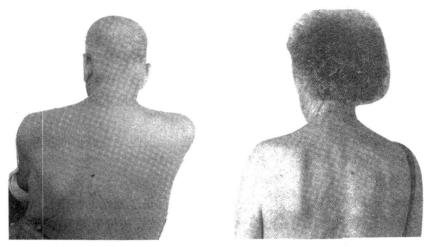

右侧肩胛骨下沉，方肩畸形　　　　　　　　左侧翼状肩胛

图 3-20　肩关节半脱位的临床表现

2. 肩痛

（1）病因：引起肩痛的相关因素较多，如图 3-21 所示。

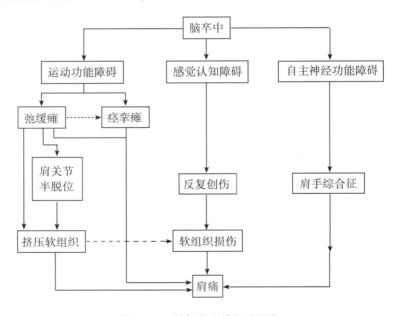

图 3-21　引起肩痛的相关因素

（2）临床表现：安静时没有疼痛，活动肩关节时出现，肩部运动后加重，患侧上肢下垂有沉重感。在肩关节上举前伸平均在 100°，侧方平举在 70°~100°时发生。肩关节被动外旋时疼痛最明显，疼痛从肩放射到上肢外侧。

（3）预防及治疗

1）早期康复防止关节挛缩。

2）避免造成软组织损伤的活动。

3）药物治疗：口服镇痛剂，局部外用药或封闭。

4）物理治疗，如温热疗法等。

5）运动疗法：可进行被动肩关节前屈训练，主动辅助运动，扩大肩关节被动活动范围的训练。

3. 肩手综合征　肩手综合征（SHS），又称反射性交感神经性营养障碍，表现为脑血管病患者在恢复期患手突然水肿、疼痛及患侧肩关节疼痛，并使手的运动动能受限制。多发生在发病后 1~3 个月。

（1）发生机制不清，可能学说有：①交感神经功能障碍学说。②肩-手泵功能障碍学说。

（2）病因

1）腕关节长时间屈曲受压，见图 3-22。

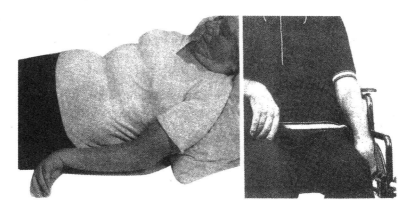

图 3-22　左侧偏瘫患者卧位及坐位时腕关节屈曲受压

2）对腕关节的过度牵拉，见图 3-23。

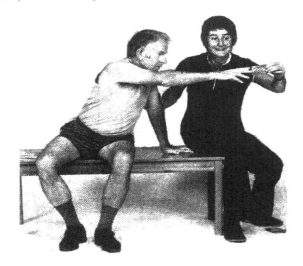

图 3-23　患者和治疗师注意力集中于作业活动时，腕关节被迫背伸

3）患肢静脉输液。

4）患手外伤。

（3）临床表现及分期

Ⅰ期：肩痛，活动受限，腕、指肿痛，发红，皮温上升。X 射线片可见手与肩部骨骼有脱钙表现。手指多伸直位，屈曲受限、疼痛。此期可持续 3~6 个月，以后或治愈，或进入Ⅱ期。

Ⅱ期：肩手肿胀和疼痛消失，皮肤肌肉萎缩，关节活动受限。此期亦持续 3~6 个月，如治疗不当则进入Ⅲ期。

Ⅲ期：皮肤肌肉显著萎缩，手指挛缩，X射线上有广泛的骨腐蚀。不可恢复。

（4）诊断要点：有神经系统疾病；单侧肩手痛，皮肤潮红，皮温上升；手肿胀，手指屈曲受限；局部无外伤、感染及周围血管病的证据。

（5）预防

1）正确位置的保持：在卧床时要注意良肢位的摆放（图3-24）。坐位时，要将上肢置于桌面或轮椅的桌板上，保证患者的手不垂在一边（图3-25）。应避免将患者的手臂长时间悬吊于胸前，这样会加重肩关节的损伤，引起上肢的痉挛和严重疼痛。

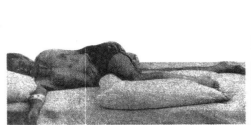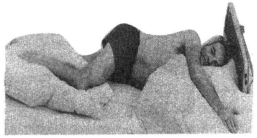

图3-24　床上正确位置的保持

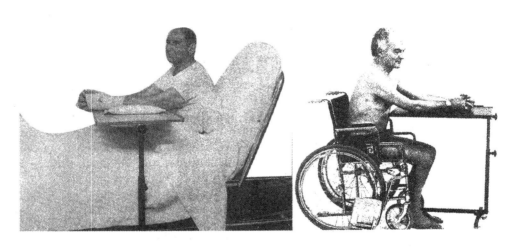

图3-25　轮椅上正确位置的保持

2）避免腕关节过度背屈及手指的过度伸展，尤其是掌指关节的过度伸展。在进行上肢负重练习时要格外小心，防止手长时间处于被迫背伸的位置。活动手指时，要与健侧比较，以免过度活动。

3）防止肩关节半脱位，注意良肢位的摆放及正确的体位变换方法，当坐起或站立时适当地支撑上肢，避免粗暴牵拉患侧上肢。

4）尽量减少患手静脉输液，减少输液时间。

5）其他，如避免接触利器、热水瓶等物品，防止患手外伤。

（6）治疗

1）原则：早期发现，早期治疗，采取综合治疗措施。

2）目的：尽快消除水肿、疼痛、僵硬，恢复手功能。

3）方法

冰水浸泡法：早期应用能达到满意的效果。将患者的手和工作人员的手同时浸入碎冰和水的混合液中，水与冰的比例为 3∶1。将患者的手浸泡 3 次，两次浸泡之间有短暂的间隔，由工作人员的感觉来确定浸泡的耐受时间。

冷水-温水交替浸泡法：方法基本同冰水浸泡法。将手交替浸入冰水和温水中，以改善手部的血液循环，减轻水肿。

压迫性向心缠绕：被证明是一种安全、简单和非常有效的治疗周围性水肿的方法。用一根直径 1mm~2mm 的线绳，缠绕开始于指甲处，先压好 1cm~2cm 的游离端，由远端向近端缠绕拇指，然后是其他手指、手掌和手背，直至腕关节以上，缠好后迅速拉开预先压好的游离端，放开缠扎（图 3-26）。

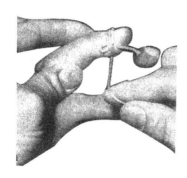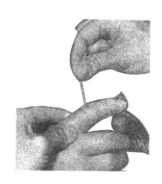

图 3-26　压迫性向心缠绕

主动运动和被动运动：在疼痛和水肿恢复以前，不要做伸肘负重练习，尽可能让患者做刺激患肢功能恢复的运动，如上举、抓握等活动。

皮质激素类口服治疗：在其他治疗无效时可考虑应用。症状减轻后不能很快停药，为保持疗效，一般需用药 2~3 周。注意防治激素的不良反应。

颈星状神经节封闭：其他治疗无效，有皮质激素类应用禁忌时可考虑应用。

4. 腱鞘囊肿　偏瘫后患手伸肌腱鞘囊肿时有发生，影响了手的功能康复进程。其发生的原因可能为：患者常将手置于掌屈位，且不时地掌屈活动而非背伸活动；训练中背伸、牵张活动过度，致使肌腱损伤。出现上述情况应调整训练手法，适当注意休息，避免过度活动。

5. 误用所致的痉挛　随意运动的恢复过程中先出现共同运动，此时患者常认为疾病已经恢复，就反复多次地重复训练上肢的屈伸及手的抓握，从而强化了脊髓水平的共同运动模式，加重上肢的痉挛，高度的痉挛可能使上肢功能停留在此阶段不再进展。预防以上情况的发生应加强对患者及家属的宣教，使其了解偏瘫的恢复过程及特点，正确地进行肢体运动功能的锻炼。

五、偏瘫步态及矫正方法

1. 偏瘫步态的特点　正常步态时骨盆在 3 个平面上（冠状、矢状和横切面）均有轻微运动。迈步中期和迈步末期，摆动腿一侧的骨盆向前旋转，有助于增加步长。开始触地前，该侧骨盆又有稍许下降；承重反应期向后倾斜，终末站立期向前倾斜。这些动作均为被动的，并受髋部肌肉活动所控制，与躯干动作一样是极细微的、省力的。

偏瘫患者这些细微变化消失，身体倾斜，稳定性大大降低。卒中后下肢运动恢复的自然过程为痉挛

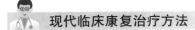
步态，髋、膝关节伸展，足下垂内翻，随意运动的控制减弱或消失，患侧下肢由于不能负重而主要借助于健侧，因而步幅缩小，站立相缩短。为改善足下垂足趾拖曳，患侧髋及骨盆上提从而出现环形步态（画圈步态）（图3-27）。

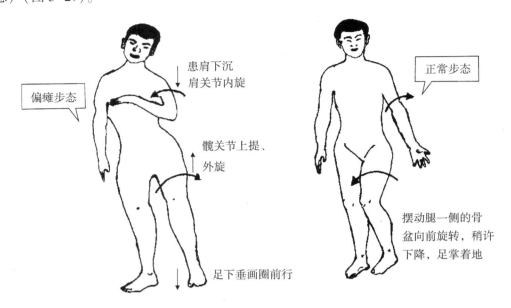

图 3-27　偏瘫步态与正常步态

2. 偏瘫步态的具体表现　偏瘫步态与正常步态不同，其区别见表3-7。

表 3-7　偏瘫步态与正常步态的区别

时相	分期	正常步态	偏瘫步态
站立相	首次着地	足跟接触地面的瞬间，为站立相的开始	缺乏足跟着地，而是前足或整个足底或足底外侧缘着地
	承重反应	一侧足跟着地后过渡至该侧全足着地，重心转移至该侧下肢，膝关节屈曲	踝关节过度跖屈、内翻，使前足尖先着地，正常足跟着地的摇滚动作丧失，膝屈曲消失
	站立中期	膝关节屈曲角度减小，踝关节从15°跖屈位过渡至大约10°背屈位的转移，将体重从足跟转移到前足	踝关节从跖屈位至背屈位的转移动作消失，体重转移时出现膝过伸或躯干前倾，影响了身体向前的动量和步长
偏瘫步态	站立末期	膝关节轻度屈曲，踝关节轻度背屈，足跟离地，体重完全转移至前足掌，髋关节后伸，对侧下肢离地	由于下肢伸肌挛缩、痉挛屈曲足趾的疼痛，体重转移至前足会引起支撑不稳，故可表现为整个站立期没有踝关节背屈和足跟离地正常步态
迈步相	迈步前期	髋关节由伸展位转为中立位，膝关节屈曲角度加大，踝关节由背屈转为跖屈，前足掌蹬地	患者因站立稳定性不够，膝持久伸直而不能做迈步准备，正常的被动膝屈曲消失，而缺乏迈步前期
	迈步初期	骨盆轻微向后移动，髋关节屈曲，膝关节屈曲角度继续增大，踝关节轻度跖屈，下肢抬离地面向前方移动	代偿性患侧骨盆上提，髋关节后撤外旋，患肢向外侧绕圈，当代偿不足时出现健肢跳跃或身体向健侧倾斜，足趾拖曳向前
	迈步中期	骨盆中立位，髋关节屈曲增大，膝关节屈曲减小，踝关节中立位，下肢继续向前方移动	踝背屈肌力不足，不能使足离地，足趾继续拖曳向前，伴有足内翻
	迈步末期	骨盆向前轻微移动，髋关节、膝关节屈曲角度减小，下肢向前下方移动，踝关节中立位直至足跟着地	骨盆前移，髋关节内旋，常以踝关节跖屈、膝关节半屈的姿势着地

3. 导致偏瘫步态的原因

（1）伸肌痉挛模式：脑卒中患者的下肢伸肌痉挛模式，即骨盆上提，下肢外旋，髋关节伸展；膝关节伸展，踝关节下垂，足内翻，足趾屈曲。

（2）屈肌共同运动模式：患者常伴有注意力及体象障碍如忽视等，当患肢迈步时，以共同屈曲模式运动，该侧骨盆上提，髋关节屈曲、外展并外旋，膝关节屈曲，踝和足屈曲并内翻，足趾背屈，在足着地前，下肢在膝关节没有伸直的情况下向前，步幅很小。

（3）不能充分地把重心转移到健腿上并使偏瘫腿能够自由摆动：由于患者当没有足够的力量抬起患腿，部分的体重就压在患腿上，致使患足不断地接触地面，无法为患腿摆动向前迈步做出准备，在迈步前，身体不是向健侧偏斜，就是上提患侧骨盆。

（4）膝过伸或"锁住"：患者不能主动地选择性地伸髋，因此无法把重心向前移动到偏瘫足上，当健腿向前迈步时，患侧髋部向后运动，在伸髋和伸膝以便负重的情况下，整个下肢以伸肌痉挛模式伸展，患足常以全足底着地或足下垂的状态着地，反射性地引起下肢伸肌的紧张（阳性支撑反射），使膝关节过伸或"锁住"，长期负重状态下的膝过伸引起膝关节的损伤。

4. 偏瘫步态的矫正

（1）步行前的准备：为适当的正常步态做准备，首先要练习平衡、站立和重心转移。坐位平衡反应训练的同时也包含有重心转移的训练，应首先进行，在坐位的重心转移能熟练完成后才可以进行站立位的重心转移训练，过早地练习站立则会加重下肢的痉挛，影响以后的步态（表3-8）。

表 3-8 步行前的准备训练

训练内容	训练方法	注意事项
平衡的练习	患者坐在高床边，使双脚离开地面，先进行不用双脚支撑的坐位平衡反应训练，治疗师或家属坐在患者的患侧给予保护，协助患者向侧方倾斜身体，然后自己再坐直，逐渐减少帮助，直到患者能独立完成身体的调整	治疗师或家属绝不能牵拉患者的患侧上肢，以免引起肩关节的损伤。在能保持好不用双脚支撑的坐位平衡时，可以让患者坐在椅子上，双脚着地，练习双脚支撑的坐位平衡反应
站立的练习	患者坐在床边或椅子上，双脚着地，患足稍在健足后方以便负重，采用Bobath式握手向前上方伸直双上肢，同时躯干前倾，髋部抬起	治疗师或家属在患者后方，双手放在患者骨盆两侧，在患者站立时，向前上拉其骨盆以协助患者站起，必要时可将肩顶在患者肩后，以防止在站起时向后倾倒
重心转移的练习	可以先练习向前后迈出一小步或上下台阶，将健腿向前迈出一小步或放在台阶上，练习患腿负重，也可以将健腿放在体重秤上，患者自己可以看到当重心转移到患侧时，体重秤上的重量减少在坐位的重心转移能熟练完成后才可	以进行站立位的重心转移训练，家属或治疗师可以站在患者的身后，仍要避免牵拉患者的患侧上肢，应扶持患者骨盆两侧保护患者

（2）开始步行的条件：步行的三要素为负重、分离运动、重心转移，所以只有当患者具备一定的负重能力、分离运动的能力及重心转移的能力后，才能完成步行。开始步行的条件为：①下肢肌力大于或等于3级。②独立维持坐位平衡30秒。③髋关节和膝关节有一定的选择控制能力。④双下肢能完成重心转移。⑤有较好的关节位置觉。

（3）步态训练的方法：可分站立相和迈步相进行（表3-9）。

步行的训练最好在治疗师的指导下进行，循序渐进，避免急于求成、过度疲劳而使痉挛加重，强化异常模式，影响运动功能的恢复。上下楼梯可使重心自动转移，帮助患者建立正常的行走模式，提高患

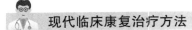

者的步行能力。上下楼梯也是我们日常生活中经常进行的活动，因此，上下楼梯的能力也是全面康复的重要部分之一。

表 3-9　步态训练的方法

时相	训练内容	训练方法
站立相	患腿静态负重训练	让患者处于站立位，由治疗师或家属站在患者的身后保护患者，患者将体重转移到患侧下肢，然后再将体重转移至健侧下肢，重复进行
	患腿动态负重训练	患腿站立，健腿向前和向后迈出一小步，这样患腿不仅要负重，而且在健腿运动时还要保持平衡
	患腿在负重条件下的伸、屈膝	让患者以前后大踏步的姿势站立，患腿在后，将体重转移到前方的健腿上，然后练习小范围、不用力的伸屈膝
	在不屈髋条件下的屈膝	让患者采取俯卧位，治疗师被动地屈曲患腿的膝关节，当伸肌痉挛消失后让患者主动地屈伸患腿的膝关节，并让患者在关节活动范围内的不同点上进行膝关节控制训练
	髋、膝、踝痉挛的松弛训练	让患者采取站位，双脚固定，来回转动身体以松弛躯干和髋、膝、踝关节的痉挛，痉挛严重者可由治疗师被动地屈曲患者的髋、膝、踝关节，待伸肌痉挛缓解后再进行主动的训练
	内收、外展和下降骨盆的训练	让患者处于站立位，健足在前，患足在后，将体重转移到健足上，让患腿练习内收、外展和下降骨盆
迈步相	迈步前的训练	患者常因为伸肌的痉挛而不能屈膝和背屈踝，此时治疗师可以托住患者的患足足底，将患侧下肢托离地面，待由伸肌痉挛产生的阻力消失后，再让患者练习抬起小腿而不使骨盆上提，在足落地时应轻柔和能控制
	迈低步的训练	由于高抬腿可能会引起痉挛，故应指导患者进行由膝关节引导的迈低步的练习，落地速度要慢
	足跟着地的训练	在足跟着地尚未负重之前，练习小范围、不费力的伸屈膝，以保持膝再迈步时的灵活性
	侧方行走的训练	先向健侧走，再向患侧走，可以练习负重和髋关节的外展、内收
	上楼梯的训练	患者可以用健手扶持扶手，将重心转移到健足上，用健足上第一个台阶。当重心充分转移到前面的健足上时，可以由治疗师或家属协助患者将患足放在第二个台阶上
	下楼梯的训练	下楼梯的练习方法基本与上楼梯相同，应注意控制患者的髋膝关节，防止膝关节过伸及髋关节的内收

（4）帮助改善步态的辅助方法，见表 3-10。

表 3-10　帮助改善步态的辅助方法

辅助方法	适应证	作用
绷带的使用	当患者不能主动控制足的运动时，可酌情使用弹性绷带帮助固定踝关节，绷带应固定在鞋外	使足保持背屈并防止内翻，注意不主张长时间使用绷带固定踝关节，应尽可能训练患者主动背屈足的能力
矫形器的使用	在对患者步行的各个阶段进行了充分的训练后，足内翻仍持续存在，而且没有主动的踝背屈出现，可以使用踝足矫形器	帮助改善足内翻，使步态得以改善，应尽可能训练患者主动背屈足的能力，不能依赖于矫形器的使用

续 表

辅助方法	适应证	作用
减重步行训练	在患者没有足够的肌力支撑全部体重时就可以进行	可以让患侧下肢负重练习整个步行周期，可迫使患者迈步，同时也较为安全
其他	运动兴奋型药物（苯丙胺）用于早期运动功能恢复较慢的患者	改善患者的运动功能

六、感觉障碍及康复

1. 感觉障碍对患者的影响　丘脑出血或梗死后常有发作性或持续性麻木、疼痛，患者常伴有心理障碍如焦虑或抑郁等，推迟康复进程。由于严重的位置觉和运动觉的障碍，患者常难以体会正确的运动方法，影响运动功能恢复，即使恢复也常伴有感觉性共济失调，出现协调运动障碍。痛温觉的障碍会使患者自我保护能力下降，容易擦伤、烫伤或割伤。皮质觉障碍会使患者精细运动受限，难以完成精细的活动。

2. 感觉障碍的康复（表3-11）

表3-11　感觉障碍的康复

障碍类型	康复方法
痛温觉及触觉障碍	痛温觉及触觉减退可应用针灸、功能电刺激、冷热水交替刺激、毛刷刺激等方法，增加感觉的输入，促进感觉的恢复 痛觉过敏对症应用卡马西平、安定类药物等减轻疼痛，缓解焦虑，也可以应用针灸、理疗等方法减轻疼痛
深感觉障碍	本体感觉神经肌肉促进疗法（PNF）：通过对肌腱的牵张和关节囊的挤压恢复关节位置和运动觉 负重训练：能有效地挤压髋、膝、踝等关节，并增加对足部的感觉输入，从而促进深感觉的恢复 Frenkel法：通过对肢体和躯干的共济运动的反复训练，能改善共济失调的症状，提高运动的协调性，增加对手掌及足底的感觉刺激，促进运动的输出
皮质觉障碍	可以反复训练患者触摸不同形状、质地的物体，用竹签或钝针在患者皮肤上画出图形或文字，增加患者的皮质感觉

七、高级脑功能障碍

高级脑功能障碍是指由脑损伤所致的语言、记忆及注意等功能的障碍。高级脑功能障碍常由于外观障碍不明显，患者本人对疾病不能充分认识而被忽视，而这些障碍常对患者的日常活动及社会活动造成严重的影响。

1. 失语症及康复

（1）失语症的定义：失语症是由脑损害所致的语言交流能力障碍，即后天获得性地对各种语言符号（口语、文字、手语等）表达及认识能力的受损或丧失。

（2）失语症的分类及特点，见图3-28、表3-12。

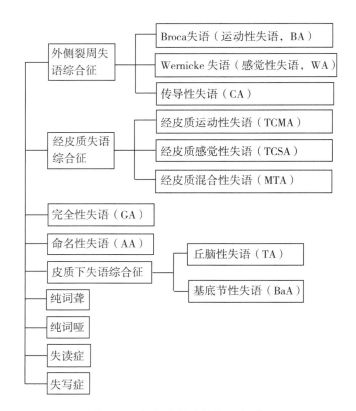

图 3-28 汉语失语症的主要类型

表 3-12 各型失语症的病灶部位和特点

失语症类型	病灶部位	口语		听理解	复述	命名	阅读		书写
		流利性	信息量				朗读	理解	
Broca 失语	左额下回后部	差	少	轻至中度障碍	差	差	差	轻至中度障碍	差
Wernicke 失语	左颞上回后部	好	少	差	差	差	差	差	差
传导性失语	左弓状束及缘上回	好	中	较好	差	中度障碍	中度障碍	较好	中度障碍
经皮质运动性失语	左 Broca 区前上部	差或中等	中等	轻度障碍	较好	轻度障碍	较好	较好	差
经皮质感觉性失语	左额顶分水岭区	好	中等	中度障碍	轻度障碍	中度障碍	中度障碍	中度障碍	差
经皮质混合性失语	左侧分水岭区大病灶	差	少	差	轻度障碍	差	差	差	差
完全性失语	左侧额顶叶大病灶	差，刻板语言	少	差	差	差	差	差	差
命名性失语	左侧颞顶枕结合区	好	中等	轻度障碍	轻度障碍	差	好	好	轻度障碍
皮质下失语	丘脑或基底节内囊	中等	中等	轻至中度障碍	轻度障碍	中度障碍	轻度障碍	轻度障碍	中度障碍

（3）失语症的鉴别流程，见图 3-29。

（4）失语症的康复治疗，见图 3-30。

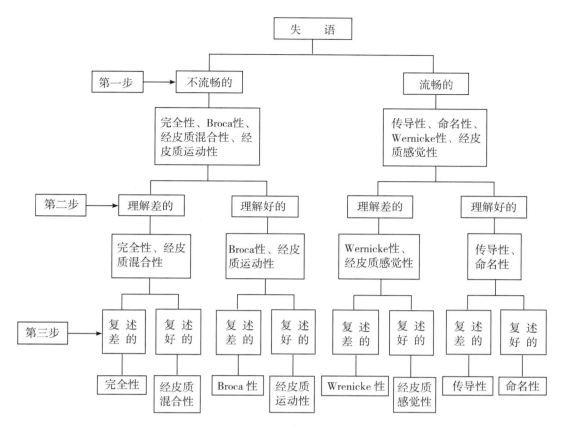

图 3-29 失语症的鉴别流程

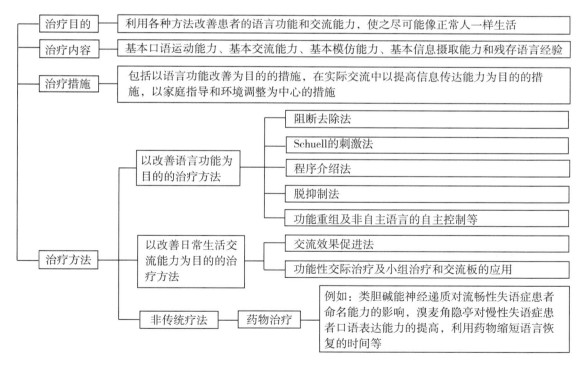

图 3-30 失语症的康复治疗

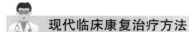
（5）常用治疗方法介绍

1）schuell 的刺激疗法

a. 定义：以对损害的语言符号系统应用强的、控制下的听觉刺激为基础，最大限度地促进失语症患者的语言再建和恢复。

b. 基本原理见表 3-13。

表 3-13　Schuell 刺激疗法的基本原理

刺激方法	基本原理
强听觉刺激	是刺激疗法的基础，因为听觉模式在语言过程中居于首位，而且听觉模式的障碍在失语症中也很突出
适当语言刺激	采用的刺激必须能输入大脑，因此，要根据失语症的类型和程度，选用适当的控制下的刺激，难度上要使患者感到有一定难度但尚能完成为宜
多途径语言刺激	多途径输入，如给予听刺激的同时给予视、触、嗅等刺激（如实物）可以相互促进效果
反复利用感觉刺激	一次得不到正确反应时，反复刺激可能会提高其反应性
刺激应引出反应	一项刺激应引出一个反应，这是评价刺激是否恰当的唯一方法，它能提供重要的反馈而使治疗师能调整下一步的刺激
正确反应给予强化以及校正刺激	当患者对刺激反应正确时，要鼓励和肯定（正强化）。得不到正确反应的原因多是刺激方式不当或不充分，要修正刺激

c. 治疗程序的设定及注意事项，见图 3-31、表 3-14。

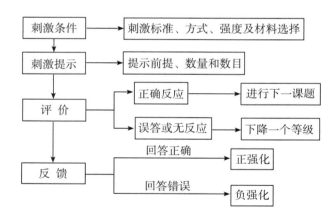

图 3-31　Schuell 刺激疗法的治疗程序

表 3-14　Schuell 刺激疗法的治疗程序设定及注意事项

治疗程序的设定		注意事项
刺激条件	刺激标准	如在听觉刺激训练时选用词的长度，让患者选择词与对应图片摆放的数量，采取几分之几的选择方法，所选择词是常用词还是非常用词等，遵循由易到难、循序渐进的原则
	刺激方式	包括听觉、视觉和触觉刺激等，但以听觉刺激为主的刺激方式，在重症患者常采取听觉、视觉和触觉相结合，然后逐步过渡到听觉刺激的方式
	刺激强度	是指刺激的强弱选择，如刺激的次数（听觉刺激时治疗师说几遍）、有无辅助刺激（如手势或结合文字的治疗方法）等
	材料选择	选择和制作时，一方面要注重语言的功能如单词、词组、句子，另一方面也要考虑到患者日常生活交流的需要以及个人的背景和兴趣爱好

治疗程序的设定		注意事项
刺激提示	提示的前提	要依据治疗课题的方式及患者的障碍程度和运动功能而定，如：听理解时限规定在多少秒后患者无反应再给予；书写中有构字障碍时、阅读理解中有错答时等；如右利患者患右偏瘫而用左手写字时，刺激后等待出现反应的时间应较长
	提示的数量和项目	重度患者提示的项目较多，呼名提示包括描述、手势、词头音等，而轻度患者常只需用单一方式，如词头音或描述
评价	正确反应	正确反应除了按设定时间做出的正确回答外，还包括延迟反应和自我更正，均应以（＋）表示。当连续3次正确回答率达80％以上时，即可进行下一课题的治疗
	误答或无反应	不符合设定标准的反应为误答，以（－）表示。无反应时要按规定的方法提示，连续或误答要考虑预先设定的课题难度是否适合患者的水平，应下降一个等级进行治疗
反馈	正强化	当患者正确回答时采取肯定患者的反应，重复正确回答，将答案与其他物品或动作比较，以扩大正确反应
	负强化	当患者误答时要对此反应进行否定并指出正确的，但要注意不要用生硬的态度和语气进行否定

d. 治疗课题的选择

按语言模式和失语程度选择课题：失语症大多数涉及听、说、读、写四种模式，但这四种障碍可能不是平行的，在一种语言模式中，不同类型失语症的程度也不同。原则上轻症者可以直接改善其功能为目标，而对重症者则重点放在活化其残存功能或进行实验性的治疗（表3-15）。

表3-15　不同语言模式和不同病情程度的训练课题

语言模式	程度	训练课题
听理解	重度	单词与画、文字匹配，是或非反应
	中度	听短文，做是或非反应、正误判断、口头命令
	轻度	在中度基础上，文章更长，内容更复杂
阅读理解	重度	画和文字的匹配（日常物品，简单动作）
	中度	情景画、动作与句子，文章配合简单书写命令
	轻度	执行命令，读短文回答问题，长的书写命令的执行，读长篇文章（故事等）后回答问题
说话	重度	复述（单音节、单词、系列语、问候语），称呼（日常用语、动词、唤语读单音节词等）
	中度	复述（短文），读音（短文），称呼，动作描述（动词的表现，情景画，漫画描述）
	轻度	事物的描述，日常生活话题的交谈
书写	重度	姓名、听写（日常物品单词）
	中度	听写（单词、短文）
	轻度	听写（长文章）、描述性书写、日记
其他		计算（练习、钱的计算）、写字、绘画、写信、查字典、写作、利用趣味活动等，均应按程度进行

按失语症类型选择课题，见表3-16。

表3-16　不同类型失语症的重点训练课题

失语症类型	训练重点
命名性失语	口语命名、文字称呼
Broca 失语	文字、构音训练

续　表

失语症类型	训练重点
Wernicke 失语	听理解、会话、复述
传导性失语	听写、复述
经皮质感觉性失语	听理解（以 Wernicke 失语为基础）
经皮质运动性失语	以 Broca 失语课题为基础

Schuell 刺激疗法治疗举例，见表 3–17。

表 3–17　Schuell 刺激疗法具体治疗举例

训练项目	训练方法
听理解训练	治疗师把 5~10 张图片放在桌面上，由治疗师说出一个单词的名称，患者从摆放的图片中指出相应的图片
称呼训练	是由图片引出称呼，可一张一张向患者出示图片，也可以用摆放好的图片，逐张地问患者"这是什么？"由患者回答。当回答不出或错答时，可用描述图中物品的用途或词头音等提示
复述训练	用在患者面前摆放好的图片或文字作为提示，此种情况适用重症患者，轻症患者可直接由治疗师说出由患者复述
阅读理解训练	常用的方式有图词匹配或图词匹配。具体方法：可以摆放 5~10 张图片，把词卡交给患者做 1/5 的选择，这是词与图的匹配。图与词的匹配与之相反，轻症患者，可以让他读句子或者文章，由供选择的答案之中选出正确的答案
书写训练	重症患者可以先由词词匹配开始或者进行抄写的训练，逐步过渡到看图命名书写、听写等

2）促进实用交流能力的训练：训练的目的是使失语患者最大限度地利用其残存交流能力，能有效地与他人建立联系，尤其是日常生活中必要的交流能力（表 3–18）。

表 3–18　促进实用交流能力的训练

原则	训练方法
重视日常性	以日常交流活动内容为训练课题，选用接近现实生活的训练材料，如实物、照片、新闻报道等
重视传递性	除了用口头语以外，还会利用书面语、手势语、画图等代偿手段来传递信息
调整交流策略	计划应包括促进运用交流策略的训练，使患者学会选择适合不同场合及自身水平的交流方法
重视交流	设定更接近于实际生活的语境变化引出患者的自发交流反应

3）交流效果促进法适用于各种类型和程度尤其是重症失语症，见表 3–19。

表 3–19　交流效果促进法的原则

原则	训练方法
交换新的未知信息	表达者将对方不知道的信息传递给对方。利用多张信息卡，患者和治疗者随机抽卡，然后尝试将卡上信息传递给对方
自由选择交往手段	不限于口语，如书面语、手势、绘画等手段
平等分担会话责任	表达与接收者在交流时处于同等地位，会话任务应来回交替进行
根据信息传递的成功度进行反馈	患者作为表达者、治疗者及接受者，要给予适当的反馈，促进患者表达方法修正和发展

4）重度失语症（慢性完全性失语）的训练，见表3-20。

表3-20　重度失语症的患者特点及治疗策略

患者特点	治疗策略
所有的交流方式均受到严重损害	是、否反应的建立，手势反应的建立
视觉的、非言语的解决方式常存在严重障碍	视觉动作疗法，指点动作的建立
语言恢复极其缓慢，大部分传统语言刺激疗法并不适用	书写与绘画，交流板的使用，多种交流方式的应用

2. 知觉障碍及康复　知觉障碍常表现为失认症和失用症，同属认知障碍的范畴。

（1）失认症及康复

1）失认症的定义：失认症是由大脑功能损伤引起的非感觉功能缺陷、智力衰退、意识障碍、言语困难，以及以往不熟悉等原因而引起的、面对某些事物不能以相应感官感受而加以识别的症状。通过其他手段患者仍能认识该环境或事物。一位患者可同时存在两种以上的失认症状。

2）失认症的分类：根据临床症状的不同，失认症可分为图3-32所示的类型。

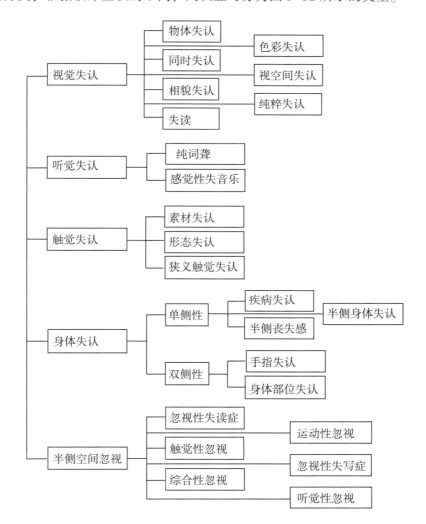

图3-32　失认症的分类

3）主要失认症的评定及康复

a. 半侧空间忽视：又称半侧不注意或单侧忽略，是患者对脑损害部位对侧一半的身体和空间内物体不能辨认。病灶常位于右顶叶、丘脑。常用下列评定方法。

Albert 试验：是最敏感的试验。在纸上散布一些无规律的短线条（图 3-33、图 3-34、表 3-21），让患者用笔将线条逐一删去。

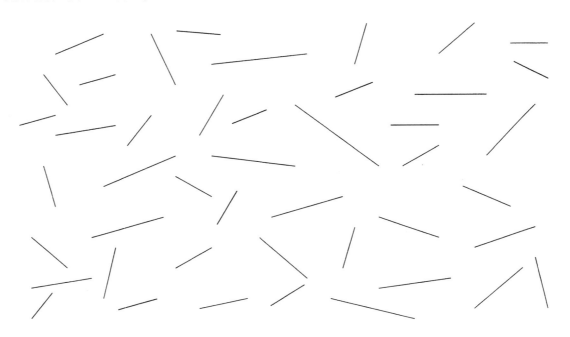

图 3-33　Albert 试验

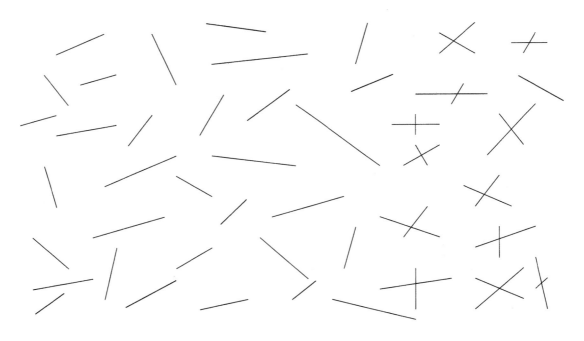

图 3-34　半侧空间忽视的 Albert 试验结果

表 3-21　Albert 试验结果评定

评定级别	漏删线条数	漏删线条百分率
无半侧空间忽视	1~2	2.2%~4.4%
可疑半侧空间忽视	3~23	6.7%~51.1%
肯定半侧空间忽视	>23	>51.1%

Schenkenberg 等分线段测验在纸上有长短不一，位置偏左、偏右或居中的水平线段若干，让患者用笔在每根线上标出等分记号。如果单侧漏分 2 根或中点偏移距离超过全线长度的 10%则为阳性（图 3-35）。

图 3-35　Schenkenberg 等分线段测验

字母删除试验（图 3-36）：在纸上排列 6 行字母，让患者删去其中的"C"和"E"。如漏删一侧的"C"和"E"视为阳性。

BEIFHEHFGICHEICBDACBFBEDACDAFCIHCFEBAFEACFCHBDCFGHE
CAHEFACDCFEHBFCADEHAEIEGDEGHBCAGCIGHHCIEFHICDBCGFDEBA
EBCAFCBEHFAEFEGCHGDEHBAEGDACHEBAEDGCDAFCBIFEADCBBACG

CDGACHEFBCAFEABFCHDEFCGACBEDCFAHEHEFDICHBIEBCAHCHEFB
ACBCGBIEHACAFCICABEGFBEFAEABGCGFACDBEBCHFEADHCAIEFEG
EDHBCADGEADFEBEIGACGEDACHGEDCABAEFBCHDACGBEHCDFEHAIE

图 3-36　字母删除试验

对于半侧空间忽视，重要的处理是不断让患者集中注意他所忽略的一侧。具体方法是：治疗师或患者家属站在患者忽略的一侧训练患者，和他交谈；向他忽略的一侧提供触觉、拍打、按摩、冷感觉等刺激；将患者急需要的物品故意放在患者的忽略侧，让患者用另一侧手越过中线去取。

b. 疾病失认：患者根本不承认自己有病，因而安然自得，对自己也不关心。病灶多位于右侧顶叶，属于身体失认的一种，其评定依靠临床表现。疾病失认的治疗很困难，要经常提醒和加以监护。多数患者症状可在 3~6 个月自愈。

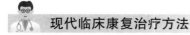

c. Gerstmann 综合征：表现为肢体左右失定向、双侧手指失认、失写和失算。病灶常位于优势半球顶叶后部和颞叶交界处。具体评定及康复治疗方法见表3-22。

表 3-22　Gerstmann 综合征的评定及康复治疗方法

表现	评定	康复治疗
肢体左右失定向	检查者叫出左侧或右侧某一部分肢体的名称，嘱患者按要求举起相应的部分，或由检查者指点患者的某一侧，让患者回答这是他的左手还是右手。回答不正确者即为阳性	治疗时应经常提供左右方向的暗示，以帮助患者辨认在他左或右方的物体；在进行作业时，相应地喊出左或右的方向；家属或治疗师给予指导时，应明确地呼出左或右等
手指失认	试验前让患者弄清各个手指的名称，然后检查者分别呼出左侧或右侧的示指、小指等各个手指的名称，让患者举起他相应的手指，或让他指出检查者相应的手指。回答不正确者为阳性。手指失认患者往往在识别中间三个手指时出现错误，而对拇指和小指一般都能辨认	治疗时应给患者手指一触觉刺激，同时呼出该手指的名称，反复在不同的手指上进行
失写	让患者写下检查者口述的短句，不能写出者为失写阳性	治疗时可辅助患者书写并告知写出材料的意义。若有健肢可以书写，应着重训练健肢在这方面的功能
失算	患者无论是心算还是笔算均会出现障碍。重症的患者不能完成一位数的加减乘除，轻症患者不能完成两位数的运算。失算症患者完成笔算往往比心算更觉困难，这是因为患者在掌握数字的空间位置关系上发生了障碍	治疗时给患者以自动出现数目的作业，让他辨认和熟悉其中的数字，如玩扑克、投骰子等，这些活动可以训练患者的数目知觉；给患者布置计算作业，可以用实物等多种方式帮助患者正确计算出结果，反复练习，从易到难

（2）失用症及康复

1）失用症的定义：失用症是在运动、感觉、反射均无障碍的情况下，患者不能按命令完成病前学会过的动作。

2）常见失用症的临床表现和康复治疗，见表3-23。

表 3-23　常见失用症的临床表现和治疗要点

失用类型	病变部位	临床表现	治疗要点
结构性失用	非优势半球的顶、枕交界处	不能描绘或搭拼简单的图形	复制示范的平面图形或立体构造
运动失用	非优势半球的顶、枕交界处	不能完成指令动作	让患者模仿指令动作
穿衣失用	右顶叶	对衣服的各部位辨认不清，不能完成穿衣动作	在上衣、裤子和衣服的左右做上明显的记号，指导患者完成穿衣动作
意念性失用	左顶下回、缘上回	不能完成一系列的完整的动作，但模仿动作一般无障碍	选择一些日常生活中由一系列动作组成的完整动作来进行训练
意念运动性失用	缘上回运动区和运动前区及胼胝体	不能执行运动的口头指令，也不能模仿他人的动作	启发患者的无意识活动，让患者建立指令与动作之间的联系

八、情感、心理和行为障碍

1. 脑卒中患者的情感、心理和行为障碍特点（见图3-37）

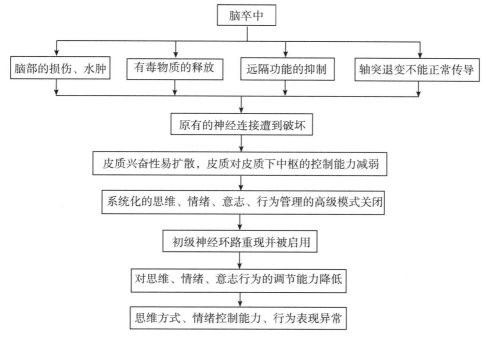

图 3-37 脑卒中患者情感、心理和行为障碍的特点

卒中后常出现抑郁、焦虑或抑郁与焦虑同时并存的症状，其评定量表见表3-24、表3-25。

表 3-24 自评焦虑量表（SAS）

自评项目	没有	小部分	相当多	全部时间
1. 我觉得比平时容易紧张和着急	1	2	3	4
2. 我无缘无故地感到害怕	1	2	3	4
3. 我容易心里烦乱或觉得惊恐	1	2	3	4
4. 我觉得我可能将要发疯	1	2	3	4
5. 我觉得一切都很好，也不会发生什么不幸	4	3	2	1
6. 我手脚发抖打颤	1	2	3	4
7. 我因为头痛、颈痛和背痛而苦恼	1	2	3	4
8. 我感到容易衰弱和疲乏	1	2	3	4
9. 我觉得心平气和，并且容易安静坐着	4	3	2	1
10. 我觉得心跳很快	1	2	3	4
11. 我因为一阵阵头晕而苦恼	1	2	3	4
12. 我有晕倒发作或觉得要晕倒似的	1	2	3	4
13. 我呼气、吸气都感到很容易	4	3	2	1
14. 我手脚麻木刺痛	1	2	3	4
15. 我因为胃痛和消化不良而苦恼	1	2	3	4

自评项目	没有	小部分	相当多	全部时间
16. 我常常有小便	1	2	3	4
17. 我的手常常是干燥温暖的	4	3	2	1
18. 我脸红发热	1	2	3	4
19. 我容易入睡并且一夜睡得很好	4	3	2	1
20. 我做噩梦	1	2	3	1

表 3-25　自评抑郁量表（SDS）

自评项目	没有	小部分	相当多	全部时间
1. 我感到情绪沮丧、郁闷	1	2	3	4
2. 我感到早晨心情最好	4	3	2	1
3. 我想哭或要哭	1	2	3	4
4. 我夜间睡眠不好	1	2	3	4
5. 我吃饭像平时一样多	4	3	2	1
6. 我的性功能正常	4	3	2	1
7. 我感到体重减轻	1	2	3	4
8. 我为便秘苦恼	1	2	3	4
9. 我心跳比平时快	1	2	3	4
10. 我无故感到疲劳	1	2	3	4
11. 我的头脑像往常一样清楚	4	3	2	1
12. 我做事情像平时一样不感到困难	4	3	2	1
13. 我坐卧不安，难以保持平静	1	2	3	4
14. 我对未来感到有希望	4	3	2	1
15. 我比平时更容易激怒	1	2	3	4
16. 我决定什么事情很容易	4	3	2	1
17. 我感到自己是有用和不可缺少的人	4	3	2	1
18. 我的生活很有意义	4	3	2	1
19. 假若我死了，别人会过得更好	1	2	3	4
20. 我仍旧喜爱自己平时喜爱的东西	4	3	2	1

2. 脑卒中患者的情感、心理和行为障碍的康复过程（见表 3-26）

表 3-26　卒中后患者的情感、心理和行为障碍分期及治疗要点

分期	临床特点	治疗要点
震惊期	患者对突如其来的疾病不知所措，对疾病的病情及预后均不得知	这一期持续时间很短，在患者住院时往往已度过震惊期
否认期	对康复的欲望值过高，不承认留有残疾，忧伤、悲观、苦闷情绪一般较轻	鼓励患者积极参加康复训练，对今后的前途不做过多设想，分析病情时给患者多讲有利的一面
抑郁期	易激惹，冲动性增加，情绪外露，抑郁以轻、中度为主，以自我为中心，惰性较强，意志力减退	多鼓励患者，帮助患者建立信心，改变患者对自己说的内部语言，减轻情绪障碍和无效行为

续　表

分期	临床特点	治疗要点
反对独立期	对康复不抱希望或期望值与现实不相符，反对自己照顾自己，满足现状，意志力减退，主动性差	鼓励患者积极参加康复锻炼，改变能引起患者无效情绪和行为的内部语言和行为
适应期	对身体遗留的残疾逐渐适应	能面对现实较理智地考虑问题，从事一些力所能及的事情

九、废用综合征的防治

　　脑血管病的患者多伴有不同程度的运动、感觉和自主神经功能的障碍，如果在急性期没有得到正确的康复治疗，必将导致患者长期卧床，机体的生理功能趋于退化，从而出现废用综合征（图3-38）。

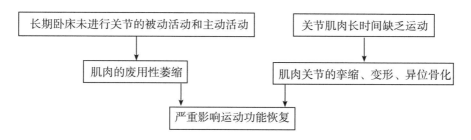

图3-38　发生肌肉失用性萎缩、肌肉关节挛缩及异位骨化的原因

　　1. 肌肉的失用性萎缩、肌肉关节挛缩及异位骨化　对于肌肉的失用性萎缩及肌肉关节挛缩的防治，最好的方法是在卧床早期就开始进行关节被动活动和主动运动训练，保持关节活动度，促进肌力恢复，必要时可辅以功能性电刺激、等速肌力训练等方法，以提高肌力和关节活动度。对于已经出现肌肉失用性萎缩及肌肉关节挛缩的患者，仍不能放弃治疗，可以在保证不损伤关节肌肉组织的前提下，进行关节松动训练。对于关节严重挛缩变形及异位骨化的患者可考虑外科手术治疗。

　　2. 骨质疏松　卒中后，发生骨质疏松的原因如图3-39所示。

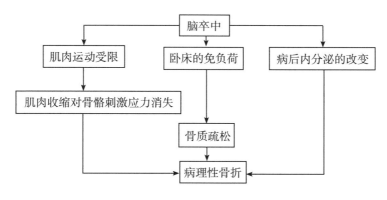

图3-39　发生卒中后骨质疏松的原因

　　随着肢体运动功能的恢复、运动量的增加及直立行走，骨密度会逐渐增加，骨质疏松也会随之减轻。尽量缩短卧床期开始站立和行走的训练，增加骨骼的负重是减轻骨质疏松的有效方法。另外，蛋白质、钙剂及维生素的补充对治疗骨质疏松也起到必要的辅助作用。

　　3. 褥疮　由于局部长期受压，导致局部血液循环障碍，引起局部不同程度的缺血性损伤，称为褥

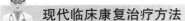

疮，亦称压疮。脑血管病的患者出于卧床、肢体运动障碍及偏瘫侧血液循环障碍等原因，极易出现褥疮（图3-40）。

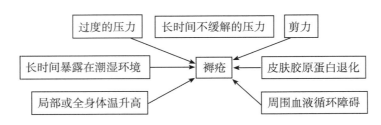

图3-40　褥疮的形成原因

褥疮的预防应从发病初开始。选用合适的床垫、定时翻身、全身皮肤的护理等均应在发病初就开始进行。如果已经出现褥疮，应首先明确褥疮发生的原因，尽早解除受累部位的压力和诱发因素，如变换姿势、调整矫形器等。如果褥疮程度较重或已伴有感染，应加强抗感染治疗和局部伤口换药，加强营养，改善全身状况，并可采用红外线、微波等治疗方法促进伤口愈合。对于褥疮长期不愈合、创面肉芽老化、边缘有瘢痕组织形成、并发有骨关节感染及深部窦道形成者，应采取手术治疗。

4. 直立性低血压　其原因见图3-41。

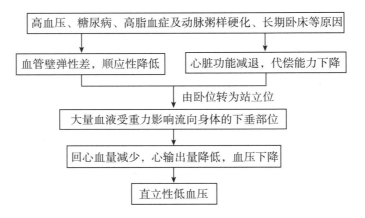

图3-41　直立性低血压的成因

预防直立性低血压应从急性期开始，在病情允许的情况下，早期开始床上半坐位、坐位的训练，循序渐进，逐渐过渡到站立位。可以应用电动起立床等设备，帮助患者适应站立的体位，减少直立性低血压的发生。如果患者在站立时出现面色苍白、口唇青紫、全身大汗、神志不清等表现，应立即将患者平卧于床上或地面上，测量血压，必要时给予补液、应用升压药等措施救治。

5. 坠积性肺炎　坠积性肺炎的主要预防措施为加强呼吸道分泌物的引流，促进排痰。可协助患者定期翻身，拍背。对于咳痰困难、吞咽障碍的患者，必要时可给予留置鼻胃管、吸痰、气管切开等措施以减少误吸，促进痰液引流。

6. 泌尿系感染　在脑血管病的早期，由于急性脑功能障碍，部分患者可发生尿失禁或尿潴留。有时治疗尿失禁或尿潴留需要留置尿管，大多数医院获得性感染与留置尿管有关。泌尿系感染可导致败血症，甚至危及生命。其防治措施见图3-42。

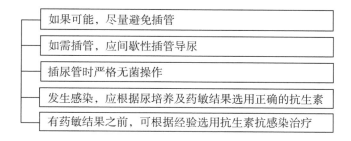

图 3-42　泌尿系感染的防治措施

7. 下肢深静脉血栓下肢深静脉血栓的成因及表现　见图 3-43。

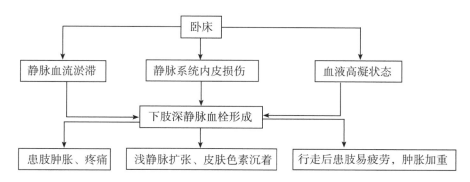

图 3-43　下肢深静脉血栓的成因及表现

预防下肢深静脉血栓形成，应避免下肢长时间制动，尽早开始肢体的被动及主动活动和早期的离床活动。对于有血液高凝状态的患者，预防性应用抗凝或抗血小板聚集药物。对于下肢深静脉瓣功能不全的患者，可使用弹力袜促进血液回流，防止血栓形成。

对于已经形成下肢深静脉血栓的患者，急性期可考虑溶栓、降纤、抗凝治疗，恢复期除应用抗凝、抗血小板聚集药物外，可穿弹力袜，开始下肢的被动及主动活动。对于髂-股静脉血栓形成急件期以及病情持续加重危及整个肢体甚至生命的患者，应及时手术治疗，力求挽救肢体及生命。

十、脑血管病康复预后的预测

1. 手功能恢复的预测　见表 3-27、表 3-28。

表 3-27　偏瘫手功能评价

设计评价的 5 个动作	场面设定
健手在患手的帮助下剪开信封	信封放在桌子上，剪时把信封从桌沿突出，但不要向患者下指示，让患者按自己的想法做，用健手把患手放到信封上，用健手使用剪子，用什么样的剪子都可以
患手拿钱包，健手从钱包中取出硬币	在空中用患手拿着钱包（不要将患手放于桌面），用健手拿出硬币。包括拉开、合上拉链
患手打伞	把伞支在空中，不要扛在肩上，要连续 10 秒以上垂直支撑。坐位完成即可
患手为健手剪指甲	把没有进行特别加工的大指甲刀（约 10cm）用患手拿着进行
患手系衬衫袖口的纽扣	把没有涂糨糊的衬衣的一只袖子穿在健肢上，用患手系上袖口的扣子。女患者也要用男式衬衣

表 3-28　发病后不同时间手功能的状态与康复预测

出现手指屈伸运动的时间	恢复程度的预测
发病后当日	几乎全部恢复到正常手
发病后 1 个月	大部分恢复到正常手，少数停留在辅助手
发病后 3 个月内	少部分恢复到辅助手，大部分为废用手
发病后 3 个月后仅有轻度手指屈伸	几乎全为废用手

2. 下肢步行能力恢复的预测　见表 3-29。

表 3-29　下肢步行能力的预测

发病初期仰卧位下肢可以完成的运动	可以步行（%）			不能步行（%）
	独立步行	辅助下步行	总计	
仰卧，患侧屈髋45°，然后将膝关节在10°~45°范围内屈伸	60~70	20~30	90	10
仰卧位，主动直腿抬高	45~55	35~45	90	10
仰卧位，屈髋屈膝，将病膝直立于床上	25~35	55~65	90	10
上述动作均不能完成	33	33	66	33

3. 日常生活自理能力（ADL）的预测　见表 3-30。

表 3-30　改良巴氏指数评定（MBI）

项目	评分标准
大便	0＝失禁或昏迷
	5＝偶尔失禁（每周<1 次）
	10＝能控制
小便	0＝失禁或昏迷或需由他人导尿
	5＝偶尔失禁（每 24 小时<1 次，每周>1 次）
	10＝能控制
修饰	0＝需帮助
	5＝独立洗脸、梳头、刷牙、剃须
用厕	0＝依赖别人
	5＝需部分帮助
	10＝自理
吃饭	0＝依赖
	5＝需部分帮助（切面包、抹黄油、夹菜、盛饭）
	10＝全面自理
转移（床↔椅）	0＝完全依赖别人，不能坐
	5＝需大量帮助（2 人），能坐
	10＝需少量帮助（1 人）或指导
	15＝自理
活动（步行，在病房及其周围，不包括走远路）	0＝不能动
	5＝在轮椅上独立行动
	10＝需 1 人帮助步行（体力或语言指导）
	15＝独立步行（可用辅助器）

项目	评分标准
穿衣	0＝依赖
	5＝需一半帮助
	10＝自理（系、开纽扣，关、开拉链，穿鞋等）
上楼梯（上下一段楼梯，	0＝不能
用手杖也算独立）	5＝需帮助（体力或语言指导）
	10＝自理
洗澡	0＝依赖
	5＝自理

注：MBI 总分>95 分（总分 100 分），表明能力良好，功能独立，可以回归家庭及社会；MBI 总分>60 分，意味着回家后给予帮助，即可发挥一定的功能，可以考虑出院回归家庭；MBI 总分<60 分，意味着日常生活自理能力中、重度缺陷，需要有专人照顾。

除以上因素之外，影响康复预后的因素还有很多，如昏迷时间长、二便失禁、本体感觉障碍、认知功能障碍、抑郁和焦虑状态、缺乏亲友的关心和照顾、医疗条件差、社会保障机制不完善等，均会对患者的预后产生不良的影响。结合我国国情，应大力发展社区康复，使大多数患者能够得到持续的康复治疗，改善患者的功能障碍，减轻社会和家庭的负担。

（叶　倩）

第三节　脑卒中常见并发症

一、肌痉挛

（一）临床表现

肌痉挛有碍运动的正确执行，严重的可导致肌肉、肌腱及关节挛缩，影响生活质量。临床表现如下：

1. 患者在启动快速转换运动方面存在困难。

2. 姿势变化会引发痉挛增强或减弱　常见上肢屈肌和下肢伸肌痉挛模式。

3. 原动肌和拮抗肌的肌电图检查有异常兴奋波形。

（二）综合治疗

1. 预防各种影响痉挛的因素　如各种疼痛、感染、用力、压疮、排尿困难、结石、便秘、温度、衣服和鞋子不合适、骨质疏松、失眠、精神紧张、情绪激动不安等因素都可导致痉挛加重。

2. 正确地指导运动控制训练　Carr、Shepherd 等人认为，痉挛主要是肌肉长度相关性变化和运动控制障碍。如能维持软组织长度，运动训练消除不必要的肌活动，将训练协同收缩作为特定的目标，则痉挛不会发展到严重的程度。有人主张训练动作不应过度用力，即采用中度以下强度，缓慢持续牵伸软组织，会使肌张力明显下降，推测与牵张受体、疲劳或对新的伸屈姿势的适应有关。

Sahrman 研究肘屈伸动作，发现痉挛产生的主要原因不是拮抗肌的牵张反射，而是原动肌收缩募集受限和延迟，并且运动结束后原动肌收缩终止也发生延迟。因此建议治疗重点应强化有效的交替运动，而不应该直接对痉挛治疗。上述研究提示正确实施牵张技术以牵引痉挛肌肉；注意作业活动中，避免反复使用代偿运动模式，减少不必要的肌肉参与；利用作业活动增加主动肌和拮抗肌的协调性。

3. 通过体位摆放或矫形器保持痉挛肌持续牵张、防止挛缩　体位包括在床上、轮椅或扶手椅子上的任何静态姿势，都应该强调体位摆放的重要性。合理的摆放主要是注意头和颈的对线，躯干对线，盂肱关节对线，肩胛骨对线，维持外展、外旋、肘伸展位和长屈肌的长度。患者并非每天整日接受康复治疗，多数时间处于坐位和卧床休息中，即处于体位制动状态，容易引起痉挛和挛缩，因此也应该把体位摆放视为积极的康复治疗。

对于痉挛波动明显的患者，可采用矫形器，或者低温塑板、树脂板制作的肢体矫形器，均可抑制痉挛或防止挛缩。国外也有用石膏材料制作肢体管套（型），用在上下肢痉挛部位，进行持续固定牵张，具有较好的效果。

4. 物理因子治疗

（1）冷疗：冰袋冷敷痉挛肢体，或把肢体浸入冷水中 20 分钟可缓解痉挛；也可用冰块按摩需治疗的部位。

（2）热疗：红外线照射、湿热敷疗法、温水浴均有缓解痉挛，止痛作用。

（3）经皮电刺激疗法：据报道其可降低肌痉挛，每次治疗效果维持数 10 分钟到 24 小时。反复应用，可获得持续性效果。

5. 肌电生物反馈训练　研究表明可减少休息时的痉挛肌活动，可以用于控制拮抗肌活动训练。

6. 经颅电刺激疗法　重复经颅磁刺激和经颅流电刺激技术对抑制肢体痉挛，提高随意运动能力具有疗效。此技术也可用于认知障碍、失语症及脑卒中后抑郁症、焦虑症等的康复治疗。

7. 脊髓电极刺激疗法　将特制电极埋藏在体内，通过电刺激脊髓相应节段，改变突触前抑制、牵张反射，抑制痉挛状态。

8. 手术治疗　手术治疗适用于综合疗法无效的严重痉挛患者。手术方法包括选择性背根切除术、脊髓切断术、脊髓切开术、矫形外科手术等。

9. 常用药物治疗

（1）巴氯芬（Baclofen，又名力奥来素、脊舒）：通过激活突触前抑制的神经递质 GABA 的 β 型受体，实现对痉挛的控制。用法：开始为每次 5mg，2~3 次/日，以后每 3 天或 5~7 天增加 5mg，直到出现理想效果后用维持量。每日最大剂量在 80mg，一般服药后 1 周起效。不能突然停药，应逐渐减量。除了口服之外，巴氯芬还可以经髓鞘内注射。尤其对口服巴氯芬效果不佳的重度痉挛患者，早期可鞘内注射。不良反应：肌张力过低、疲劳、头晕，感觉异常，甚至诱发癫痫。另外此药与三环类抗抑郁药并用时，作用增强。

（2）妙纳：主要是盐酸乙哌立松在体内阻滞了肌梭传入神经纤维以及运动神经纤维发出冲动，达到了松弛骨骼肌的作用。用法：初次剂量成人每次 25mg，一日三次，3 天后每次 50mg，一日三次。每日最大剂量不超过 400mg。不良反应：困倦、头痛、失眠、恶心、腹泻等。

（3）替扎尼定：主要作用于脊髓和脑干网状系统能拮抗中枢 α 肾上腺素的活性，使脊髓中间神经突触前末梢兴奋性氨基酸释放减少，或者抑制神经递质氨基乙酸的活性，改善肌肉痉挛。用法：初始剂量 2~4mg，夜间单次给药。4 天后增加到 4~6mg，达到效果且不良反应小时用维持量。每日最大剂量 36mg。不良反应：嗜睡，口干，乏力，低血压等。

（4）其他：如地西泮、可乐定、吗啡类等药物也具有缓解痉挛作用。

（三）神经化学阻滞疗法

1. 苯酚　苯酚又名石炭酸，用于临床治疗肌痉挛挛缩约有 50 年历史。它是一种神经崩解剂，可使组织蛋白凝固。将其注射到周围神经附近，能减少神经到肌肉的冲动，维持疗效时间较长，一般通过针电极定位运动点之后，注射 2%~7% 石炭酸水溶液 1~20mL，注射无效时可重复注射。注射后如有疼痛感，可用非甾体类药物或三环类抗抑郁药物，缓解疼痛，也可用经皮电刺激方法止痛。

2. 无水乙醇　无水乙醇用于功能丧失、痉挛较严重的患者。无水乙醇可以使神经细胞脱水，变性，硬化，丧失传导功能，属于不可逆性阻滞，应慎用。

3. 神经肉毒素　神经肉毒素作用于周围运动神经的末梢、神经肌肉接头处，抑制突触前膜对乙酰胆碱的释放，引起肌肉松弛麻痹。其毒性作用较强，因此初始注射剂量必须严格掌握，应根据年龄、体重、肌肉部位确定剂量。一般注射后 1 周开始逐渐发生作用，疗效可持续 3 个月。

上述疗法使用时均应配合运动疗法进行。

二、失用综合征

脑卒中患者因长期卧床制动、运动不足，均可引起以生理功能衰退为主的失用综合征。在日常临床医护工作中，非常戒备长期卧床，尽量让患者早期离床活动，为回归日常生活而努力。那种不必要的安静卧床，使全身出现退行性变化，也可能导致原有疾病的恶化。当然，病变局限在身体某个部位时，为治愈局部病灶，不排除该部位的安静休息。如急性关节炎、骨折时，其患肢通常进行生理活动的力量都没有，肌肉的过度收缩必然有碍于原疾病的治愈，安静作为治愈疾病的体内环境稳定因素是不可缺少的。所谓安静一方面作为治疗手段利用，另一方面由于安静容易继发退行性病变，如何处理这种不良反应，成为康复医学的重大课题。因长期卧床或安静引起的继发性障碍中，骨骼肌萎缩和肌力低下最明显，其次骨、关节系统、呼吸系统、循环系统，自主神经系统、皮肤组织，甚至中枢神经系统等均有不同的功能退化，这种变化包括组织学、生化学、生理学等方面变化。

（一）肌萎缩

长期卧床制动、运动不足时，一般组织学可见肌纤维直径缩小，横纹减少等退变，肌纤维绝对量比健侧减少 30%~40%，神经肌结合部和肌梭形态几乎无变化，肌肉内神经纤维多正常，肌肉内的结缔组织比肌纤维增加。

不活动的肌肉在相当短的时间内变细，其张力及耐久力也下降，这属于肌组织的失用性萎缩。另外如将支配某肌肉的神经阻断，那么脱离了神经支配的肌肉也会快速陷入萎缩状态，肌肉变细小，张力下降。神经冲动不能到达，无相应的肌收缩运动，这就是肌组织的失神经萎缩，又称完全性失用性萎缩。失用性萎缩和失神经萎缩有着根本不同。肌肉一旦失去神经，会出现失神经现象，如对乙酰胆碱感受性升高等各种特异变化，萎缩继续发展，即肌组织不停地分解、吸收乃至消失。而失用性萎缩无此现象，肌纤维虽有减少，但不会消失，一般认为这与神经末梢分泌微量的激素样物质营养肌肉有关。为维持正常肌肉，其必要的肌活动是其最大限度的 20%~30% 的肌收缩，而正好相当日常生活中所需的肌收缩力。

对于失用性肌萎缩的康复防治上，首先是预防运动器官障碍。已经发生肌萎缩时，应强化随意性收缩活动，去除产生失用性萎缩的原因。了解失用性肌萎缩和失神经性萎缩的区别，可试用电刺激方法促进萎缩恢复及防止萎缩的恶化。

（二）关节挛缩

在关节的活动度限制上，一般被分为挛缩和强直。由于皮肤、肌肉、神经等构成关节体外部的软组织的变化，而引起的运动障碍，叫作挛缩。由于关节端、关节软骨、关节囊、韧带等构成关节体本身变化，而引起的运动障碍，叫作强直。痉挛性偏瘫中，一个极重要的且频发的并发症即肩关节挛缩。有人将其分类为肩胛上臂关节囊炎、肩胛关节周围炎、肩半脱位（亚脱臼）、肩手的综合征。肩胛上臂关节囊炎发生时，根据穿刺出来的渗出液便可证明，且疼痛明显，炎症消退后，多数有关节囊的粘连，广泛地出现肩关节的挛缩。肩胛关节周围炎发生时，关节的活动度受限。多数人同时发生从肩到上肢的肩手综合征。

组织学方面的研究较多，就其共性而言，首先对关节固定后，局部的循环障碍导致软组织的细胞浸润，纤维析出，结缔组织增殖，引起关节腔的狭小，关节软骨的变性坏死。关节腔内的纤维愈合，向骨性强直发展起来。

治疗方法主要是关节活动度的维持及增大的训练，为了预防康复治疗中意外事故的发生，应遵照以下原则或方法。

1. 关节活动度维持性训练　每日 3 次，每次要进行全方位的活动度训练。因肌力低下或疼痛自身无法训练时，可施助力运动。关节有炎症者在训练时，要防止疼痛产生，不适当的或过度的运动都是有害的。

2. 关节活动度增大性训练　对挛缩肌肉牵拉时，要稍稍超越疼痛的范围，并短时间维持该肢位。在骨萎缩、麻痹的某些场合，特别要注意避免因训练造成的组织损伤。关节运动时，要注意上下固定好，按着正确的方法进行，切勿急剧粗暴用力进行活动度增大训练。如以关节活动度增大、减轻疼痛为目的的松动疗法也可以采用。

（三）骨质疏松症

实践证明机械性刺激可引起骨量的变化，而长期卧床、关节固定、弛缓性麻痹等都可因减少对骨的机械性刺激，导致失用性骨萎缩，又称为骨质疏松症。这时尿钙量增加，平衡呈负值。骨量的下降几乎和负钙平衡成正比例，由于骨量的减少，骨的物理性质也发生了改变。当骨被吸收及骨量减少超过 25% 时，X 线检查可见骨小梁数目减少、变细，间隙增宽，骨密度降低，即一般所谓的"失矿物质""脱钙""脱石灰化"。在骨吸收过程中，不仅有无机物质失去，同时有机物质也失去。骨质疏松也可伴随年老而出现，一般视为正常生理现象。骨的发育生长过程中，既有骨组织形成（成骨细胞作用）过程，也有骨组织吸收（破骨细胞作用）过程，实际是反复不停地吸收和重建。生长期骨的增加量超过吸收量，成人期两者大体相等，进入老年期时骨的吸收量又超过了增加量，而表现为骨质疏松。如有前述因素的影响，则骨质改变更加明显。

在缺少肌肉反复收缩的情况下，供给骨髓内的氧浓度下降，从而刺激了破骨细胞，促进了分解骨组织的溶酶体酶的分泌。Jee 和 Arnold 实验发现：骨皮质血管减少时，出现血流量减少，骨形成和骨吸收速度（动态平衡）没有变慢，与其相反，而是骨被改建，也就是说，因为骨组织乏氧，成骨细胞的成骨能力没低下，而是破骨细脑的溶骨能力提高了。

失用性骨萎缩的康复：

1. 适当的运动　制定科学的运动处方。由于压电效应电流的变化可影响成骨细胞及破骨细胞的功能，在康复措施中，把能够产生出这种电刺激效果的机械因素作为重点来掌握。如为了产生出强度较大的电流量，应给予快速负重，急速的负重方法比缓慢地负重更有利于骨的形成。沿着骨轴的方向给予周期性压力，对治疗和预防骨质疏松很重要。骨承受肌肉和重力负荷，其负重能力与骨的横截面积承受的力有关。如果已出现骨萎缩，负荷过大就会引起骨折，产生疼痛，即使轻微的骨折也会出现疼痛，造成功能障碍。所以在康复训练中，主动运动、抗阻运动等负荷增大时，必须注意受力情况，防止发生骨折。

2. 脉冲电刺激　研究报道，脉冲电磁场（PEMFS）可能通过作用于破骨细胞、成骨细胞、软骨内成骨、骨局部调节因子、基因表达及骨代谢，实现防治失用性骨质疏松的目的。

3. 药物　适当补充含有维生素 D 的钙制剂，口服中药仙灵骨葆胶囊加钙剂治疗等。

（四）体位性低血压

长期卧床的重度脑卒中患者常常并发体位性低血压症，只要坐起或站立，则出现头晕，血压下降等循环器官症状，甚至引起意识障碍，无法实施康复训练。

1. 起立时的循环调节机制　正常人从卧位到坐位或立体的体位变换时，循环系统应按下列生理变化过程进行。

（1）从心脏以下的血管网扩张。

（2）返回右心房的静脉血流减少。

（3）心搏出量减少。

（4）总末梢阻力减少。

（5）动脉血压下降。

（6）脑血流量减少。

对于健康人来说，由于调节机制的健全，一般收缩压的下降达不到 20mmHg 以上，舒张期血压的变动也不大。最重要的是脑血流量保持恒定。一旦发生问题，就要引起体位性低血压症状。其发生机制是由于生理解剖学因素的调节机制的缺陷，会出现程度不一的以循环为主症的体位性低血压症状。这类因素最重要的表现是血管收缩的敏感性。起立时，末梢血管系统，尤其当静脉系统的反射机构发生障碍时，因重力作用导致下半身的血液潴留，即静脉血管网的扩张引起血液潴留。这样直接造成循环血量的减少，心排出量下降，收缩期血压下降，进一步引起脑血流量以及冠状血流量的减少。

对此，为维持心排出量的心脏搏动数增加，借助血管压力感受器引起反射性的小动脉收缩，使流入下半身的血液再返回右心房。但由于调节功能不能充分发挥，遂产生低血压症状。只要维持了脑循环血流量，就能避免发生症状，但是血压的下降程度与自觉症状并非有平行关系。

近年来，在儿茶酚胺、钠、钾、醛固酮、类固醇和游离脂肪酸等方面的研究较多。其中与儿茶酚胺相关的研究，有如神经末梢处去甲肾上腺素分泌不足和游离脂肪酸（NEFA）、多巴胺 β 羟基化酶（DBH）活性等。有人测定了体位性低血压患者尿中的肾上腺素排泄量，24 小时测定开始变少，起立时也未发现尿中其含量增加。其他报告在立位时，多数未见血或尿中儿茶酚胺增加，考虑其与交感神经末梢分泌去甲肾上腺素的功能障碍有关。

2. 诊断　仅凭最初的一般问诊做出医学诊断，是不全面的。体位性低血压的确定及分类，它的病变程度，多半要靠起立试验和心电图起立试验。

Schellong 把体位性低血压分成两种类型：

（1）低张力型：无反射性动脉收缩障碍，由于静脉收缩欠佳，静脉瓣功能低下，引起心脏以外静脉血流潴留。一般舒张期血压和心率无变化，偶尔可增加。主要特征：收缩期的血压、脉压及心搏量均减少。

（2）动力型：是因代偿性动脉收缩能力低下而引起的。收缩期和舒张期血压均下降，心率几乎不增加，偶尔减少。

Schellong 体位试验检查如下：

主要在卧位和起立位时进行测定血压和心搏动数。首先，测定安静卧床时血压和心搏数，然后让其起立，每隔 1 分钟测定一次，共测 10 分钟。10 分钟后，再让其回到卧位，进行同样的血压及心搏动数测定。

收缩期血压下降 16~19mmHg 为界限值，下降 20mmHg 以上的为病态改变，判断为阳性。此时血压下降的程度根据障碍的程度显示了多样性。如，起立后开始明显地血压下降，或者起立初期有稍微下降，经过一段时间变得愈加明显，再者在全部过程中一直表现为明显血压下降。

心电图的起立试验也被广泛采用，主要在进行 Schellong 试验时，进行心电图分析。

在康复治疗中，尤其在起立训练场合，经常发生体位性低血压。特别是瘫痪和循环系统存在障碍，长期被迫卧床者和偏瘫、截瘫者多半并发有体位性低血压症。如果最初注意到该症状的康复措施，那么，出现的问题可能会少些。另外，如发作时，迅速将头部放低，一旦卧位就可迅速恢复原状。这种教育也是必要的。

3. 康复治疗

（1）运动疗法：必须从急性期就进行有计划的治疗。尽可能在早期开始体位变换，用半卧位床靠背椅等进行坐位训练，用电动起立床逐渐增加体位角度，来获得适应性训练，最终实现由卧位到站立的目的。

结合上述渐进性起立训练，以残存功能的强化，全身调整训练等为目标的运动疗法，对血液循环的改善，静脉的恢复有重要的作用，在这点上，不仅主动运动，即便是偏瘫的被动运动也是颇有效果的。

（2）物理机械方法：根据实际需要，为防止腹部、下肢血液潴留，可在身体外部使用辅助用具，一般常用腹带和有弹性的长筒袜等。

（3）药物疗法：主要使用升压药、激素、自主神经调节剂、β 受体阻断剂等药物。除了颈髓损伤，上述药物一般都有效果。

三、肩手综合征

肩手综合征在偏瘫并发症中，常表现疼痛和挛缩变形，其成为妨碍康复实施的重要因素。该症可与许多疾病伴发，而且都表现着一定的临床症状和经过。从发生机制看，一般认为其属于反射性营养障碍的综合征，它同自主神经功能状态有关。约 50%~70% 的患肢经常出现水肿，水肿的原因有肌运动减少造成淋巴循环障碍、大脑对末梢循环反射性控制障碍、毛细血管通透性变化、血管壁弹力低下等。另外，一时性水肿，几乎出现在大多数病例中。

（一）临床表现

脑卒中的肩手综合征不同于一般性的肩痛性运动障碍，主要考虑为异常血管神经反射引起，临床上易误诊为肩周炎、颈椎病、风湿性关节炎等。由于发病机制不同，治疗和预后都不同，必须首先明确诊断。依据 Brunnstrom 运动功能检查法，上下肢在Ⅲ级以下的重症脑卒中瘫痪患者多并发肩手综合征；与下肢相比，上肢恢复不良者易并发本症。

肩手综合征诊断标准按 3 期进行。

1. 第一期　肩痛限制运动及特发性手肿胀。皮肤温度略高，有末梢循环障碍，有时显苍白色。

2. 第二期　肩和手的自发痛及手的肿胀消失，出现皮肤萎缩，小指肌萎缩，有时手掌肌膜肥厚，指关节活动受限。缺少恰当的治疗可进入第三期。

3. 第三期　手的皮肤和肌肉明显萎缩，手指完全挛缩。X 线上可见广泛的骨质疏松表现。

脑卒中患者伴发本症约有 5%～27%，性别上差异不大。一般在 40～50 岁以上有增高趋势。偏瘫患者主要在患侧上肢出现。

（二）发病机制

Steinbrocker 把反射性营养障碍作为肩手综合征的机制提出来，引起人们关注，其理论建立在中介神经元构成的多数链和闭链两条传导通路的假定基础之上。

1. 从后根来的传入感觉冲动进入脊髓中间池，如果末梢的刺激状态在某种程度上继续存在，冲动就会在闭链中循环起来，成为反复强化自身的异常持续状态。

2. 上述冲动使通过前角和侧角的传出性交感神经活动性增强，结果使末梢损害部位的本来不良的刺激状态进一步恶化，反射性地引起恶性循环。

（三）康复治疗

主要是控制疼痛和预防继发性的关节挛缩和肌挛缩。由于疼痛，可能有的患者拒绝康复训练。虽然有些轻症病例可以自然治愈，但早期开始康复治疗，多可获得较好的临床效果。

1. 物理疗法　为了改善早期患肢循环，对肩和手并施温热疗法有一定效果，为了预防制动和关节僵直，可做轻柔的关节活动度训练和按摩，有利于肩关节活动度的作业课题也可选用。

2. 肢位处理　注意平时的良性肢位的保持。护理中对患肢尽量给予保护性处置，如应尽量减少在患肢注射，搬动患者时不要用力拉患肢，另外还要给予必要的心理支持。为减轻症状，可使用吊带或在轮椅上安放小桌托着上肢，还可用低温热塑板支具来维持手的良性肢位。

3. 压力消肿　手有肿胀时，术者可用自己的双手，从患侧远端交替挤压皮肤，并向心性地往肩部移动，也可用气压泵式支具来减轻水肿。

4. 药物　肿胀疼痛和局部炎症表现相似，投用非甾体类药物和地塞米松均有一定效果。对于并发糖尿病或潜在性末梢神经障碍的患者应使用维生素 B_1 和维生素 B_{12} 等药物。

5. 交感神经阻滞方法　其机制主要是对交感神经反复阻滞，阻断了恶性循环通路，也有人认为是使交感神经过剩的冲动输出造成的血管挛缩出现缓解或消失，血流量增大，末梢部位淤积的疼痛物质被清除。

6. 手术　切除感觉神经或其神经根、交感神经节以及神经干，可改善末梢血流的异常现象，出现血管扩张和血流量增加。除此之外亦可使用血管扩张剂，但效果有时不理想。

四、肢体水肿

脑卒中患者经常发生上下肢水肿、疼痛，使康复训练受到影响。

（一）病因

1. 体位变化压迫引起损伤，如长期卧床、卡压综合征等。

2. 血管肌肉的泵活动下降。由于运动不足，肌肉泵活动下降，导致肢体循环减慢，静脉压增多、渗出、水肿。

3. 交感神经营养障碍。

4. 患肢内血栓形成，与长期制动、动脉硬化、高脂血症等因素有关。

5. 心、肺、肝、肾等脏器功能衰竭。

（二）上肢水肿

1. 肩手综合征。

2. 胸廓出口综合征　包括斜角肌综合征、颈肋综合征、肋锁压迫综合征、过外展综合征、锁骨下肌综合征、第一肋骨综合征等。尽管其致病机制不尽相同，但临床上所表现的症状却很类似，Peet 等在 1956 年将上述综合征统称为胸出口综合征。脑卒中后出现胸廓出口综合征主要因脑卒中后体位改变而引起，也可表现上肢水肿、疼痛，应同肩手综合征鉴别，针对病因治疗。

患者自述颈肩不适及手指刺痛，头部向侧屈、后仰，上肢肿胀等臂丛神经症状，或表现交感神经受压症状，患肢的血管功能舒张障碍，发绀或苍白、水肿无力。头旋转向健侧时，该肌受牵拉，疼痛加重，前斜角肌处加压试验呈阳性。由于脑卒中患者长期卧床，患侧肩部呈内旋位，头部前屈，颈髓过伸，导致神经，血管束在前斜角肌处受压。除了脑卒中体位改变因素外，也有的与斜角肌先天畸形、肥厚或外伤引起斜角肌痉挛等因素有关。

此症治疗主要是解除卡压因素，才能消肿止痛。通过运动疗法强化肩胛带肌力，防止肩胛带下垂；牵伸挛缩的肌肉等软组织，缓解神经，血管束压迫。

（1）调整卧床体位：枕头高度适宜，患肩部不能过度内旋，头不宜长时间屈曲；减少侧卧睡姿。提倡仰卧位，就寝时肩胛骨下置枕，保持肩胛骨内旋位等。

（2）休息：减少患肢活动，症状重者上肢可用吊带或三角巾暂时悬吊以缓解症状，不提重物。

（3）Britt 肩胛带肌力增强训练：包括深呼吸训练、前锯肌训练、背伸训练、斜方肌中部纤维训练、斜方肌下部纤维训练、耸肩、背伸训练等。

（4）理疗：超声波、中频疗法、温热敷法等。对前臂和手肿胀的患者可行温冷浴交替治疗，温浴约 40~42℃，冷浴在 15℃左右，交替治疗时，宜温浴始并温浴终。

（5）按摩：放松前斜角肌。

（6）药物：可选用塞米昔布、罗非昔布或尼美舒利等非甾体药物。

（7）局部注射疗法：用利多卡因、少量皮质激素做局部浸润或神经阻滞。

（8）手术：如前斜角肌切除术、第一肋骨切除术及锁骨切除术等。

（三）下肢深静脉血栓

下肢深静脉血栓又称为血栓性静脉炎，临床表现患肢肿胀，疼痛，局部体温升高，肢体皮肤红晕、发绀或苍白。超声波检查可发现下肢深部静脉血栓形成，血流速度改变，核素扫描、静脉造影可提示血管内腔狭窄改变。

其机制可能是血管内皮损伤、血流速度减慢或血液存在高凝倾向而引起。脑卒中患者长期卧床制动是导致上述机制恶化的最高危险因素。其他如高龄、高脂血症、心力衰竭、肥胖等也是不可忽视的危险因素。

由于下肢深静脉血栓容易出现栓子脱落，导致肺栓塞，甚至心搏骤停。因此脑卒中后静脉血栓成为康复治疗中应密切关注的并发症。重点是做好康复预防，降低血栓发生概率。

1. 尽早实施肢体主动活动。

2. 功能性电刺激疗法　能引起中度血流速度增快，并且能提高纤维的溶酶的活性。

3. 卧床期利用气压循环加压装置，增加下肢血流速度和血流量，以减少血栓发生。

4. 卧床休息时，下肢抬高，平日可穿长筒袜。

5. 药物　试用小剂量肝素、尿激酶防止新血栓形成，但要注意预防出血并发症。

6. 手术治疗　早期对髋骨静脉手术取出新鲜血栓。

（四）其他疾病引起双下肢水肿

脑卒中患者出现双下肢水肿多与充血性心力衰竭、肾衰竭、糖尿病相关的小血管疾病、淋巴循环障碍等因素有关。应查明原因，进行病因治疗，消除水肿。

五、肩关节半脱位

肩下垂明显者如不处置，易导致肩关节炎疼痛等。在弛缓性瘫痪时，可用三角巾或吊带包扎固定，每日用手掌轻叩三角肌、冈上肌处，提高其张力。还可令患者用健侧手协助上举患侧上肢。另外，如果长时间固定于内收内旋位置，容易引起肩关节强直，所以要定时松解固定，进行肩关节周围肌的促通练习。

六、吞咽障碍

吞咽困难是一种临床症状，表现为食物从口腔输送到胃的过程发生障碍。脑卒中的急性期，吞咽困难发生率很高，约占40%~50%，随着疾病的自然恢复，多数患者的吞咽功能可逐渐恢复，但约有10%的患者，吞咽困难不能自行缓解，需要进行专门的康复治疗。

神经性吞咽困难就餐时，入食呛、咳嗽、咳吐（在吞咽之前、中、后，残留食物被吸入气管）；咽食后声音改变、有呼噜声音；咽食困难、口中有食物残渣；淌唾液；胃灼热、反酸；吃饭费时间；食欲差、疲倦、体重减轻、消瘦。

（一）吞咽困难的检查

询问病史，了解患者吞咽时发生呛咳或噎塞的频度、加重或缓解的因素、伴随症状，是否反复发作呼吸道感染等。检查患者的意识状态、是否气管切开、营养状况、言语功能、体重等。可根据 Leopold 分期，把摄食−吞咽过程分为认知期、准备期、口腔期、咽期和食管期 5 阶段，依次进行摄食−吞咽的临床检查。

1. 认知期障碍　常见于病变累及两侧大脑的假性延髓性麻痹或非优势半球额叶损伤的患者。观察其摄食表现，评价患者的认知、注意力、情感控制等能力。严重的高级脑功能障碍，会制约康复训练的效果。

2. 准备期障碍　表现为口唇闭锁不全、流涎、食物容易从口中漏出；口腔内感觉障碍、咬肌与舌肌运动障碍；检查牙齿有无缺损、义齿是否适合等。

3. 口腔期障碍　由于舌肌僵缩、协调运动障碍，食团形成及输送困难，口腔期时间延长；吞咽后口腔内有食物残留；构音及发声障碍等。

4. 咽期障碍　该期的主要障碍是误咽或吸入，口腔控制能力低下、吞咽反射延迟或消失的患者，容易发生吞咽前吸入；喉头闭锁不全的患者，容易发生吞咽中吸入；喉头举上不全、咽蠕动低下、环咽括约肌不能适时松弛的患者，则常常发生吞咽后吸入。咽期障碍的临床评价，应注意检查Ⅴ、Ⅶ、Ⅸ、Ⅹ、Ⅻ对脑神经及吞咽反射、腭反射等。观察吞咽时有无食物经鼻反流（鼻咽腔闭锁障碍）及呛咳发生。一些高龄患者，由于感觉迟钝、支气管纤毛运动能力降低，吞咽中即使发生吸入，亦可能无呛咳发生，表现为隐性吸入，引起吸入性肺炎，临床检查时应特别注意。另外，吞咽发生后，滞留在咽壁、会厌谷和梨状隐窝的食物残渣，可随时发生吸入，称为延迟吸入。发声呈湿性嘶哑，系食物或液体侵入喉头前庭所致，提示患者潜在吸入的危险。

5. 食管期障碍　由于食管平滑肌蠕动障碍或痉挛，食物沿食管向下输送困难，可引起胸部堵塞感；由于环咽括约肌、食管或胃括约肌弛缓，咽下的食物会发生反流，导致误咽。

（二）吞咽功能评价

1. 反复唾液吞咽测试　决定吞咽功能的要素是吞咽反射的引发和吞咽运动的协调性，其中吞咽反射的引发，可凭借喉部的运动进行判断。才滕荣一提出反复唾液吞咽测试，它是一种观察引发随意性吞咽反射功能的简易评价方法。具体操作步骤如下：

（1）被检查者取坐位，卧床患者，宜取放松体位。

（2）检查者将示指横置于被检查者甲状软骨与舌骨间，嘱其做吞咽动作。当确认喉头随吞咽动作上举、越过示指后复位，即判定完成一次吞咽反射。当被检查者因口干难以吞咽时，可在其舌面上注入约1mL水，再行吞咽。

（3）嘱被检查者尽力反复吞咽，并记录完成吞咽次数。高龄者在30秒内能完成3次吞咽即可。对于有吞咽困难的患者，即使第1次吞咽动作能够顺利完成，但接下来的吞咽动作会变得困难，或者舌骨、喉头尚未充分向前上方移动就已下降。

2. 饮水试验　洼田俊夫等（1982）提出的灵敏度较高的吞咽功能检查方法，具体操作如下。

（1）测试过程：患者取坐位，颈部放松。用水杯盛温水30mL，让患者如平常一样喝下，注意观察患者饮水经过，并记录时间。饮水经过可分为五种情况。

1）一次喝完，无呛咳（根据计时又分为：①5秒钟之内喝完。②5秒钟以上喝完）。

2）两次以上喝完，无呛咳。

3）一次喝完，有呛咳。

4）两次以上喝完，有呛咳。

5）呛咳多次发生，不能将水喝完。

（2）吞咽功能判断：正常，1）①；可疑，1）②、2）；异常，3）、4）、5）。

3. 其他评定方法　吞咽造影录像检查、吞咽视频内镜检查、超声波检查、表面肌电图检查均可以直观咽部肌运动状况。

（三）康复治疗

1. 间接训练　训练目的：从预防失用性功能低下、改善吞咽相关器官的运动及协调动作入手，为经口腔摄取营养做必要的功能性准备。

由于间接训练不使用食物，安全性好，因此适用于从轻度到重度的各类吞咽困难患者。间接训练一般先于直接训练进行，直接训练开始后仍可并用间接训练。常用的间接训练方法有：

（1）口唇闭锁练习：口唇运动训练可以改善食物或水从口中漏出。让患者面对镜子独立进行紧闭口唇的练习。对无法主动闭锁口唇的患者，可予以辅助。当患者可以主动闭拢口唇后，可让患者口内衔已系线的大纽扣，治疗师牵拉系线，患者紧闭口唇进行对抗，尽量不使纽扣脱出。其他练习包括口唇突出与旁拉、嘴角上翘（做微笑状）、抗阻鼓腮等。

（2）下颌运动训练：可促进咀嚼功能，做尽量张口，然后松弛及下颌向两侧运动练习。对张口困难患者，可对痉挛肌肉进行冷刺激或轻柔按摩，使咬肌放松；通过主动、被动运动让患者体会开合下颌的感觉。为强化咬肌肌力，可让患者做以臼齿咬紧压舌板的练习。

（3）舌的运动训练：可以促进对食丸的控制及向咽部输送的能力。可让患者向前及两侧尽力伸舌，伸舌不充分时，可用纱布裹住舌尖轻轻牵拉，然后让患者用力缩舌，促进舌的前后运动；通过以舌尖舔吮口唇周围，练习舌的灵活性；用压舌板抵抗舌根部，练习舌根抬高等。

（4）冷刺激：冷刺激能有效地强化吞咽反射，反复训练，并可易于诱发吞咽反射且吞咽有力。将冰冻棉棒蘸少许水，轻轻刺激软腭、腭弓、舌根及咽后壁，然后嘱患者做吞咽动作。如出现呕吐反射即应终止刺激；如患者流涎过多，可对患侧颈部唾液腺行冷刺激，3次/日，10分钟/次，至皮肤稍发红。

（5）构音训练：吞咽困难患者常伴有构音障碍，通过构音训练可以改善吞咽有关器官的功能。

（6）声带内收训练：通过声带内收训练，改善声带闭锁功能，有助于预防食物进入气管。

（7）咳嗽训练：吞咽困难患者由于肌力和体力下降、声带麻痹，咳嗽会变得无力。强化咳嗽有利于排出吸入或误咽的食物，促进喉部闭锁。

（8）促进吞咽反射训练：用手指上下摩擦甲状软骨至下颌下方的皮肤，可引起下颌的上下运动和舌部的前后运动，继而引发吞咽。此方法可用于口中含有食物却不能产生吞咽运动的患者。

2. 直接训练 直接训练的适应证是：患者意识状态清醒、全身状态稳定、能产生吞咽反射、少量吸入或误咽能通过随意咳嗽咳出。

（1）体位：由于口腔期及咽期同时存在功能障碍的患者较多，因此开始训练时，应选择既有代偿作用且又安全的体位。开始可先尝试30°仰卧、颈部前倾的体位。该体位可利用重力使食物易于摄入和吞咽；颈部前倾可使颈前肌群放松，有利于吞咽。偏瘫患者应将患侧肩背部垫高，护理者于健侧喂食。

（2）食物的选择：一般容易吞咽的食物具有下述特征，①柔软、密度及性状均一。②有适当的黏性、不易松散。③易于咀嚼，通过咽及食管时容易变形。④不易在黏膜上滞留等。应根据患者的具体情况及饮食习惯进行选择，兼顾食物的色、香、味等。

（3）一口量：最适于患者吞咽的每次喂食量。一口量过多，食物易从口中漏出或引起咽部滞留，增加误咽的危险；一口量过少，则难以触发吞咽反射。应从小量（1~4mL）开始，逐步增加，掌握合适的一口量。

（4）调整进食速度：指导患者以较常人缓慢的速度进行摄食、咀嚼和吞咽。一般每餐进食的时间控制在45分钟左右为宜。

（5）咽部滞留食物的去除法：可训练患者通过以下方法去除滞留在咽部的食物残渣。①空吞咽：每次吞咽食物后，再反复做几次空吞咽，使食丸全部咽下，然后再进食。②交互吞咽：让患者交替吞咽固体食物和流食，或每次吞咽后饮少许水（1~2mL），这样既有利于激发吞咽反射，又能达到去除咽部滞留食物的目的。③点头样吞咽：颈部后仰时会厌谷变窄，可挤出滞留食物，随后低头并做吞咽动作，反复数次，可清除并咽下滞留的食物。④侧方吞咽：梨状隐窝是另一处吞咽后容易滞留食物的部位，通过颏部指向左、右侧的点头样吞咽动作，可去除并咽下滞留于两侧梨状隐窝的食物。

3. 物理因子治疗

（1）电刺激治疗：如低频电吞咽治疗仪，通过颈部电极，输出电流，对喉返神经、舌下神经、舌咽神经等与吞咽、言语功能相关的神经进行刺激，强化吞咽肌群和构音肌群的运动功能。当患者主动吞咽时，还可接受同步电刺激，帮助完成吞咽活动。

（2）肌电生物反馈治疗：可增强与吞咽相关肌肉的肌力，促进吞咽动作的协调性，达到改善吞咽功能的目的。

4. 针灸治疗　常用穴位有风池、翳风、廉泉、人迎、合谷、内关、金津、玉液等。

5. 替代进食

（1）鼻饲法：经鼻插入胃管摄食，方法简单，但会使口腔、咽喉部分泌物增加，并妨碍吞咽活动，不宜长时间使用。

（2）间歇性口腔：食管插管摄食，仅摄食时插管，痛苦小，且可避免留置插管对患者造成的不良心理影响。便于保持鼻腔、口腔和咽部的卫生。因为食物经食管摄入，符合生理规律，有促进改善吞咽功能的效果。

6. 手术治疗　经康复治疗 3 个月以上，吞咽功能无改善的患者，应转耳鼻喉科或外科进行会诊，必要时手术治疗。如环状咽肌切断术、喉上抬术、咽瓣成形术、胃造瘘。

（四）误咽与窒息的处理

由于正常吞咽时的气道保护机制发生了障碍，食物误入气管。呛不等于误咽，它是误咽的信号，因气道感觉障碍差异，即使有误咽，不一定有呛的表现。如不明显的误咽，本人不注意继续吃东西，误咽量增加结果引起肺炎。通常误咽引起咳反射，喉头感觉低下时，经常发生呛咳误咽。误咽时，保持冷静，目视下方，令患者弯腰，快速叩其背部催吐。如果发生窒息，立即用吸引器吸引或用手指抠出。

七、Pusher 综合征

Pusher 综合征是一种脑卒中后较为严重的体位控制障碍。由 Davies 首先描述并提出，在国内被译为"倾斜综合征""中线偏移征"或者"身体不成直线"等，也有人将其归为"躯体平衡障碍"。Pusher 综合征患者在任何体位都强烈地由非瘫痪侧向瘫痪侧推离，并抵抗使体重向身体中线或过中线向非瘫痪侧移的被动校正。Pusher 综合征是康复训练中的重症，其病变机制较为复杂，如用常规的康复训练方法往往难以奏效，康复治疗难度较大。研究显示，在脑卒中所有可能的运动感觉后遗症中，对脑卒中后患者日常生活独立和步行影响最大的就是体位控制的障碍，因此可以认为体位的控制也是实现生活自理的最佳"预报器"。

（一）发病机制与病变定位

Davies 认为 Pusher 综合征与顶叶受损后严重的对侧空间忽略有关，并预示 Pusher 综合征趋向于起因右侧大脑病变，而且该病症严重度可以变化。

Kamath HO 等人研究认为：人体内存在有与垂直重心有关的主观姿势垂直和主观视觉垂直两条通路。患有 Pusher 综合征的患者，当其向非偏瘫侧倾斜18°时，患者认为身体方向是垂直的，而其主观视觉垂直没有受到损伤。所以，人体内这两条通路是分离的。主观姿势垂直通路决定了人体对姿势的控制。由于脑卒中损伤了这一与姿势垂直相关的通路而出现了向瘫痪侧倾斜的 Pusher 综合征，即使主观视觉垂直（SVV）的感知不受干扰，直立状态仍然可能受到影响。即当患者感觉自己的身体是端正的时候，正是从脑病变同侧（脑损伤侧）的推离（调整），导致身体向脑损伤对侧倾倒，实际上他们的身体向脑损伤侧倾斜了大约20°角（偏离中心线约18°）。另外，有研究发现23例严重对侧倾斜患者脑梗死MRI投影的重叠区以丘脑后外侧区域（是从脑干到前庭皮质的前庭途径的"中继结构"）为主。提示了这一区域的神经表达紊乱涉及对侧倾斜的问题，而病因学、血管分布及病变范围和其紊乱有密切的关系。目前其病变机制仍不清楚，有待深入研究。

（二）临床表现

左侧偏瘫患者的Pusher综合征的发生率比右侧偏瘫的略高。以左侧偏瘫患者为例，其临床表现形式如下。

1. 头转向右侧，同时向右侧移，即从右肩到颈的距离明显缩短。偏瘫数月后，颈部可能僵硬到几乎不能活动。

2. 患者从其左侧接受刺激的能力降低，如视觉、触觉、运动觉及听觉刺激的接受能力均明显降低，多伴有单侧空间忽略。

3. 躺在床上，患者用健手把住床边，担心掉下来。

4. 坐位时，左臀部负重，左侧躯干明显缩短。坐在轮椅上，身体靠向轮椅左侧坐。试图把重心向右转移会遇到阻力。床椅转移困难，把患者转移到放在其健侧的椅子上尤其困难，其右手和右腿有力地向运动的反方向（左侧）推。

5. 站立时，身体重心偏向左侧，姿势歪斜，甚至治疗师都难以保持患者直立。

6. 行走时，重心不易向右侧转移，左腿屈肌占优势，伸肌支持不充分，健腿迈步困难，一般日常生活活动都相当困难。

Pusher综合征多在早期出现，在6周内缓解，也有少数的Pusher综合征患者症状可持续3~10个月。Pusher患者和非Pusher患者两者的运动功能恢复，在超过3个月周期的研究报告都提示有显著改善。

多数Pusher综合征都伴有单侧空间忽略（约88.2%）、失认、失用（约41.2%）等高级神经认知功能障碍的问题。经严格实验提示Pusher综合征与单侧忽略症可能为两种独立存在的现象，只不过是有时交叉出现。

（三）康复治疗

由于Pusher综合征在一部分偏瘫患者中存在，其表现为姿势不平衡、向瘫痪侧倾倒、站位时瘫痪侧下肢的屈曲模式等特殊的征象以及伴发的单侧空间忽略、疾病失认等神经心理学症状，在治疗中需结合其特殊性，进行针对性的治疗，其最后各种能力的恢复与无Pusher综合征的偏瘫患者基本相同。但是由于存在有特殊征象与症状需要纠正，所以其康复治疗需要较长的时间，应在早期进行。

1. 重心转移训练 由于重心偏向瘫痪侧，早期要训练重心移到非瘫痪侧，后期再训练其将重心向瘫痪侧移，纠正重心的不正常偏移。这里，对于躯干肌的协调性训练十分重要。

2. 伸肌张力强化 在训练站位中，一般瘫痪侧下肢屈肌占优势，患者难以维持站立，要强化训练其伸肌张力，必要时使用站立床、膝夹板、石膏或弹力绷带支持。

3. 平衡训练 双重作业任务的平衡训练和设计复杂的感知情况，以促进恢复日常生活中需要的多样的充分自动性和适应性的平衡技能的训练。当平衡恢复减慢时，如使用扶杖，在无干扰站立的时候可

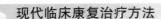

能改善双下肢负重和体位的稳定性。在我们临床的体会，仰卧位的倾斜姿势先消失，然后是坐位，最后是站位。尤其是站位平衡的训练需要较长的时间。

4. 神经心理学症状的治疗　对于伴有的神经心理学症状的，应用半侧空间遮盖眼镜纠正单侧空间忽略，不断地让患者集中注意其忽略的瘫痪侧肢体及应用口令、暗示及提醒的方法纠正其疾病失认。运用口头回忆法进行 ADL 能力的训练。随着神经心理学症状的改善，患者的倾斜症状也能够得到基本纠正。

八、异位性骨化

异位性骨化又称为骨化性肌炎，是脑卒中的并发症之一，因其疼痛多数会妨碍康复治疗的进程。由于其发生机制有许多不明点，有时预防和治疗较难。Hoften 等报告小儿脑外伤的异位性骨化发生率约为 5%；Mharton 等脑卒中调查有 0.5% 发生异位骨化，而日本西崛等报告为 20%。

（一）发病机制

本病为进行性骨质结构在肌肉结缔组织内沉积所引起的肌肉硬化的一种疾病。异位骨化不是脑卒中特有的并发症，病因不清。有学者报道产生骨化有四个因素：①刺激因素，其中挫伤占 60%~70%，可导致血肿，这种损伤可很轻微，仅少量的骨骼肌或肌原纤维受损。②损伤信号，损伤组织或细胞分泌一种信号蛋白。③存在基因表达缺陷的间叶细胞，这些细胞接受适当的信号后可生成骨样或软骨样细胞。④存在连续发生骨化组织的环境，其中信号基因最为关键。

有人认为骨化性肌炎和异位骨化是两个不同的概念。骨化性肌炎是指肌肉组织由于损伤或者出血，导致组织机化，形成硬结和挛缩，应该有明确的局部损伤史，局部疼痛不一定很明显，但有一定程度的活动受限，骨化性肌炎未必在关节周围，而是比较集中在肌肉内。异位骨化的病因不很清楚，因此预防困难。目前比较强调避免损伤局部，但是有时没有任何损伤，也可以发生。目前一些书籍的定义不统一，骨科学常说的骨化性肌炎和神经科常说的异位骨化，两者描述的临床表现虽有差异，但是基本雷同。

（二）诊断

Kewaramam 等认为将异位性骨化发生分成阶段，对诊断有意义。Wharton 等将异位骨化的形成分为 3 个阶段（表 3-31），最终性诊断主要根据 X 线所见的骨化像。发生初期不显示骨化征象，但是局部红肿痛，ALP（碱性磷酸酯酶）和 CPK（肌酸磷酸激酶）值上升，骨质扫描测定局部值增高等改变均有临床意义。

表 3-31　Whartor 异位骨化 3 阶段分类法

阶段	临床及化验所见	X 线所见
Ⅰ急性期	肿胀，皮肤红斑，局部发热，运动限制，血沉加快，血清 ALP 及 CPK 升高	初期 X 线正常，软组织上斑点分布，形成稀疏的骨小梁（无新生骨），骨扫描密度增加
Ⅱ亚急性期	多见持续性局部发热，皮肤红斑，肿胀消退。运动进一步受限，可触及不规则肿块，血沉值常常升高。血液 AIP 和 CPK 不上升或正常	斑点状的新生骨区域略减少，进一步出现有骨小梁性的新生骨。骨扫描值升高
Ⅲ慢性期	局部发热、红斑、肿胀多消失。运动进一步受限。可触及骨块。化验值多正常	在成熟的骨上，点状物消失。定期 X 线检查骨也无变化。骨密度定期检查相对减少

X 线确诊报告的发现时间多在 1~6 个月内。早期或更长时间后也有发现。一般为临床上在 X 线确认之前，发生局部肿胀、肿痛，要追究其产生的缘由。

脑卒中的易发部位为瘫痪肢体，下肢见髋、膝关节处，上肢多在肘和肩部大关节处。手足小关节处很少发生。

（三）康复治疗

1. 预防为主　Finkle 认为早期合理治疗可以减少异位性骨化的发生，早期康复治疗具有预防效果。但是过度的 ROM 训练可以导致肌肉内小出血，形成骨化，因此施行保护十分重要。体位变换时，瘫痪肢体的处理要十分谨慎。在预防和治疗方面，首先应加强对容易发生异位骨化的创伤患者护理，切忌对关节进行粗暴被动运动与锻炼活动。一旦怀疑有异位骨化则不能进行被动活动，即让患者的关节主动活动限制在无痛的幅度范围内。

2. 药物　1-disphonate 有一定效果。

3. 物理因子疗法　按照病变不同阶段采用各种疗法。

4. 中西医结合的分期治疗。

（1）急性期（反应期）：局部软组织出现肿块，有时发热伴有局部疼痛，关节活动受限，X 线摄片示软组织内有不规则棉絮状模糊或关节周围云雾状的钙化阴影。以肘关节骨化性肌炎为例，在前臂伸屈肌、肱二头肌及肱三头肌近肘关节处采用轻柔适中的抚摸揉推弹拨等手法，以松解剥离肌腱腱膜及肌肉的粘连，其后术者一手持患肢腕部，一手持肘关节上中部，轻微持续牵引，再持患肢腕部轻柔地做肘关节无痛下的内收、外展和前后屈伸方向的抖动及环转手法。切忌手法粗暴及对局部肿块和关节囊行按摩刺激，更忌对肘关节用力拔伸牵引、硬性内翻、外翻及前后屈伸。手法治疗期间同时配合局部中药熏洗并指导患者行无痛或稍痛下肘关节主动活动功能锻炼。

（2）中期（活跃期）：发热、局部皮温高、压痛、质硬肿块，局部肿块因逐渐骨化较前增大明显，肌肉僵硬萎缩，关节疼痛不明显；关节功能活动障碍；X 线摄片示肿物周围花边状新骨大量生成，界限清楚，经过一段时间后，肿物停止发展并有所缩小，而形成较为致密的骨化性团块。可给予患肢依照早期手法按摩，然后，术者一手持患肢肘关节近端，一手持患肢前臂中部，柔和稍用力逐渐被动屈伸肘关节。常常可听到骨化性肌炎断裂声及粘连撕裂声，此时肘关节的被动活动可达到基本正常范围。如遇骨性阻挡，切忌强行被动屈伸，以免再次发生骨折。应待骨化组织逐渐成熟及局限后，行手术治疗。手法治疗后，局部中药熏洗治疗，并指导患者在疼痛可耐受情况下，行肘关节以主动活动为主，被动活动为辅的功能锻炼。

（3）晚期（骨化期）：局部无疼痛、肌肉僵硬萎缩严重、关节强直在某一体位或仅有轻微的活动度；X 线摄片示，出现壳状骨性软骨，骨化范围局限，骨化明显致密。行手术切除骨化组织及关节松解术，如肘外侧切口，在肱骨外髁嵴部分别向肘前及肘后剥离，显露骨化组织后将其切除并彻底松解粘连组织，闭合切口前应松止血带仔细止血，放置负压引流。术后经 3 周制动，进行关节主动活动以免再发生粘连，待刀口愈合拆线后，行中药熏洗治疗。异位性骨化有再发的可能。

九、脑卒中后焦虑与抑郁

脑卒中发生后心理反应历经的阶段大体有震惊期、否认期、抑郁或焦虑期、对抗或依赖期、承受（适应）期。故认为焦虑和抑郁是脑卒中后的一种正常心理反应过程。各阶段可持续几天、数周，甚至几个月；各阶段可全部表现，也有的仅出现几个阶段或交叉出现，表现也程度不一。因此康复治疗时，要根据患者心理变化规律特点，有针对性地进行心理治疗，促使患者接受残存的功能障碍和重新获得满意的生活质量。

（一）脑卒中焦虑状态

1. 诊断　发作时，患者多自觉恐惧、紧张、忧虑、心悸、出冷汗、震颤及睡眠障碍等。无论是焦虑症或焦虑状态，临床多用抗焦虑药治疗。

（1）可疑诊断：焦虑自评量表（SAS）大于 41 分，提示可能存在焦虑。

（2）严重程度：按照汉密尔顿焦虑量表（HAMD）评定。以总分<7 分为无焦虑、>7 分可能有焦虑、>14 分为中度焦虑、>24 分为重度焦虑的标准，评定焦虑症状的严重程度。

2. 心理治疗　家庭成员、心理医师、临床医师、责任护士都应分别对患者进行心理暗示，正面激励患者。针对患者不同情况，尽量消除存在的顾虑，增强其战胜疾病的信心。

3. 药物治疗　抗焦虑药其安定作用较弱，对精神患者无效，但可稳定情绪减轻焦虑及紧张状态，并能改善睡眠；尚有肌肉松弛作用。本类药不引起锥体外系症状。但长期应用可产生习惯性，亦可成瘾，突然停药可产生戒断症状。

目前常用的安全有效的抗焦虑药有氟西汀、氯氮平、地西泮、艾司唑仑、硝西泮及甲丙氨酯等。

（二）脑卒中后抑郁状态

脑卒中后抑郁状态是脑卒中常见的并发症之一，为感觉"情绪低落"的忧伤或郁闷，是对丧失、失望或者失败所产生的一种正常或异常的负性情绪反应。其发生率占脑卒中患者的 30%～60%。它不仅可以使神经功能缺损恢复时间延长、生活质量下降，甚至可以使死亡率增加。由于临床医师重视不足，其漏诊率高达 75%。早期诊断并给予 PSD 患者适当的抗抑郁治疗，是提高生存质量和医疗质量的有效途径。抑郁在最初 3 个月发病率为 25%，对康复可能有明显的负面影响。

主半球前部包括额叶的外侧主要部分或左侧基底节病损可发生抑郁，认为与脑干蓝斑等处向左额叶和左丘脑投射 NE 和 5-HT 纤维受到损伤有关。

1. 诊断

（1）可疑诊断：抑郁自评量表（SDS）大于 41 分，提示可能存在抑郁。

（2）严重程度：汉密尔顿抑郁量表（HAMD），以总分<8 分为无抑郁、≥8 分为轻度抑郁、≥17 分为中度抑郁、≥24 分为重度抑郁的标准，评定 PSD 抑郁症状的严重程度。

2. 心理治疗　在积极治疗原发病、康复和处理危险因素外，家庭成员、心理医师、临床医师、责任护士分别对患者进行心理治疗（解释、安慰、鼓励、保证），针对患者不同情况，尽量消除存在的顾虑，增强其战胜疾病的信心。继发性者除去原发致病因素外，对脑卒中抑郁症状群的处理原则上与原发性抑郁症相同。

3. 药物治疗　抗抑郁药的作用是从不同角度（酶或受体或摄取泵）提高 NE（去甲肾上腺素）或 5-HT（5-羟色胺）。

（1）三环类抗抑郁药（TCA）：常用阿米替林、多塞平，还有丙米嗪、氯米帕明等。三环类抗抑郁药的适应证为各种类型抑郁症，有效率为 70%～80%，起效时间为 1～2 周，剂量范围为 12.5～25mg/d，缓慢加量，分次服。因镇静作用较强，晚间剂量宜大。马普替林虽为四环结构，但药理作用与三环类抗抑郁药一致。

（2）5-羟色胺再摄取抑制剂（SSRI）：目前抗抑郁药以5-羟色胺再摄取抑制剂为首选。如氟西汀（百忧解）适应证除抑郁障碍外，也能治疗强迫症、神经性贪食症。尽管SSRI比TCA的不良反应明显少而轻，且有每日1次服药的简便优点，但本身也有兴奋、激动、失眠、恶心、腹泻、性功能障碍的不良反应。氟西汀因其镇静作用小，可白天服用。为减轻胃肠道刺激作用，宜餐后服用。一般2~4周出现疗效。老年体弱者宜从半量开始。喜普妙（西酞普兰）是选择性最强的，安全性高，药物相互作用少，较适合老年和躯体障碍伴发的抑郁。西酞普兰每片20mg，成人常用剂量为20~40mg/d。帕罗西汀（盐酸帕罗西汀片），一般剂量为每日20mg。早餐时顿服。与所有的抗抑郁药物的治疗应维持数月以巩固疗效。停药方法与其他精神药物相似，需逐渐减量，不宜骤停。

与此同时，近几年也发展了选择性NA再摄取抑制剂（NRI），5-HT和NA再摄取双重抑制剂（SNRI），NA能与特异性5-HT能抗抑郁剂（NaSSA）等一系列新型抗抑郁药，如万拉发新、米氮平、噻奈普丁、安非他酮。米氮平（瑞美隆）：成人和老人起使剂量应为15mg/d，临睡前服用1次或分次早晚各服1次。逐渐加大剂量至获最佳疗效，有效剂量通常为15~45mg。应连续服用，最好在症状完全消失4~6个月后再逐渐停药。

对抗抑郁药物不良反应较重者，宜减量、停药或换用其他药。一般不主张两种以上抗抑郁药联用。

（姜　剑）

第四节　颅脑损伤

一、概述

颅脑损伤（TBI）是因外力导致大脑功能的改变或者病理的改变引起的暂时性或永久性神经功能障碍。TBI发病率仅次于四肢创伤，主要见于交通事故、坠落、跌倒和运动损伤等。TBI主要有3个关键要素：外界暴力、大脑功能改变和大脑病理改变的证据。

外界暴力主要包括以下事件：①头撞击到物体上。②头被物体撞击。③头部没有直接的外部创伤，但大脑处于加速或减速的运动中。④异物穿透大脑。⑤爆炸等产生的冲击力等。

大脑功能改变即为有以下临床症状中的一种：①任何时期意识的丧失或下降。②受伤前或受伤后记忆的丢失。③神经损伤的症状（乏力、失去平衡、视觉改变、瘫痪、感觉缺失、失语等）。④损伤时精神状态的改变（思维减慢）。

大脑病理改变的证据主要包括视觉、神经影像学或实验室检查确认有大脑的损伤。一般来说，颅脑损伤可以根据临床标准直接诊断，但是，随着现代影像技术的提高，有助于诊断临床症状不明显或迟发性的患者。

外力作用可导致颅骨、脑膜、脑血管和脑组织的损伤。按伤后脑组织与外界相通与否，分为闭合性损伤和开放性损伤。撞击可造成头加速-减速运动，致脑组织受剪力作用发生应变，使轴突、毛细血管和小血管损伤引起弥漫性脑损伤。按损伤病理机制，分为原发性损伤和继发性损伤。前者指在头部受到撞击后即刻发生的损伤，如脑震荡、脑挫裂伤；后者是在原发性损伤的基础上因颅内压增高或脑受到压迫而出现的一系列病变，如脑缺血、缺氧等。

单纯脑震荡有短暂的意识丧失，一般不超过6~12小时，无明显的结构变化，没有永久性的脑损伤，也不遗留神经功能障碍，患者几天后即可恢复正常的活动。脑震荡后遗症包括头痛、头晕、疲劳、轻度恶心、呕吐等，并有逆行性遗忘，神经系统检查无阳性体征。

脑挫伤常常伴有擦伤和压伤，软脑膜尚完整；脑裂伤是软脑膜、血管和脑组织同时有裂伤。脑挫裂伤的继发性改变即脑水肿和血栓形成，具有更为重要的临床意义。脑挫裂伤后立即发生意识障碍，意识障碍的程度和持续时间与脑挫裂伤的程度、范围直接相关，绝大多数在半小时以上，重者可长期持续昏迷，同时伴有阳性神经系统体征。额叶、颞叶的挫伤可能由于脑在不平的骨面上移动所致，神经功能障碍的发生率和死亡率均比脑震荡高。

颅内血肿是一种较为常见的致命的继发性损伤，其严重性在于可引起颅内压增高而导致脑疝。依部位不同，分为硬膜外血肿、硬膜下血肿及脑内血肿等。早期及时处理，可在很大程度上改善预后。

临床上常把成人昏迷时间长短看作判断伤势严重程度的指标。意识丧失期过后，大多数患者遗留躯体和认知方面的障碍，其严重程度与损伤的严重性、脑损伤的性质和临床并发症有关。行为问题包括易怒、消极状态、不能克制的状态和精神病行为。

虽然颅脑损伤可导致运动功能障碍，但精神和认知功能障碍可能更为严重。记忆丧失、智力损害、情感和行为的障碍、个性的改变等不仅对治疗的反应不良，也会对患者的日常生活、再就业教育及参与社会能力等造成很大障碍。虽然脑外伤失语较脑卒中少见，但是在伤后 4~6 个月的失语很少能完全治愈，需要比脑卒中更长的时间才能获得功能改善。

二、康复评定

（一）颅脑损伤严重程度的评定

脑损伤的程度主要通过意识障碍的程度反映，昏迷的深度和持续时间是判断 TBI 严重程度的指标。国际上普遍采用格拉斯哥昏迷量表（Glasgow coma scale，GCS）（表 3-32）来判断急性损伤期的意识状况。该方法检查颅脑损伤患者的睁眼反应、言语反应和运动反应 3 项指标，确定这 3 项反应的计分后，再累积得分，作为判断伤情轻重的依据。GCS 能简单、客观、定量评定昏迷及其深度，而且对预后也有估测意义。

表 3-32　格拉斯哥昏迷量表（GCS）

项目	试验	患者反应	评分
睁眼反应	自发	自己睁眼	4
	言语刺激	大声向患者提问时患者睁眼	3
	疼痛刺激	捏患者时能睁眼	2
	疼痛刺激	捏患者时不睁眼	1
运动反应	口令	能执行简单命令	6
	疼痛刺激	捏痛时患者拨开医生的手	5
	疼痛刺激	捏痛时患者撤出被捏的手	4
	疼痛刺激	捏痛时患者身体呈去皮质强直（上肢屈曲，内收内旋；下肢伸直，内收内旋，踝屈曲）	3
	疼痛刺激	捏痛时患者身体呈去大脑强直（上肢伸直，内收内旋，腕指屈曲；下肢去皮质强直）	2
	疼痛刺激	捏痛时患者毫无反应	1

续　表

项目	试验	患者反应	评分
言语反应	言语	能正确会话，并回答医生他在哪、他是谁及年和月	5
	言语	言语错乱，定向障碍	4
	言语	说话能被理解，但无意义	3
	言语	能发出声音但不能被理解	2
	言语	不发声	1

GCS 总分为 15 分。根据 GCS 计分和昏迷时间长短分为：

轻度脑损伤：13~15 分，昏迷时间在 20 分钟以内。

中度脑损伤：9~12 分，伤后昏迷时间为 20 分钟~6 小时。

重度脑损伤：≤8 分，伤后昏迷时间在 6 小时以上；或在伤后 24 小时内出现意识恶化并昏迷 6 小时以上。

在重度脑损伤中，持续性植物状态占 10%，是大脑广泛性缺血性损害而脑干功能仍然保留的结果。持续性植物状态的诊断标准：①认知功能丧失，无意识活动，不能执行指令。②保持自主呼吸和血压。③有睡眠-觉醒周期。④不能理解和表达言语。⑤能自动睁眼或刺痛睁眼。⑥可有无目的性眼球跟踪活动。⑦下丘脑及脑功能基本正常。以上 7 个条件持续 1 个月以上。

最小意识状态是植物状态和觉醒之间的状态，指患者仍有严重意识障碍，但既不符合昏迷也不符合植物状态的诊断，存在部分意识，如视追踪、听觉、疼痛觉、情感等反应，预后较植物状态好。最小意识状态的诊断标准：①遵从简单的指令。②不管正确性如何，可以用姿势或语言来回答是或否。③可被理解的语言。④有目的性的行为，包括偶然出现的与环境刺激有关的动作和情绪反应，而不是不自主动作。以上 1 种或多种行为反复或持续存在。

（二）认知功能障碍

认知功能主要涉及记忆、注意、理解、思维、推理、智力和心理活动等，属于大脑皮质的高级活动的范畴。认知功能障碍包括意识改变、记忆障碍、听力理解异常、空间辨别障碍、失用症、失认症、忽略症、体象障碍、皮质盲和智能障碍等。常用认知功能的评定方法请参阅第三章第一节。

（三）行为障碍

主要依据症状判断，如攻击、冲动、丧失自制力、无积极性及严重的强迫观念、癔症等。

（四）言语障碍

有关言语障碍评定的方法请参阅相关内容。颅脑损伤患者言语障碍的特点是：①言语错乱，在失定向阶段主要为错乱性言语，表现为失定向，对人物、时间、地点等不能辨认，答非所问，但没有明显的词汇和语法错误，不配合检查，且意识不到自己回答的问题是否正确。②构音障碍常见。③命名障碍亦常见，而且持续很久。④失语，除非直接伤及言语中枢，真正的失语较少见，在失语者中约有 50% 为命名性失语。另外对复杂资料理解差也很常见。

（五）运动障碍

颅脑损伤可所致的运动障碍可以多种多样。肌力下降、关节活动受限影响运动功能，肌张力异常会影响运动控制，还可以有平衡与协调障碍、共济失调、震颤、运动反应迟钝等，相关的评定方法请参阅相关内容。

（六）日常生活活动能力

由于脑损伤患者多有认知障碍，所以在评定日常生活活动能力时，宜采用包含有认知项目的评定，如独立生活能力评定。

（七）颅脑损伤结局

采用格拉斯哥预后评分（Glasgow outcome scale，GOS）（表3-33）预测颅脑损伤的结局。

表3-33　格拉斯哥预后评分（GOS）

分级	简写	特征
Ⅰ. 死亡	D	死亡
Ⅱ. 持续性植物状态（persistent vegetable state）	PVS	无意识、无言语、无反应，有心跳呼吸，在睡眠觉醒阶段偶有睁眼，偶有呵欠、吸吮等，无意识动作，从行为判断大脑皮质无功能。 特点：无意识但仍存活
Ⅲ. 严重残疾（severe disability）	SD	有意识，但由于精神、躯体残疾或由于精神残疾而躯体尚好而不能自理生活。记忆、注意、思维、言语均有严重残疾，24小时均需他人照顾。 特点：有意识但不能独立
Ⅳ. 中度残疾（moderate disability）	MD	有记忆、思维、言语障碍、极轻偏瘫、共济失调等，可勉强利用交通工具，在日常生活、家庭中尚能独立，可在庇护性工厂中参加一些工作。 特点：残疾，但能独立
Ⅴ. 恢复良好（good recover）	GR	能重新进入正常社交生活，并能恢复工作，但可遗留各种轻的神经学和病理学缺陷。 特点：恢复良好，但仍有缺陷

三、康复治疗

TBI患者的康复应是全面康复，从急诊外科手术、ICU阶段开始，一直到康复中心、社区康复和家庭的康复指导，应帮助患者安排从康复机构到社区的过渡。在每个阶段均应帮助患者及家庭面对伤病现实、精神和社会能力方面的变化。重度颅脑损伤患者的康复需要持续许多年，一些患者需要长期照顾。

TBI的康复治疗可以分3个阶段进行：早期、恢复期和后遗症期康复治疗。早期指的是患者生命体征稳定、神经功能缺损症状稳定后48小时内，以综合医院为主的康复治疗；恢复期主要在康复中心、门诊或家庭的康复治疗；后遗症期是指以社区及家庭重新融入性训练为主的康复指导。

（一）早期康复治疗

颅脑损伤后，无论手术与否，适当的非手术治疗，均不可缺少。所以非手术治疗在治疗中占据着十分重要的地位，并且应采取综合性治疗措施。早期康复处理有助于预防并发症，如挛缩、压疮、异位骨化以及神经源性肠道和膀胱等问题。这些并发症如不积极防止，将给运动功能的恢复造成极大的困难，甚至成为不可逆的状态，严重阻碍存活患者以后的康复。

1. 康复目标　稳定病情，提高患者的觉醒能力，促进健忘症康复，预防并发症，促进功能康复。

2. 康复治疗

（1）药物和外科手术治疗：目的是减少脑水肿、治疗脑积水、清除血肿及监测脑压和脑灌注等。一般说来，一旦患者病情（包括基础疾患、原发疾患、并发症等）稳定 48~72 小时后，即使患者仍处于意识尚未恢复的状态，也应考虑加以康复治疗。

（2）支持疗法：给予高蛋白、高热量饮食，避免低蛋白血症，提高机体的免疫力，促进创伤的恢复及神经组织的修复和功能重建。所提供的热量宜根据功能状态和消化功能情况逐步增加，蛋白质供应量为每天每千克体重 1g 以上，可从静脉输入高营养物质，如复方氨基酸、白蛋白等，同时保持水和电解质平衡。当患者逐渐恢复主动进食功能时，应鼓励和训练患者吞咽和咀嚼。

（3）保持良姿位：让患者处于感觉舒适、对抗痉挛模式、防止挛缩的体位。头的位置不宜过低，以利于颅内静脉回流；偏瘫侧上肢保持肩胛骨向前、肩前伸、肘伸展，下肢保持髋、膝微屈，踝中立位。要定时翻身、变换体位，预防压疮、肿胀和挛缩。可使用气垫床、充气垫圈，预防压疮的发生。每日至少 1 次全身热水擦身，大小便后用热毛巾擦干净。

（4）促醒治疗：昏迷是一种丧失意识的状态，既不能被唤醒也没有注意力，眼睛闭合，因而缺乏睡眠/清醒周期，对指令没有运动反应，也没有语言。昏迷存在于损伤的早期阶段，通常持续不超过 3~4 周。植物状态是患者没有认知的体征，但可回到清醒状态，语言刺激时眼睛可睁开，尽管有睡眠/清醒周期、正常的血压和正常的呼吸，但患者不能进行语言交流及产生有组织的、分离的运动反应。

严重颅脑损伤的恢复首先从昏迷和无意识开始，功能恢复的大致顺序为：自发睁眼→觉醒周期性变化→逐渐能听从命令→开始说话。意识障碍的促醒治疗包括康复治疗、高压氧治疗、药物治疗及针灸治疗等。可以应用各种神经肌肉促进和刺激方法加速其恢复的进程，帮助患者苏醒、恢复意识。应给昏迷的 TBI 患者安排适宜的环境，有计划地让患者接受自然环境发出的刺激，让家庭成员参与并对其教育和指导，定期和患者语言交流。家庭成员和治疗小组成员须了解与患者说话的重要性，在床边交谈时须考虑患者的感觉，尊重患者的人格，并提供特定的输入，鼓励患者主动的反应。家庭成员应提供一些重要的信息如患者喜欢的名字、兴趣爱好和憎恶等，还可以让患者听喜爱和熟悉的歌曲、音乐等。通过患者的面部表情或脉搏、呼吸、睁眼等变化观察患者对各种刺激的反应。

直立姿势训练、肢体按摩、被动运动及快速擦刷、拍打、挤压、冰刺激偏瘫侧肢体皮肤，对大脑有一定的刺激作用，同时有助于维持与恢复关节的活动范围。还可利用一些不断变化的五彩灯光刺激视网膜、大脑皮质等。利用针灸刺激头部和躯干的相应腧穴，如感觉区、运动区、百会、四神聪、神庭、人中、合谷、内关、三阴交、劳宫、涌泉、十宣等，可促进认知和运动功能的恢复。

（5）排痰引流，保持呼吸道通畅：每次翻身时用空掌从患者背部肺底部顺序向上拍打至肺尖部，帮助患者排痰；指导患者做体位排痰引流。

（6）维持肌肉和其他软组织的弹性，防止挛缩或关节畸形：进行被动关节活动范围的练习，对易于缩短的肌群和其他软组织进行伸展练习，每天 2 次以保持关节、软组织的柔韧性。

（7）尽早活动：一旦生命体征稳定、神志清醒，应尽早帮助患者进行深呼吸、肢体主动运动、床上活动和坐位、站位练习，循序渐进。可应用起立床对患者进行训练，逐渐递增起立床的角度，使患者逐渐适应，预防体位性低血压。在直立练习中应注意观察患者的呼吸、心率和血压的变化。应让患者在其能耐受的情况下站立足够长的时间，以牵拉易于缩短的软组织，使身体负重，防止骨质疏松及尿路感染。站立姿势有利于预防各种并发症，对保持器官的良好功能是重要的：①刺激内脏功能，如肠蠕动和膀胱排空。②改善通气（腹部器官向下移动给肺足够的扩张空间、重新分布气流到基底肺叶，并改变通气/血流比值)。③如果自动调节正常,由于脑静脉回流增加,可降低增高的颅内压(如果自动调节受损,患者站立期间,应监测血压和颅内压,因为直立位可导致脑血流的大幅度减少)。此外,站立还可以改善患者的心理等。

(8)物理因子治疗:对弛缓性瘫痪患者,可利用低频脉冲电刺激疗法增强肌张力、兴奋支配肌肉的运动或感觉神经,以增强肢体运动功能。

(9)矫形支具的应用:如果运动和训练不能使肌肉足够主动拉长,应使用矫形器固定关节于功能位;对肌力较弱者给予助力,使其维持正常运动。

(10)高压氧治疗:颅脑损伤后及时改善脑循环,保持脑血流相对稳定,防止灌注不足或过多,将有利于减轻继发性损害,促进脑功能恢复。高压氧在这方面有不可低估的作用。

高压氧的基本原理和对神经系统的作用:①提高血氧张力,增加血氧含量。②增加脑组织、脑脊液的氧含量和储氧量。③提高血氧弥散,增加有效弥散距离。④减少脑皮质血流,降低脑耗氧量,增强脑缺血的代偿反应,改善脑缺氧所致的脑功能障碍,促进脑功能的恢复。⑤收缩脑血管,减轻脑水肿,降低颅内压,改变血脑屏障的通透性。⑥改善脑电活动,促进觉醒状态。

高压氧的治疗方法:可按常规方案进行,临床治疗一般应用2~3个绝对大气压(ATA),面罩间歇吸氧,即呼吸纯氧20分钟,换吸空气10分钟,如此反复4次,总共吸氧80分钟,每天1次,10次为一个疗程。纯氧舱持续吸氧不超过1.5小时。高压氧治疗过程中,结合药物治疗可以提高治疗效果。

(二)恢复期康复治疗

脑是高级神经中枢,是学习的重要器官。不同程度的脑损伤后,出现不同程度的认知障碍,以致学习困难。随着损伤的修复,经过训练,仍可以学习新的东西。康复治疗也是学习的过程。

1. 康复目标 减少患者的定向障碍和言语错乱,提高记忆、注意、思维、组织和学习能力;最大限度地恢复感觉、运动、认知、语言功能和生活自理能力,提高生存质量。

2. 康复治疗 TBI是一种弥漫性、多部位的损伤,因此在躯体运动、认知、行为和人格方面的残损,因损伤方式、范围和严重程度的差异而有很多不同。而认知和行为的相互作用,更增加其复杂性。

在颅脑损伤的康复中,运动、语言、心理等治疗可参见第五章第一节脑卒中的康复。本节主要介绍认知、知觉和行为障碍的治疗。

(1)认知障碍的治疗:处于恢复期的患者一般都具有一定程度的运动和认知功能障碍。除有运动功能障碍外,常伴有记忆困难、注意力不集中、思维理解困难和判断力降低等认知障碍,认知功能训练是提高智能的训练,应贯穿于治疗的全过程。目前针对TBI的认知康复方法主要有作业疗法、电脑辅助和虚拟认知康复、电磁刺激等。对认知障碍的训练治疗,没有一个统一固定的模式和方法,因为患者的认知障碍表现是复杂多样的,所以必须根据患者的具体情况采取灵活多变的方法,同时尽可能多地利用周围有益的环境因素给予患者良性刺激,以促进其认知功能的改善。

1)记忆训练:记忆是过去感知过、体验过和做过的事物在大脑中留下的痕迹,是过去的经验在人脑中的反映,是大脑对信息的接收、储存及提取的过程。短期记忆是指保持信息1分钟至1小时的能力;长期记忆是保持信息1小时或更长时间的能力。改善记忆功能可辅助用尼莫地平(尼莫通,nimotop)30mg,每日3次;或石杉碱甲(哈伯因)100μg,每日3次。进行记忆训练时,注意进度要慢,训练从简单到复杂,将记忆作业化整为零,然后逐步串接。每次训练的时间要短,开始要求患者记住的信息量要少,信息呈现的时间要长,以后逐步增加信息量。患者成功时应及时强化,给予鼓励,增强信心。如此反复刺激，反复训练，提高记忆能力。

2）注意训练：注意是心理活动对一定事物的指向和集中。TBI 患者往往不能注意或集中足够的时间去处理一项活动任务，容易受到外界环境因素的干扰而精力分散。

3）思维训练：思维是心理活动最复杂的形式，是认知过程的最高阶段，是脑对客观事物概括和间接的反映。思维包括推理、分析、综合、比较、抽象、概括等多种过程，而这些过程往往表现在人类对问题的解决中。根据患者存在的思维障碍进行有针对性的训练。

（2）知觉障碍的治疗：知觉障碍治疗法有 3 种，即功能训练法、转换训练法和感觉运动法，以前者最常用。

1）功能训练法：在功能训练中，治疗是一个学习的过程，要考虑每个患者的能力与局限性，将治疗重点放在纠正患者的功能问题上，而不是放在引起这些问题的病因上，使用方法是代偿和适应。要对存在的问题进行代偿，首先要让患者了解自己存在的缺陷及其含义，然后教会其使用健存的感知觉功能的技巧。适应指的是对环境的改进。训练中应注意用简单易懂的指令，并建立常规方法，用同样的顺序和方式做每个活动，并不断重复练习。

2）转移训练法：是需要一定知觉参与的活动练习，对其他具有相同知觉要求的活动能力有改善作用。使用特定的知觉活动，如样本复制、二维和三维积木、谜语这类活动可以促进 ADL 的改善。

3）感觉运动法：通过给予特定的感觉刺激并控制随后产生的运动，可以对大脑感觉输入方式产生影响。①单侧忽略：主要出现在左侧。进行一些刺激忽略侧的活动、改变环境，使患者注意偏瘫侧，如将食物、电灯、电话、电视机置于患者偏瘫侧，站在患者偏瘫侧与其交谈，进行躯体和视觉越过中线的活动，让患者知道它的存在。②视觉空间失认：在抽屉内、床头柜上只放少数最常用的物品，对其中最多用的再用鲜艳的颜色标出，使用语言性提示和触摸，多次重复进行练习，并练习从多种物品中找出特定的物品；练习对外形相似的物体进行辨认，并示范其用途。③空间关系辨认：适当的分级活动可帮助患者恢复掌握空间关系的能力，先练习从包含 2 项内容的绘画中选择 1 项适当的内容，再练习从包含 3 项内容的绘画中选择 1 项适当的内容，最后练习从一整幅绘画中选择 1 项适当的内容。逐渐升级到较为正常的刺激水平。④空间位置：练习将钢笔放入杯中，按照要求摆放物品，并描述两种物品的不同位置。经过针对性的训练，患者的知觉功能将有改善。

（3）行为障碍的治疗：TBI 患者的行为障碍是多种多样的。行为异常的治疗目的是设法消除他们不正常、不为社会所接受的行为，促进其亲社会行为。治疗方法如下。

1）创造适合于行为治疗的环境：环境安排应能保证增加适当行为出现的概率，尽量降低不适当行为发生的概率。稳定、限制的住所与结构化的环境，是改变不良行为的关键。

2）药物：一些药物对患者的运动控制、运动速度、认知能力和情感都有一定效果。多应用对改善行为和抑制伤后癫痫发作有效而副作用少的药物，如卡马西平、乙酰唑胺、氯巴占等。

3）行为治疗：行为障碍可分为正性行为障碍和负性行为障碍。正性行为障碍常表现为攻击他人，而负性行为障碍常表现为情绪低落、感情淡漠，对一些能完成的事不愿意做。治疗原则是：①对所有恰当的行为给予鼓励。②拒绝奖励目前仍在继续的不恰当行为。③在每次不恰当行为发生后的短时间内，杜绝一切奖励性刺激。④在不恰当行为发生后应用预先声明的惩罚。⑤在极严重或顽固的不良行为发生之后，给患者以其厌恶的刺激。

（三）后遗症期康复治疗

TBI 患者经过临床处理和正规的早期和恢复期的康复治疗后，各种功能已有不同程度的改善，但部分患者仍遗留不同程度的功能障碍。因此后遗症期康复以社区康复、家庭康复、职业康复、社会康复等为主。

1. 康复目标是使患者学会应对功能不全的状况，学会用新的方法代偿功能不全，增强患者在各种环境中的独立和适应能力，回归社会。以最终提高 ADL 能力、社会参与能力、职业技能、生活质量为主要目标。

2. 康复治疗

（1）日常生活活动能力训练：利用家庭或社区环境继续加强日常生活活动能力的训练，强化患者自我照料生活的能力，逐步与外界社会直接接触。学习乘坐交通工具、购物、看电影等。

（2）职业训练：TBI 患者中大部分是青壮年，其中不少在功能康复后尚需重返工作岗位，部分可能要变换工作。应尽可能对患者进行有关工作技能的训练。

（3）矫形器和辅助器具的应用：有些患者需要应用矫形器改善功能。对运动障碍患者可能需要使用各种助行工具；自理生活困难时，可能需要各种自助辅具等。

（姜　剑）

第五节　脊髓损伤

一、概述

脊髓损伤（SCI）是指各种原因引起的脊髓结构、功能的损害，造成损伤平面以下的运动、感觉、自主神经功能障碍。脊髓损伤分外伤性和非外伤性。颈脊髓损伤造成上肢、躯干、下肢及盆腔脏器的功能损害时称四肢瘫；胸段以下脊髓损伤造成躯干、下肢及盆腔脏器功能障碍而未累及上肢时称截瘫。截瘫包括马尾和圆锥损伤，但不包括骶丛病变和椎管外周围神经损伤。

（一）流行病学

外伤性脊髓损伤的发病率因各国情况不同而有差别，发达国家比发展中国家发病率高。美国的发病率为（20~45）/100 万，患病率为 900/100 万。中国北京地区的调查资料显示，年发病率为 68/100 万左右。各国统计资料显示脊髓损伤均以青壮年为主，年龄在 40 岁以下者约占 80%，男性为女性的 4 倍左右。国外 SCI 的主要原因是车祸、运动损伤等，我国则为高处坠落、砸伤、交通事故等。

（二）病理生理

不完全性脊髓损伤伤后 3 小时灰质中出血较少，白质无改变，此时病变呈非进行性、可逆；至伤后6~10 小时，出血灶扩大不多；24~48 小时后神经组织水肿逐渐消退。完全性脊髓损伤伤后 3 小时脊髓灰质中呈多灶性出血，白质尚正常；伤后 6 小时灰质中出血增多，白质水肿；12 小时后白质中出现出血灶，神经轴突开始变性，灰质中神经细胞变性坏死；24 小时后灰质中心出现坏死，白质中多处轴突变性。完全性脊髓损伤脊髓内的病变呈进行性加重，所以脊髓损伤的急救治疗是很重要的，通常脊髓损伤后 6 小时内是抢救的黄金时期。

（三）脊髓损伤引起的一系列变化和功能障碍（图3-44）

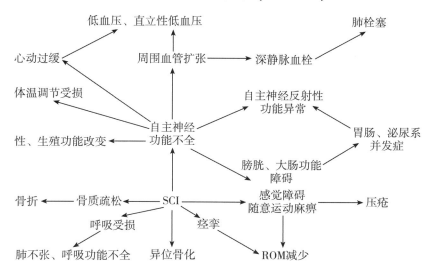

图3-44　脊髓损伤对机体功能的影像

（四）临床表现

脊髓损伤的主要临床特征是脊髓休克、运动障碍（四肢瘫或截瘫）、感觉障碍、体温控制障碍、痉挛、排便功能障碍、性功能障碍等。不完全性脊髓损伤具有特殊的表现：

1. 中央束综合征　常见于颈脊髓血管损伤。血管损伤时，脊髓中央先开始发生损害，再向外周扩散。上肢的运动神经偏于脊髓的中央，而下肢的运动神经偏于脊髓的外周，造成上肢神经受累重于下肢，因此上肢功能障碍比下肢明显。患者有可能可以步行，但上肢部分或完全麻痹。

2. 半切综合征常见于刀伤或枪伤。只损伤脊髓半侧，由于温痛觉神经在脊髓发生交叉，因而造成损伤同侧肢体本体感觉和运动丧失，对侧痛温觉丧失。

3. 前束综合征　脊髓前部损伤，造成损伤平面以下的运动和痛温觉丧失，而本体感觉存在。

4. 后束综合征　脊髓后部损伤，造成损伤平面以下的本体感觉丧失，而运动和痛温觉存在。

5. 脊髓圆锥综合征　主要为脊髓骶段圆锥损伤，可引起膀胱、肠道和下肢反射消失，偶尔可以保留骶段反射。

6. 马尾综合征　椎管内腰骶神经根损伤，可引起膀胱、肠道及下肢反射消失。马尾的性质实际上是外周神经，因此有可能出现神经再生而导致神经功能逐步恢复。马尾损伤后神经功能的恢复有可能需要2年左右的时间。

7. 脊髓震荡　指暂时性和可逆性的脊髓或马尾神经生理功能丧失，可见于只有单纯性压缩骨折，甚至X线检查阴性的患者。脊髓并未受到机械性压迫，也没有解剖结构上的损害。另一种假设认为，脊髓功能丧失是由于短时间压力波所致，缓慢的恢复过程提示反应性脊髓水肿的消退。此型患者可见反射亢进，但没有肌肉痉挛。

二、康复评定

（一）关于损伤的评定

1. 神经平面的评定　神经平面是指身体双侧有正常的运动和感觉功能的最低脊髓节段，该平面以上感觉和运动功能完全正常。例如 C_6 损伤，意味着 $C_1 \sim C_6$ 节段仍然完好，$C_7 \sim S_5$ 节段有损伤。确定损伤平面时应注意。

（1）脊髓损伤神经平面主要以运动损伤平面为依据，但 $T_2 \sim L_1$ 节段的运动损伤平面难以确定，故主要以感觉损伤平面来确定。

（2）运动损伤平面和感觉损伤平面是通过检查关键肌的徒手肌力及关键感觉点的痛觉（针刺）和轻触觉来确定的。美国脊椎损伤协会（ASIA）和国际脊髓学会（ISCoS）根据神经支配的特点，选出一些关键肌和关键感觉点，通过对这些肌肉和感觉点的检查，可迅速地确定损伤平面。根据 2013 版《脊髓损伤神经学分类国际标准》规定，在检查时患者应取仰卧位（肛诊可取侧卧位）。

（3）确定损伤平面时，该平面关键肌的肌力必须≥3 级，该平面以上关键肌的肌力必须正常。如脊髓 C_7 节段发出的神经纤维（根）主要支配肱三头肌，在检查 SCI 患者时，若肱三头肌肌力≥3 级，C_6 节段支配的伸腕肌肌力 5 级，则可判断损伤平面为 C_7。

（4）损伤平面的记录：由于身体两侧的损伤水平可能不一致，评定时需同时检查身体两侧的运动损伤平面和感觉损伤平面，并分别记录（右-运动，左-运动；右-感觉，左-感觉）。

2. 患者无法进行检查时神经平面的评定　当关键点或关键肌出于某种原因无法检查时（如石膏固定、烧伤、截肢或患者无法感知面部感觉），检查者将记录"NT"（无法检查）来代替评分。这种情况下将无法评估治疗过程中该点的感觉运动评分以及受累侧的感觉运动总分。另外，伴有脑外伤、臂丛神经损伤、四肢骨折等相关损伤时，可影响神经系统的检查，但仍应尽可能准确地评定神经损伤平面，且感觉/运动评分和分级可根据相隔一段时间（如 4 周）后的再次检查来进行。

（二）感觉功能的评定

采用 ASIA 和 ISCoS 的感觉评分（sensory scores，SS）来评定感觉功能。

1. 关键感觉点　感觉检查的必查部分是检查身体左右侧各 28 个皮节的关键点（$C_2 \sim S_{4 \sim 5}$）。关键点是容易定位的骨性解剖标志点。每个关键点要检查 2 种感觉：轻触觉和针刺觉（锐/钝区分）。感觉正常（与面颊部感觉一致）得 2 分，异常（减退或过敏）得 1 分，消失为 0 分。每侧每点每种感觉最高为 2 分，每种感觉一侧最高为 56 分，左右两侧最高共计 112 分。两种感觉得分之和最高可达 224 分。分数越高表示感觉越接近正常。

轻触觉检查需要在患者闭眼或视觉遮挡的情况下，使用棉棒末端的细丝触碰皮肤，接触范围不超过 1cm。针刺觉（锐/钝区分）常用打开的一次性安全大头针的两端进行检查：尖端检查锐觉，圆端检查钝觉。在检查针刺觉时，检查者应确定患者可以准确可靠地区分每个关键点的锐性和钝性感觉。如存在可疑情况时，应以 10 次中 8 次正确为判定的标准，因这一标准可以将猜测的概率降低到 5% 以下。无法区分锐性和钝性感觉者（包括触碰时无感觉者）为 0 分，若锐/钝感知发生改变则为 1 分。这种情况下患者可以可靠地区分锐性和钝性感觉，但关键点的针刺程度不同于面部正常的针刺强度，其强度可以大于也可以小于面部感觉。

2. 肛门深部压觉（DAP）　DAP 检查方法是检查者用示指插入患者肛门后对肛门直肠壁轻轻施压（该处由阴部神经 $S_{4 \sim 5}$ 的躯体感觉部分支配），还可以使用拇指配合食指对肛门施加压力。感知的结果可以为存在或缺失（在记录表上填是或否）。该部分检查如发现肛门处任何可以重复感知的压觉即意味着患者为感觉不完全损伤。在 $S_{4 \sim 5}$ 有轻触觉或针刺觉者，DAP 评估不是必须检查的项目，因患者已经可以判定为感觉不完全损伤。即便如此，仍建议完成该项目的检查。

3. 感觉平面确定　感觉平面为针刺觉和轻触觉两者的最低正常皮节。皮节从 C_2 开始，向下至第一个轻触觉或针刺觉小于 2 分的节段。感觉平面由一个 2 分（正常或完整）的皮节确定，在轻触觉或针刺觉受损或缺失的第一个皮节平面之上的正常皮节即为感觉平面。因左右侧可能不同，感觉平面应左右分开确定。检查结果将产生 4 个感觉平面：R-针刺觉、R-轻触觉、L-针刺觉、L-轻触觉。所有平面中最高者为单个感觉平面。例如 C_2 感觉异常，而面部感觉正常，则感觉平面为 C_1。若身体一侧 C_2 至 $S_{4\sim5}$ 轻触觉和针刺觉均正常，则该侧感觉平面应记录为"INT"，即"完整"，而不是 S_5。

（三）运动功能的评定

1. 运动检查的必查部分　通过检查 10 对肌节（$C_5 \sim T_1$ 及 $L_2 \sim S_1$）对应的肌肉功能来完成。推荐每块肌肉按照从上到下的顺序检查，使用标准的仰卧位及标准的肌肉固定方法。体位及固定方法不当会导致其他肌肉代偿，并影响肌肉功能检查的准确性。

肌肉的肌力分为 6 级：

0 级：完全瘫痪。

1 级：可触及或可见肌收缩。

2 级：去重力状态下进行全关节活动范围（ROM）的主动活动。

3 级：对抗重力下进行全 ROM 的主动活动。

4 级：肌肉特殊体位的中等阻力情况下进行全 ROM 的主动活动。

5 级（正常）：肌肉特殊体位的最大阻力情况下进行全 ROM 的主动活动＊（最大阻力根据患者功能假定为正常的情况进行估计）。

5^* 级（正常）：假定抑制因素（即疼痛、废用）不存在情况下，对抗重力和足够阻力情况下进行全 ROM 的主动活动，即认为正常。

NT＝无法检查（即由于制动、无法分级的严重疼痛、截肢或大于 50% ROM 的关节挛缩等因素导致）。国际标准检查的肌力分级不使用正负评分法，也不推荐在比较不同机构的数据时使用该方法。

某些病例如因关节挛缩导致 ROM 受限大于正常值的 50%，则肌力检查可以参照 0～5 级的分级方法，如 ROM 小于正常值的 50%，则应记录为"NT"。

适宜应用上述肌力分级法检查的肌肉（双侧）见表3-34。选择这些肌肉是因为它们与相应节段的神经支配相一致，至少接受 2 个脊髓节段的神经支配，每块肌肉都有其功能上的重要性，并且便于仰卧位检查。

表 3-34　人体 10 组关键肌肉

平面	关键肌
C_5	屈肘肌（肱二头肌、肱肌）
C_6	伸腕肌（桡侧伸腕长、短肌）
C_7	伸肘肌（肱三头肌）
C_8	中指屈指肌（指深屈肌）
T_1	小指外展肌（小指外展肌）
L_2	屈髋肌（髂腰肌）
L_3	伸膝肌（股四头肌）
L_4	踝背伸肌（胫前肌）
L_5	足踇长伸趾肌（踇长伸肌）
S_1	踝跖屈肌（腓肠肌、比目鱼肌）

根据 ASIA 发布的 2013 版脊髓损伤神经学分类国际标准要求，在检查 4 或 5 级肌力时应使用特殊体位。

C_5：屈肘 90°，上肢置于身体一侧，前臂旋后。

C_6：充分伸腕。

C_7：肩内收、屈曲 90°、无旋转，肘屈曲 45°。

C_8：指间关节近端固定于伸展位，指远端充分屈曲。

T_1：手指充分外展。

L_2：髋屈曲 90°。

L_3：膝屈曲 15°。

L_4：踝充分背伸。

L_5：第 1 足趾充分伸展。

S_1：髋旋转中立位、屈/伸中立位、外展/内收中立位，膝充分伸展，踝充分跖屈。

对脊柱不稳的患者，进行徒手肌力检查时要小心。对 T_8 以下水平怀疑有急性创伤的患者髋主动或被动屈曲均不应超过 90°，以降低对腰椎的后凸应力。检测时应保持等长收缩并单侧检查，这样对侧髋部就可以保持伸展位以稳定骨盆。

2. 肛门自主收缩（VAC）　肛门外括约肌由 $S_{2\sim4}$ 阴部神经的躯体运动部分支配。检查应在检查者手指能重复感受到自主收缩的基础上，将结果分为存在和缺失（即检查表中记录为是或否）。给患者的指令应为"像阻止排便运动一样挤压我的手指"。若 VAC 存在，则为运动不完全损伤。要注意将 VAC 与反射性肛门收缩鉴别。若仅在 Valsalva 动作时出现收缩，则为反射性收缩，应记录为缺失。

3. 脊髓损伤运动评定　可包括其他非关键肌的检查，如膈肌、三角肌、指伸肌、髋内收肌及腘绳肌，非关键肌检查结果可记录在检查表评注部分。虽然这些肌肉功能不用于确定运动平面或评分，但 2013 版国际标准允许使用非关键肌功能来确定运动不完全损伤状态，评价 ASIA 残损分级为 B 级还是 C 级（见后）。

4. 运动评分　脊髓损伤的肌力评定不同于单块肌肉，需要综合进行。评定时分左、右两侧进行。评定标准：采用 MMT 法测定肌力，每一组肌肉所得分值与测得的肌力级别相同，从 1 分至 5 分不等。如测得肌力为 1 级则评 1 分，5 级则评 5 分。上肢双侧相加最高 50 分，下肢双侧相加最高 50 分，共 100 分。评分越高表示肌肉功能越佳，据此可评定运动功能。

5. 运动平面确定　运动平面通过身体一侧 10 块关键肌的检查确定，肌力为 3 级及以上（仰卧位 MMT）的最低关键肌即代表运动平面，前提是代表其上节段的关键肌功能正常（5 级）。身体左右两侧可以不同，二者中的最高者为单个运动平面。

运动平面确定后要进一步考虑每个节段的神经（根）支配一块以上的肌肉，同样大多数肌肉接受 1 个以上的神经节段支配（常为 2 个节段）。因此，用一块肌肉或一组肌肉（即关键肌）代表一个脊神经节段支配旨在简化检查。某一块肌肉在丧失一个神经节段支配但仍有另一神经节段支配时肌力减弱。按常规，如果一块肌肉肌力在 3 级以上，则该肌节的上一个肌节存在完整的神经支配。在确定运动平面时，相邻的上一个关键肌肌力必定是 5 级，因为预计这块肌肉受 2 个完整的神经节段支配。例如，C_7 支配的关键肌无任何活动，C_6 支配的肌肉肌力为 3 级，若 C_5 支配的肌肉肌力为 5 级，那么，该侧的运动平面在 C_6。

检查者的判断依赖于确定其所检查的肌力低于正常（5 级）的肌肉是否有完整的神经支配。许多因素可以抑制患者充分用力，如疼痛、体位、肌张力过高或废用等，任何上述或其他因素妨碍肌力检查时，该肌肉的肌力应被认为是无法检查（NT）。然而，如果这些因素不妨碍患者充分用力，检查者的最佳判断为排除这些因素后患者肌肉肌力为正常（仰卧位 MMT 为 5 级），那么，该肌肉肌力评级为 5[*]级。对于那些临床应用徒手肌力检查法无法检查的肌节，如 $C_1 \sim C_4$、$T_2 \sim L_1$ 及 $S_2 \sim S_5$，运动平面可参考感觉平面来确定。如果这些节段的感觉是正常的，推测其运动功能也正常。

6. 痉挛评定　目前临床上多用改良的 Ashworth 痉挛评定量表。评定时检查者徒手牵伸痉挛肌进行全关节活动范围内的被动运动，通过感觉到的阻力及其变化情况把痉挛分成 0～4 级。

（四）损伤程度评定

1. ASIA 残损分级（AIS）　损伤一般根据鞍区功能的保留程度分为神经学"完全损伤"和"不完全损伤"。"鞍区保留"指查体发现最低段鞍区存在感觉或运动功能（即 $S_{4 \sim 5}$ 存在轻触觉或针刺觉，或肛门括约肌自主收缩）。完全损伤指鞍区保留（即最低骶段 $S_{4 \sim 5}$ 感觉和运动功能）不存在；不完全损伤指鞍区保留［即最低骶段 $S_{4 \sim 5}$ 感觉和（或）运动功能］存在。ASIA 残损分级用于对残损程度进行分级评定，见表 3-35。

表 3-35　ASIA 残损分级

级别	程度	临床表现
A	完全损伤	鞍区 $S_4 \sim S_5$ 无任何感觉和运动功能保留
B	不完全感觉损伤	神经平面以下包括鞍区 $S_4 \sim S_5$ 无运动但有感觉功能保留，且身体任何一侧运动平面以下无 3 个节段以上的运动功能保留
C	不完全运动损伤	神经平面[*]以下有运动功能保留，且单个神经损伤平面以下超过一半的关键肌肌力小于 3 级（0～2 级）
D	不完全运动损伤	神经平面[*]以下有运动功能保留，且单个神经损伤平面以下至少有一半以上（一半或更多）的关键肌肌力大于或等于 3 级
E	正常	检查所有节段的感觉和运动功能均正常，且患者既往有神经功能障碍，则分级为 E。既往无 SCI 者不能评为 E 级

注：[*] 如患者需要评为 C 级或 D 级，即不完全运动损伤，则需要满足下列条件之一，①肛门括约肌自主收缩。②鞍区感觉保留，同时身体一侧运动平面以下有 3 个节段以上的运动功能保留。允许根据运动平面以下非关键肌是否保留运动功能来确定运动损伤完全与否（确定 ASIA 残损分级为 B 级还是 C 级）。当根据平面以下运动功能保留的程度来区分 ASIA 残损分级为 B 级或 C 级的时候，需要使用的平面为身体一侧的运动平面；而区分 C 级和 D 级的时候，使用的平面为单个神经平面。

2. 部分保留带（ZPP）　ZPP 仅用于完全损伤（ASIA 为 A 级），指感觉和运动平面以下保留部分神经支配的皮节和肌节，保留部分感觉或运动功能的节段即为相应的感觉或运动 ZPP，且应按右侧和左侧以及感觉和运动分别记录。例如，右侧感觉平面为 C_5，从 C_6 至 C_8 有感觉保留，则检查表中右侧感觉 ZPP 应记录为 "C_8"。

记录 ZPP 时，运动功能与感觉功能不一定一致，且运动平面以下记录为 ZPP 的肌肉运动应为主动收缩。ZPP 中不包括非关键肌。ZPP 不适用于不完全损伤，因此在不完全损伤者的检查表中应记录 "N/A"。

（五）脊髓休克的评定

当脊髓与高位中枢离断时，脊髓暂时丧失反射活动能力而进入无反应状态的现象称为脊髓休克。脊髓休克时，横断面以下节段脊髓支配的骨骼肌紧张性降低或消失，外周血管扩张，血压下降，发汗反射消失，膀胱充盈，直肠内粪积聚，表明躯体及内脏反射减退或消失。脊髓休克为一种暂时现象，以后各种反射可逐渐恢复。临床上常常用球海绵体反射是否出现来判断脊髓休克是否结束，此反射的消失为休克期，反射的再出现表示脊髓休克结束。但需注意的是极少数正常人不出现该反射，圆锥损伤时也不出现该反射。具体检查方法：用戴手套的示指插入肛门，另一手刺激龟头（女性刺激阴蒂），阳性时手指可以明显感觉到肛门外括约肌的收缩。脊髓休克结束的另一指征是损伤平面以下出现感觉、运动或肌肉张力升高与痉挛。

（六）ADL 能力评定

截瘫患者可用改良的 Barthel 指数，四肢瘫患者用四肢瘫功能指数（QIF）来评定。QIF 评定的内容有转移、梳洗、洗澡、进食、穿脱衣服、轮椅活动、床上活动、膀胱功能、直肠功能、护理知识，共10 项，评分采用 0~4 分的 5 级制，每项最高得分为 4 分，经权重处理后得出总分。

（七）功能恢复的预测

对完全性脊髓损伤的患者，根据不同的损伤平面预测其功能恢复情况（表 3-36）。

表 3-36　损伤平面与功能恢复的关系

	不能步行，在轮椅上仍需依赖程度				在轮椅上独立程度		有步行的可能性用矫形器
	完全依赖	大部分依赖	中度依赖	小部分依赖	基本独立	完全独立	加拐杖或独立步行
C_{1-3}	√						
C_4		√					
C_5			√				
C_6				√			
$C_7 \sim T_1$					√		
$T_2 \sim T_5$						√	
$T_6 \sim T_{12}$							√①
$L_1 \sim L_3$							√②
$L_4 \sim S_1$							√③

注：①可进行治疗性步行。②可进行家庭功能性步行。③可进行社区功能性步行。

（八）其他

对脊髓损伤的患者，还需进行神经源性膀胱与神经源性肠的评定、性功能障碍的评定、心肺功能的评定、心理障碍的评定。

三、康复治疗

脊髓损伤的康复治疗包括急性期的康复治疗和恢复期的康复治疗，采用物理治疗、作业治疗、辅具、心理治疗等康复措施，并需注意及时处理并发症。

（一）急性期的康复

急性期一般指患者伤后在脊柱外科（骨科）住院时，当临床抢救告一段落，患者生命体征和病情基本平稳、脊柱稳定即可开始康复训练。急性期主要采取床边训练的方法，主要目的是及时处理并发症、防止废用综合征，为以后的康复治疗创造条件。训练内容包括以下几个方面：

1. 体位摆放　患者卧床时应注意保持肢体处于功能位置。

附：脊髓损伤的搬运和急救

对脊柱受伤的患者如怀疑脊髓损伤时应立即制动稳定，制动体位有两种：①保持受伤时的姿势制动、搬运。②使伤员保持平卧位制动、搬运。前者可防止因体位变动而导致脊髓二次损伤。制动固定后立即转运至医院尽早开始救治工作。

常用的临床措施包括伤后早期内应用糖皮质激素治疗，特别是甲泼尼龙大剂量疗法，尝试高压氧治疗，尽早手术治疗，对脊柱骨折脱位进行复位固定，解除脊髓压迫，重建脊柱的稳定性。

2. 关节被动运动　对瘫痪肢体进行关节被动运动训练，每日1~2次，每一关节在各轴向活动20次即可，以防止关节挛缩和僵直的发生。

3. 体位变换　对卧床患者应定时变换体位，一般每2小时翻身一次，以防止压疮形成。

4. 早期坐起训练　对脊髓损伤已行内固定手术、脊柱稳定性良好者应早期（伤后或术后1周左右）开始坐位训练，每日2次，每次30分钟。开始时将床头摇起30°，如无不良反应，则每天将床头升高15°，逐渐增加到90°，并维持继续训练。一般情况下，从平卧位到直立位需1周的适应时间，适应时间长短与损伤平面有关。坐起时，往往穿戴矫形器保护。

5. 站立训练　患者经过坐起训练后无直立性低血压等不良反应即可考虑进行站立训练。训练时应保持脊柱的稳定性，佩戴矫形器或腰围，训练起立和站立活动。患者站起立床，从倾斜20°开始，角度渐增，8周后达到90°，如发生不良反应，应及时降低起立床的角度。

6. 呼吸及排痰训练　对颈髓损伤呼吸肌无力的患者应训练其腹式呼吸，咳嗽、咳痰能力以及进行体位排痰训练，以预防及治疗呼吸系统并发症，并促进呼吸功能的恢复。对四肢瘫患者，早期康复的重要内容之一是预防和治疗肺部感染，防止分泌物阻塞气道导致窒息。气管切开后需做好气道管理。

7. 二便的处理　SCI早期多采用留置导尿的方法。脊髓休克期内不进行导尿管夹管训练，休克期结束后根据患者的情况逐渐增加夹管时间，并保证每天进水量达到2 500~3 000mL，记录出入水量。之后可采用间歇清洁导尿术，配合个体化饮水计划进行排尿训练。便秘的患者首先要改变饮食结构，改变大便性状，其次可用润滑剂、缓泻剂与灌肠等方法处理。

（二）恢复期的康复治疗

恢复期的康复治疗指患者进入康复医学科住院或门诊后，依患者病情进行的训练。进入恢复期的时间可早可迟，骨折部位稳定、神经损害或压迫症状稳定、呼吸平稳后即可进入恢复期治疗。

1. 肌力训练　完全性脊髓损伤患者肌力训练的重点是肩和肩胛带的肌肉，特别是背阔肌、上肢肌肉和腹肌。不完全性脊髓损伤患者，应对肌力残留的肌肉一并训练。肌力达3级时，可以采用主动运动；肌力2级时可以采用助力运动、主动运动；肌力1级时采用功能性电刺激、被动运动、生物反馈等方法进行训练。肌力训练的目标是使肌力达到3级以上。脊髓损伤患者为了应用轮椅、拐或助行器，在卧床、坐位时均要重视训练肩带肌力，包括上肢支撑力训练、肱三头肌和肱二头肌训练和握力训练。

对使用低靠背轮椅者，还需要进行腰背肌的训练。卧位时可采用举重、支撑；坐位时利用支撑架等。

2. 垫上训练　治疗垫上可进行的训练有：①翻身训练，适用于早期未完全掌握翻身动作技巧的患者继续练习。②牵伸训练，主要牵伸下肢的腘绳肌、内收肌和跟腱。牵伸腘绳肌是为了使患者直腿抬高大于90°，以实现独立长腿坐。牵伸内收肌是为了避免患者因内收肌痉挛而造成会阴部清洁困难。牵伸跟腱是为了防止跟腱挛缩，以利于步行训练。牵伸训练可以帮助患者降低肌肉张力，从而对痉挛有一定的治疗作用。③垫上移动训练。④手膝位负重及移行训练。

3. 坐位训练　可在垫上及床上进行。坐位可分为长坐位（膝关节伸直）和端坐位（膝关节屈曲90°）。进行坐位训练前患者的躯干需有一定的控制能力，双侧下肢各关节需要一定的活动范围，特别是双侧髋关节活动范围需接近正常。坐位训练可分别在长坐位和端坐位两种姿势下进行。实现长坐才能进行穿裤、袜和鞋的训练。坐位训练还包括坐位静态平衡训练，躯干向前、后、左、右侧以及旋转活动时的动态平衡训练。在坐位平衡训练中，还需逐步从睁眼状态下的平衡训练过渡到闭眼状态下的平衡训练。

4. 转移训练　转移是 SCI 患者必须掌握的技能，包括帮助转移和独立转移。帮助转移分为 3 人帮助、2 人帮助和 1 人帮助。独立转移则由患者独立完成转移动作。转移训练包括床与轮椅之间的转移、轮椅与坐便器之间的转移、轮椅与汽车之间的转移及轮椅与地之间的转移等。在转移训练时可以借助辅助器具，如滑板等。

5. 步行训练　步行训练的目标是：

（1）治疗性步行：佩戴截瘫步行器，借助双腋拐进行短暂步行，一般适合于 $T_6 \sim T_{12}$ 平面损伤的患者。

（2）家庭功能性行走：可在室内行走，但行走距离不能达到 900m，一般见于 $L_1 \sim L_3$ 平面损伤的患者。

（3）社区功能性行走：L_4 以下平面损伤患者穿戴踝足矫形器，能上下楼，能独立进行日常生活活动，能连续行走 900m 以上。

完全性脊髓损伤患者步行的基本条件是上肢有足够的支撑力和控制力，不完全性脊髓损伤者，则要根据残留肌力的情况确定步行能力。步行训练分为平行杠内步行训练和拐杖步行训练。先在平行杠内练习站立及行走，包括摆至步、摆过步和四点步，逐步过渡到平衡训练和持双拐行走训练。助动功能步行器 RGO、ARGO、外骨骼机器人的出现使 SCI 患者步行功能得到更大改善。行走训练时要求上体正直，步态稳定，步速均匀。耐力增强之后可以练习跨越障碍、上下台阶、摔倒及摔倒后起立等训练。目前减重步行训练装置及康复机器人的应用使脊髓损伤患者步行训练变得更容易。

6. 轮椅训练　伤后 2~3 个月患者脊柱稳定性良好，坐位训练已完成，可独立坐 15 分钟以上时，开始进行轮椅训练。上肢力量及耐力是良好轮椅操控的前提。轮椅训练包括向前驱动、向后驱动、左右转训练、前轮翘起行走和旋转训练、上斜坡训练和跨越障碍训练、上楼梯训练和下楼梯训练、越过马路镶边石的训练、过狭窄门廊的训练及安全跌倒和重新坐直的训练。注意每坐 30 分钟，必须用上肢撑起躯干，或侧倾躯干，使臀部离开椅面以减轻压力，避免坐骨结节处发生压疮。

7. 矫形器的使用配用适当的下肢步行矫形器为很多截瘫患者站立步行所必需。通常 L_3 平面以下损伤的患者建议选用踝足矫形器，L_{1-3} 平面损伤的患者建议选用膝踝足矫形器，$T_8 \sim T_{12}$ 平面损伤的患者建议选用 Walkabout，T_4 平面以下损伤患者可选用往复式截瘫矫形器（ARGO）或向心的往复式截瘫矫形器（IRGO）。康复工程技术的快速发展，已可以使 C_5 以下 SCI 患者通过装配新型的站立架或 ARGO 来帮助站立或短距离行走，而外骨骼机器人、截瘫行走架及其他行走装置将对 SCI 患者行走提供极大的支持。

8. 日常生活活动能力的训练　SCI 患者特别是四肢瘫患者，训练日常生活活动能力尤为重要。自理活动，如吃饭、梳洗、上肢穿衣等，在床上可进行时，就应过渡到轮椅上进行。洗澡可在床上或洗澡椅上给予帮助完成，借助一些自助器具有利于动作的完成。环境控制系统及护理机器人可极大地帮助四肢瘫患者生活自理。此外，ADL 训练应与手功能训练结合进行。

9. 物理因子的应用　功能性电刺激（FES）可克服肢体不活动的危害，使肢体产生活动。SCI 后下肢易发生深静脉血栓，电刺激小腿肌肉可降低发生率。FES 可产生下肢功能性活动，如站立和行走。应用超短波、紫外线等物理因子治疗可减轻损伤部位的炎症反应，改善神经功能。

10. 心理治疗　脊髓损伤在精神上给患者带来了难以描述的痛苦，但大多数患者经过一段时间的心理治疗会勇敢的面对现实。康复的目的是帮助患者重新回到尽可能正常的生活中去。康复工作绝不仅限于功能训练，还要强调患者在心理社会方面的适应，这包括在悲伤的时候提供必需的社会支持和帮助，重塑自身形象，形成新的生活方式和对世界的认识，重新设计未来的计划，帮助患者在社会中找到自己的位置。具体方法参见第四章第四节的内容。

11. 其他　SCI 患者根据条件和恢复情况，可进行文体训练及职业康复训练。

（三）并发症的处理

脊髓损伤后两种最严重的并发症为压疮并发败血症、尿路感染并发肾功能不全；最危急的情况是自主神经反射亢进。肺部感染、深静脉血栓、痉挛、关节挛缩、异位骨化也不少见，因此对并发症的处理很重要。

1. 自主神经反射亢进　又称自主神经过反射，是脊髓损伤特有的威胁患者生命的严重并发症，多见于 T_6 以上脊髓损伤的患者。主要症状是头痛，主要体征是突发性高血压，其次是脉搏缓慢或加快，有面部潮红、多汗，最重要也是最有效的治疗方法是尽快找出致病因素并尽快处理，大多数患者在去除致病因素后，症状均能立即好转。最常见的致病因素是膀胱及肠道的过度膨胀，故当出现此症时，均应立即检查导尿管是否通畅，膀胱是否过度膨胀，并针对症状和体征立即进行相应的处理。

2. 深静脉血栓　脊髓损伤患者中，深静脉血栓的发生率较高。如一侧肢体突然发生肿胀，伴有胀痛、体温升高、肢体局部温度升高，都应考虑下肢深静脉血栓形成。未发现和未处理的深静脉血栓可导致肺栓塞和突然死亡。彩色超声多普勒检查有助于确诊。预防和治疗措施包括卧床休息、抬高患肢。病情允许时，应穿着医用弹力袜或缠弹力绷带。应用合适的抗凝药物，如低分子肝素、香豆素衍化物（华法林）等。必要时转介血管外科行滤网植入。

3. 异位骨化　异位骨化通常指在软组织中形成骨组织。在 SCI 后的发生率为 16% ~ 58%，发病机制不明。SCI 后的运动治疗与此病的发生关系不大，因此休息不动并不能减少异位骨化的发生。此症好发于髋关节，其次为膝、肩、肘关节及脊柱，一般发生于伤后 1~4 个月，通常发生在损伤水平以下，局部多有炎症反应，伴全身低热，任何 SCI 患者如有不明原因的低热均应考虑此症。治疗措施包括应用消炎止痛药和其他药物、冷敷，避免过度用力挤捏瘫痪的肢体。若骨化限制关节活动则需手术摘除。

（陈　诚）

第六节　小儿脑性瘫痪

一、概述

（一）定义

2006 年世界工作小组公布了脑性瘫痪（cerebral palsy，CP）又称脑瘫的定义，全国儿童康复会议、全国小儿脑瘫康复学术会议于 2014 年 4 月通过了我国脑性瘫痪定义：脑性瘫痪是一组持续存在的中枢性运动和姿势发育障碍、活动受限综合征，这种综合征是由于发育中的胎儿或婴幼儿脑部非进行性损伤所致。脑性瘫痪的运动障碍常伴有感觉、知觉、认知、交流和行为障碍，以及癫痫和继发性肌肉、骨骼问题。

（二）高危因素

脑瘫的主要危险因素是早产儿、低体重儿、胎儿宫内窘迫、出生窒息、高胆红素血症等。神经影像学可以发现脑室周围脑白质软化、脑室内出血或先天性脑畸形。

（三）患病率

脑瘫患病率在发达国家约为 0.1%～0.4%，我国为 0.15%～0.5%。

（四）临床分型

根据运动障碍的性质可分为痉挛型、共济失调型、手足徐动型和混合型；根据肢体障碍可分为单肢瘫、偏瘫、三肢瘫、四肢瘫、截瘫、双瘫；根据疾病严重程度可分为轻、中、重（表 3-37）。

表 3-37　脑瘫严重程度的分级

	粗大运动	精细运动	智商	言语	整体
轻	独立行走	不受限	>70	>2 字	独立
中	爬或支撑行走	受限	50~70	单字	需帮助
重	无活动能力	无	<50	严重受损	需完全照顾

二、康复评定

（一）评定目的

确立脑瘫发病高危因素的存在，了解患儿发育水平及与年龄相对应的功能水平状态，明确脑瘫的严重程度，从而制订规范化和个体化的康复计划。

（二）评定方法

评定方法包括：粗大运动功能量表（GMFM）及粗大运动功能分级量表是脑瘫儿童最常用到的粗大运动评估工具。另外，小儿发育水平测定（表 3-38），主要评定脑瘫患儿的发育水平较正常同龄儿落后的程度；躯体功能评定，如肌力、肌张力、关节活动度、原始反射或姿势性反射（表 3-39）、平衡反应、协调能力、站立和步行能力（步态）评定；心理、智力及行为评定；言语功能评定；感觉、知觉功能评定；日常生活活动能力以及功能独立能力的评定。

表 3-38　发育里程碑的评估

工具	评估
DDST-丹佛发育筛查测验	政府机关实施的筛选测试，用时 2~15 分钟
PEDS-儿童发育评估	包括一些问题和一些（如 DDST）小的测试特异任务的项目
ASQ-年龄及阶段问卷	
CDI-儿童发育调查表	
Bayley 婴儿神经发育筛查	评估 3~24 个月高危儿的详尽发育测试
Peabody 运动发育测试	评估从出生到 83 个月儿童粗大及精细运动的量表
B&Q-Bruininks-Oseretsky	评估 4.5~14.5 岁儿童运动熟练度的量表

表 3-39　小儿原始反射、姿势性反射和自动反应

内容	时间
原始反射	
交叉性伸肌反射	出生时~2 个月
Galant 反射（躯干侧弯反射）	出生时~2 个月
Moro 反射（拥抱反射）	出生时~6 个月
抓握反射	出生时~6 个月
姿势性反射	
紧张性迷路反射	出生时~6 个月
非对称性紧张性颈反射	出生 2~4 个月
对称性紧张性颈反射	出生 4~10 个月
自动反应	
放置反应	出生时~2 个月
平衡反应	
倾斜反应	出生 6 个月~终生
坐位平衡反应	出生 6 个月~终生
立位平衡反应	出生 12 个月~终生
Landau 反应	出生 6 个月~30 个月
降落伞反应	出生 6 个月~终生
自动步行反应	出生时~3 个月

三、康复治疗

（一）康复治疗原则

应遵循早发现、早确诊、早治疗。任何单一的治疗都是有限的，应采用综合的康复治疗手段，如医学康复中的运动疗法、作业疗法、言语治疗、药物、手术等，结合心理康复、教育康复和社会康复，尽可能最大限度地降低患儿残疾程度，提高其生活活动自理能力。治疗中，多采用适合儿童年龄及发育特点，多变化、有趣味，家庭共同参与的方式，提高治疗效果，从而达到预期目的。

（二）物理因子治疗

1. 运动疗法　根据运动学、神经生理和神经发育学的理论，借助器具或徒手的方法，对脑瘫患儿

实施的运动治疗。其目的是改善其运动功能，尽可能使其正常化，提高生活活动自理能力。近年来，针对小儿脑瘫的运动疗法学说发展较多，包括 Bobath 法、Vojta 法、Temple Fay 法、Ayre 感觉整合治疗、Doman-Delacato 法、Collis 法、Rood 法、PNF 法和运动学习等。各种方法各有其特点，下面重点介绍常用的 2 种方法：

（1）运动学习：20 世纪 80 年代以来，以 Carr 和 Shepherd 教授为代表的一些学者以大量研究成果为依据，将运动控制和运动学习的理论和方法进一步丰富完善，形成以运动神经网络控制理论、生物力学和行为学为基础的功能性治疗体系，成功地应用于成人脑卒中偏瘫等各种运动功能障碍的康复治疗中，称为运动再学习。将该理论用于脑性瘫痪儿童的治疗时，称为运动学习。运动学习法以实际生活技能为训练目标，功能性治疗应采用任务导向性训练的原则；从多系统角度进行个体化分析和解决问题，使动作达到或接近正常的力学对线；并遵循运动技能学习过程的特点进行训练，以难易恰当的主动运动为主；反复强化训练；肌张力调整的同时注意必要的肌力训练和耐力训练；指导家长参与等。

（2）Bobath 法：根据神经发育学的理论，小儿脑瘫是由于脑损伤影响了脑的正常发育，从而使运动发育落后或停滞，以及异常姿势反射活动的释放而出现异常的姿势运动模式。因此，运动治疗方法之一的英国 Bobath 法，是根据上述原理，针对瘫痪患者，采用抑制异常反射活动、纠正异常姿势、促进正常运动功能的出现和发展、提高活动或移动能力的治疗原则。痉挛性脑瘫的治疗原则是缓解肌肉紧张和僵硬，使患儿躯干充分伸展，避免痉挛姿势的运动，尽早诱导出正常运动模式；手足徐动型脑瘫的治疗原则是抑制上部躯干肌紧张，对短缩肌进行牵伸性训练，促进抗重力姿势的稳定性和动态平衡，对徐动的上肢可行调节训练。

2. 引导式教育　是综合、多途径、多手段对脑瘫等神经系统障碍的患儿提供的一种治疗手段。此方法是 20 世纪 40 年代左右由匈牙利 Andras Peto 提出的。其治疗目的是刺激多发残疾的患儿的全面发育和恢复。引导式教育更多的是针对患儿本身，而非只关心某一局部问题。它是通过合格的训练人员（又称引导员），根据患儿的活动能力、言语、认知或智力、社会交往及行为、情感等发育的状况和问题制订相应的、系统的、相互关联的训练计划，可以是个体单独接受训练，更多的是以小组的形式，采取有节律、有韵律、活动目的强的训练手法或指令，应用特殊的训练用具，如条床、梯背椅等，使患儿在愉快的训练环境中，积极主动地学会和完成不同阶段目标的功能性技巧性活动，以逐步达到生活活动能力的提高和自理。

附：高危新生儿早期干预

随着围生医学的发展，高危新生儿存活率大大提高，高危新生儿的早期干预成为脑瘫治疗的新热点。高危新生儿是指出生后数天或数月，有高危病史，表现为运动发育滞后，肌张力异常等。大脑的可塑性是高危新生儿早期干预的理论基础，正常发育运动模式的强化、肌张力的调整、神经发育阶段中的动作技巧的反复练习是干预治疗的要点。国内外报道高危新生儿早期干预可以减少脑瘫的发病率。

3. 物理因子治疗　可配合低频脉冲电疗法（如神经功能电刺激），促进肌肉功能、延缓肌肉萎缩、改善和增加局部血液循环。每日治疗 1 次，10~15 次为 1 个疗程。水疗法是有利于脑瘫患儿全身或局部肌肉张力的降低，运动能力的提高的一种治疗方法。它是利用水的冲撞和温热缓解痉挛状态，利用水的浮力，在减轻了自身重量时训练运动控制能力。水中活动也是患儿喜爱的游戏地方。在有条件的地区，可采用水疗法对患儿进行训练。

（三）作业治疗

作业治疗中最为重要的是日常生活活动能力训练。训练前、后对患儿的日常生活活动能力的评定，是制订针对性训练方案和判定治疗效果的参考依据。脑瘫患儿的日常生活活动能力的评定应包括进食与饮水、如厕、穿衣与脱衣、梳理、淋浴/盆浴、坐、体位转换、上床与下床、站立与步行、精细的手眼协调和高级运动功能。

进食功能训练应包括不同难度的进食方法：①用手或汤匙进食，训练患儿自行进食，主要是训练上肢的主动伸展、眼手协调、抓握与放开、手口协调、咬切、合唇、吞咽和咀嚼等动作或作业的完成。②用筷子进食，在掌握用手或汤匙进食后，可逐渐训练用筷子自行进食，重点是训练手指协调与灵活，前臂的旋前/旋后。

除训练患儿进食功能外，还应进行自行饮水训练：主要是训练抓握与放开、手眼协调、手口协调、肘固定、合唇和吞咽。

如厕功能训练应包括①扶扶手向下蹲坐在便盆上：训练患儿站立平衡，头的控制，身体的对称性，抓握和放开，髋的活动能力，膝的屈伸，踝背屈，腘绳肌群牵伸，从站到蹲的体位转换，重心转移，脱裤子，认识身体的部位如手、膝、髋、足，学习"分开"的概念。②坐在便盆上：坐位平衡，头的控制，身体的对称性，肘伸直，持续抓紧，躯干伸展，髋屈曲，踝关节背屈，下肢外展。③从坐在便盆上起立：体位转换，运动中头的控制，运动中身体的对称性，抓握和分开，肘伸直，躯干伸直，髋关节活动能力，膝伸直，下肢负重，重心转移，提上裤子。④大小便控制：大小便控制和便后自我清洁。

穿、脱衣功能训练应包括①穿、脱上衣：训练患儿坐位平衡，双手协调，抓握和拉取时拇指伸展和外展，认识衣服的里、外及不同季节的衣服。②穿、脱裤子：基本体位的转换，侧卧-仰卧、坐、站。③穿、脱袜子：坐位平衡，学习袜子的概念。④穿、脱鞋：学习左、右鞋的概念。

梳理训练应包括①洗手：训练患儿中线对位，手于中线位，学习手放平。②洗脸：拧毛巾，手至脸的活动，肘屈伸。③刷牙：一手固定，一手活动，手越过中线，腕关节活动。④梳头：同刷牙，肩关节屈曲和伸展。

淋浴/盆浴训练应包括患儿进/出洗浴区，坐位平衡，上肢运动，手眼协调。体位转换训练患儿的身体重心转移，下肢负重，髋、膝活动和稳定性等。上、下床训练头的控制，上肢抬高，肢体的外展，躯干旋转，侧行等。

高级手部功能训练包括训练手的各种功能，如抓、握、捏不同质地、不同大小的物体，书写（文字说明和各种形状），双手协调活动如玩球、叠纸等。

高级运动功能训练包括步行，如侧行、倒行，跨越不同障碍，跳（不同高度、单腿、原地跳绳等），踢球等。

（四）言语矫治

脑瘫发生言语障碍多见两类，即构音障碍和言语发育迟缓。对构音障碍患儿的言语训练包括基本言语运动功能的刺激和促进，改善呼吸，增加面部的活动（如笑、哭）等，以提高患儿的言语功能；对言语发育迟缓的患儿要根据儿童的年龄、训练频率、康复的效果设定短、长期目标，促进语言发音、使用语言符号、理解语言概念和含义，逐步训练患儿具有语言交往能力。

（五）文体治疗

根据小儿活泼、喜欢嬉戏的特点，通过游戏、模仿体育竞赛等形式充分调动患儿主动参与的积极性，提高身体的协调性、灵活性、耐力等运动技能，与人交往、团结协作等言语、行为的能力，在娱乐中促进患儿全面发展。还有一些娱乐活动也是适合的，它取决于现有资源和社会所提供的支持。骑马运动可以作为娱乐项目，同样也可以作为治疗手段。计算机可以提供很多娱乐机会，有严重功能障碍的儿童可以通过互联网与其他人相互交流、相互影响。

（六）矫形器应用

应用矫形器或其他辅助支具的目的：①保持肢体的功能位。②加强肢体的承重能力。③预防或纠正畸形。④促进运动功能发育，从而提高生活活动自理能力。踝足矫形器（AFO）可以在行走中帮助控制马蹄足或内翻畸形。带关节的踝足矫形器包括踝关节可以使足背屈。踝足矫形器可以降低痉挛儿童的异常反射，不能行走的儿童穿戴踝足矫形器可以预防小腿后部肌群的挛缩，并且在站立时提供支持。还有一些支持设备如站立架、俯卧板等可以矫正身体的某一部分的不正确体位或姿势，经矫正后而使之同其他身体部位以正确的体位或姿势积极参与主动活动中。例如，一些下肢痉挛较严重的患儿常常表现双下肢内收畸形，坐、跪或站的基底平面很窄，使之平衡能力较差，可通过在外展短裤型矫形器或在站立架上训练外展后，头、躯干、髋等部位姿势稳定性就易达到，更能获得功能性技巧。

（七）心理康复

由于身体缺陷和周围环境的影响，脑瘫患儿常在心理上有一定的障碍，常常表现为自闭、少语、自信较差，甚至自我否定，因此心理康复对脑瘫患儿而言尤为重要，心理康复不仅帮助他们尽快地树立起自信心，更能促进他们在躯体功能、认知智力、言语表达等方面的恢复。心理康复要针对不同年龄阶段的脑瘫患儿予以不同的治疗方法。婴儿期，要帮助父母、家人等认识孩子的运动障碍，使之多理解，更多满足婴儿的需要，促进婴儿更多潜能的发展。对于幼儿期，这一阶段处于积极探索，是运动和智力发育最快、最佳的阶段，康复人员和家长应理解在此阶段容易出现的不良情绪，如攻击行为、恐惧等，可以提供安全的方式让患儿发泄情绪，多给以抚摸，以温柔的语言传递情感，多做一些游戏帮助患儿建立愉快的心情。在学龄前期，孩子有了初步的感知，基本理解简单概念，想象非常丰富，在此阶段，帮助他们认识自己的身体状况，多与正常儿童交往，扮演不同的角色，摆脱忧虑、恐惧，给以精神上的最大支持。对于形成了较高的推理和逻辑思维能力的青少年期，交流和自理非常重要。这一时期，自我意向、自我价值和性是关心的主要问题，否认、愤怒、恐惧和抑郁更加突出，处理和治疗患者的自我否定，帮助他们建立活动独立、就业等是此期的重点。总之，在儿童生长、发育的整个阶段，应关注不同时期心理问题，制定对策和治疗计划，使患儿从身、心、智全面发展。

（八）其他治疗

1. 手术　　手术大多针对痉挛性脑瘫或骨、关节畸形严重的脑瘫患儿，其目的是解除严重、不可逆的肢体痉挛，降低肌张力，恢复和改善肌肉平衡；矫正骨、关节及软组织的挛缩畸形，为功能训练创造条件。手术可分为神经手术和矫形手术。神经手术中多选择脊神经后根切断术，它可以减少对运动神经元的兴奋输入，从而解除肢体痉挛。这个手术包括椎板切除和马尾暴露，对后根进行电刺激，对更多引起异常反射的神经纤维根切断。矫形手术可分别针对足、膝、髋或上肢等畸形进行。手术后需要进行强化的物理因子治疗和作业治疗恢复肌力，并且将功能发挥到最大水平。

2. 药物治疗　　对痉挛型脑瘫常采用肌肉松弛剂，对手足徐动型脑瘫常配合多巴胺类药物。药物在必要时使用，配合康复功能训练，以减缓临床症状。近年来，局部肌肉肉毒素注射治疗可以缓解痉挛型脑瘫肢体痉挛，促进运动功能。肉毒素注射可引起运动神经功能的突触前抑制。注射后2~4周肌张力降到最低，效果可以持续3~6个月。可以应用多种定位注射方法，如通过肉眼定位运动点、B超引导下定位、电刺激下定位、肌电图引导下定位等。年龄小的儿童或需要多点注射的儿童应用镇静剂或全身麻醉。

3. 针灸　针灸对脑瘫的恢复有一定的疗效，可配合应用。

四、其他问题

（一）教育康复

脑瘫患儿中有 50% 以上合并智力低下。提供有系统、有计划、有评估的教育系统，可使其获得学习机会，有助于将来成长后达到生活或工作独立。因此，教育康复是非常重要、必不可少的。对脑瘫患儿的教育要个体化与生活化相结合，学习活动要有趣味和变化，根据不同年龄组的特点，制订相应的学习计划。学习环境也要多样化，可变化不同场景进行学习。学习内容要适中，不要太难，以免儿童对学习失去信心和兴趣，学习内容也不要一成不变，过于单调和简单。学习中要有不断的复习和重复，以加深记忆。学习中一定多采用正性鼓励。

（二）社会服务

社会服务是协助脑瘫患儿解决重返社会时可能遇到的问题，例如患儿生活、医疗、就业等方面可能遇到的问题，社会能提供物质、政策或精神等方面的帮助和支持。

（陈　诚）

第四章

呼吸系统疾病的康复

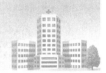

呼吸系统疾病是临床最常见的疾病之一，尤其是其中的慢性阻塞性肺疾病、肺心病、支气管哮喘及肺纤维化等疾病，由于长期患病、反复发作和进行性加重，不仅给患者的呼吸功能、心理功能、日常生活活动、学习和工作带来严重影响，而且给家庭、单位和社会带来沉重的负担。所以，本章主要介绍上述疾病及呼吸衰竭等严重影响患者功能的疾病的康复。

第一节　慢性阻塞性肺疾病

慢性阻塞性肺疾病（COPD）是指一组呼吸道病症，包括具有气流阻塞特征的慢性支气管炎及合并的肺气肿。气流受限不完全可逆，呈进行性发展。传统的 COPD 包括了慢性支气管炎、阻塞性肺气肿和部分气道阻塞不可逆的支气管哮喘患者，是三种慢性呼吸系统疾病的综合与重叠。

气道狭窄、阻塞，肺泡膨胀、失去弹性、肺血管增生、纤维化及肺动脉高压是 COPD 的主要病理改变。吸烟和吸入有害气体及颗粒引起肺部炎症反应，导致了 COPD 典型的病理过程。除炎症外，蛋白酶/抗蛋白酶失衡和氧化应激在 COPD 的发病中也起重要作用。COPD 特征性的病理学改变存在于中央气道、外周气道、肺实质和肺的血管系统。COPD 的生理学异常表现为黏液过度分泌和纤毛功能障碍、气流受限和过度充气、气体交换障碍、肺动脉高压以及系统性效应。呼气气流受限，是 COPD 病理生理改变的标志，是疾病诊断的关键，主要是由气道固定性阻塞及随之发生的气道阻力增加所致。COPD 晚期出现的肺动脉高压是 COPD 重要的心血管并发症，并进而产生慢性肺源性心脏病及右心衰竭，提示预后不良。

由于其患病人数众多，病死率高，社会经济负担重，已成为一个重要的公共卫生问题。在全球范围内，COPD 居当前死亡原因的第 4 位。世界银行/世界卫生组织发表的研究表明，至 2020 年，COPD 将有可能上升为世界经济负担第 5 位的疾病。在我国，COPD 同样是严重危害人民健康的重要慢性呼吸系统疾病，近年来对我国北部及中部地区农村 102 230 名成年人群调查，COPD 约占 15 岁以上人口的 3.17%，据此估计全国有 2 500 万人患有此病，45 岁以后随年龄增加而增加。每年由 COPD 造成的死亡可达 100 万，致残人数达 500 万~1 000 万。

一、临床表现

（一）症状和体征

1. 临床症状

（1）慢性咳嗽：通常为首发症状。初起咳嗽呈间歇性，早晨较重，以后早晚或整日均有咳嗽，但夜间咳嗽并不显著。少数病例咳嗽不伴咳痰，也有少数病例虽有明显气流受限但无咳嗽症状。

（2）咳痰：咳嗽后通常咳少量黏液性痰，部分患者在清晨较多；合并感染时痰量增多，常有脓性痰。

（3）呼吸困难：这是 COPD 的标志性症状。主要表现为气短或气促，是使患者焦虑不安的主要原因，早期仅于劳力时出现，后逐渐加重，以至日常活动甚至休息时也感气短。

（4）喘息和胸闷：不是 COPD 的特异性症状。部分患者特别是重度患者有喘息；胸部紧闷感通常于劳力后发生，与呼吸费力、肋间肌等容性收缩有关。

（5）其他症状：晚期患者常有体重下降、食欲减退、精神抑郁和（或）焦虑等，合并感染时可咳血痰或咯血。

2. 病史　COPD 患病过程多有以下特征。

（1）吸烟史：多有长期较大量吸烟史。

（2）职业性或环境有害物质接触史：如较长期粉尘、烟雾、有害颗粒或有害气体接触史。

（3）家族史：COPD 有家族聚集倾向。

（4）发病年龄及好发季节：多于中年以后发病，症状好发于秋冬寒冷季节，常有反复呼吸道感染及急性加重史。随病情进展，急性加重愈渐频繁。

（5）慢性肺源性心脏病史：COPD 后期出现低氧血症和（或）高碳酸血症，可并发慢性肺源性心脏病和右心衰竭。

3. 体征　COPD 早期体征可不明显。随疾病进展，常有以下体征。

（1）视诊及触诊：胸廓形态异常，包括胸部过度膨胀、前后径增大、剑突下胸骨下角（腹上角）增宽及腹部膨凸等；常见呼吸变浅，频率增快，辅助呼吸肌如斜角肌及胸锁乳突肌参加呼吸运动，重症可见胸腹矛盾运动；患者不时采用缩唇呼吸以增加呼出气量；呼吸困难加重时常采取前倾坐位；低氧血症者可出现黏膜及皮肤发绀，伴右心衰者可见下肢水肿、肝脏增大。

（2）叩诊：由于肺过度充气使心浊音界缩小，肺肝界降低，肺叩诊可呈过度清音。

（3）听诊：两肺呼吸音可减低，呼气延长，平静呼吸时可闻干性啰音，两肺底或其他肺野可闻湿啰音；心音遥远，剑突部心音较清晰响亮。

（二）实验室检查

1. 肺功能检查　肺功能检查对诊断 COPD、评价其严重程度、了解疾病进展、评估预后及治疗反应等有重要意义。检查指标包括静态肺功能、动态肺功能、弥散功能等检测。具体指标及意义详见康复评定。

2. 血气检查　合并呼吸衰竭或右心衰的 COPD 患者应做血气检查。早期血气异常可表现为低氧血症。随着病情逐渐加重，可出现呼吸衰竭，并出现高碳酸血症。

3. 其他实验室检查　并发感染时血常规可见白细胞增加，中性粒细胞增加，痰涂片可查见大量中性粒细胞，痰涂片及培养可检出相应的病原菌。长期低氧血症患者，血红蛋白及红细胞可增高。

（三）影像学检查

COPD 患者胸部 X 线检查早期可无明显变化，后期可出现肺纹理增多、紊乱等非特征性改变；出现肺过度充气征，呈现肺野透亮度增高，肋骨走向变平，横膈位置低平，心脏悬垂狭长，肺门血管纹理呈残根状，肺野外周血管纹理纤细稀少等，有时可见肺大疱形成。对 COPD 患者 CT 检查一般不作为常规检查。

二、康复评定

（一）生理功能评定

一般评定包括职业史、个人生活史、吸烟史、营养状况、生活习惯、活动及工作能力、家族史、既往的用药治疗情况、现病史、症状、体征、实验室检查，如血常规、生化检查、动脉血气分析、痰培养、药物敏感实验、胸部 X 线检查及 CT 等。

1. 呼吸功能评定

（1）肺功能检查：肺功能检查是判断气流受限增高且重复性好的客观指标，对 COPD 的诊断、严重度评价、疾病进展、预后及治疗反应等均有重要意义。通常采用动态肺容量进行评定。动态肺容量是以用力呼出肺活量为基础，来测定单位时间的呼气流速，能较好地反映气道阻力。

气流受限是用时间肺活量 1 秒率降低进行判定的。即以第 1 秒用力呼气量（FEV_1）与用力肺活量（FVC）之比（FEV_1/FVC）降低来确定的 FEV/FVC 是 COPD 的一项敏感指标，可检出轻度气流受限。FEV_1 占预计值的百分比是中、重度气流受限的良好指标，它变异性小，易于操作，应作为 COPD 肺功能检查的基本项目。吸入支气管舒张剂后 FEV_1<80% 预计值且 FEV_1/FVC<7% 者，可确定为不完全可逆的气流受限。呼气峰流速（PEF）及最大呼气流量/容积曲线（MEFV）也可作为气流受限的参考指标，但 COPD 时 PEF 与 FEV_1 的相关性不够强，PEF 有可能低估气流阻塞的程度。气流受限可导致肺过度充气，使肺总量（TLC）、功能残气量（FRC）和残气容积（RV）增高，肺活量（Vc）减低。TLC 增加不及 RV 增加的程度大，故 RV/TLC 增高。肺泡隔破坏及肺毛细血管床丧失可使弥散功能受损，一氧化碳弥散量（DLCO）降低，DLCO 与肺泡通气量（VA）之比（DLCO/VA）比单纯 DLCO 更敏感。

支气管舒张试验作为辅助检查有一定价值。该检查有利于鉴别 COPD 与支气管哮喘，可预测患者对支气管舒张剂和吸入皮质激素的治疗反应，获知患者能达到的最佳肺功能状态，与预后有更好的相关性。肺功能检查的特征性表现为进行性的用力呼气量的减少，另外还有残气量的增加。

做肺功能检查均应在患者处于坐位或站立位时进行，为了使结果重复性好，要求患者应最大限度地给予配合。

（2）呼吸困难评定：呼吸困难是 COPD 患者呼吸功能障碍最主要的表现，也是影响患者工作、生活质量的最重要因素。因此，对呼吸困难程度评定是评价患者呼吸功能的基本方法。康复医学中的呼吸功能测定方法包括主观呼吸功能障碍感受分级和客观检查，从简单的呼吸量测定至比较高级的呼吸生理试验均有。这里主要介绍南京医科大学根据 Borg's 量表计分法改进的呼吸困难评分法，该方法根据患者完成一般性活动后的主观劳累程度，即呼吸时气短、气急症状的程度进行评定，共分 5 级。

Ⅰ级：无气短、气急。

Ⅱ级：稍感气短、气急。

Ⅲ级：轻度气短、气急。

Ⅳ级：明显气短、气急。

Ⅴ级：气短、气急严重，不能耐受。

（3）呼吸功能恶化程度评定：0，不变；1，加重；3，中等加重；5，明显加重。

（4）夜间呼吸评定：COPD 患者常引起低通气，睡眠时呼吸更困难。可采用睡眠研究的方法对其睡眠深度、气流、胸壁运动频率和深度等进行评定。睡眠研究方法可判断病变性质及严重程度，还可鉴别阻塞性或中枢性抑制性病变。

（5）支气管分泌物清除能力的评定：坐位或卧位，要求患者咳嗽或辅助（腹部加压等）咳嗽，测定其最大呼气压，如≥0.88kPa（90mmH$_2$O）表示具有咳嗽排痰能力。

2. 运动功能评定　通过运动试验，可评估 COPD 患者的心肺功能和运动能力，掌握患者运动能力的大小，了解其在运动时是否需要氧疗，为 COPD 患者制订安全、适量、个体化的运动治疗方案。试验中逐渐增加运动强度，直至患者的耐受极限，为确保安全，试验过程中应严密监测患者的生命体征。

（1）活动平板或功率自行车运动试验：通过活动平板或功率自行车运动试验，进行运动试验获得最大吸氧量、最大心率、最大 METs 值、运动时间等相关量化指标评定患者运动能力，也通过活动平板或功率自行车运动试验、患者主观劳累程度分级等半定量指标来评定患者运动能力。

（2）6 分钟行走距离测定：对不能进行活动平板运动试验的患者，可以进行 6 分钟行走距离（中途可休息）测定，即让患者以尽可能快的速度步行 6 分钟，然后记录其在规定时间内所能行走的最长距离。同时可监测心电图、血氧饱和度，以判断患者的运动能力及运动中发生低氧血症的可能性。

评定方法：在平坦的地面划出一段长达 30.5 米（100 英尺）的直线距离，两端各置一椅作为标志。患者在其间往返走动，步速缓急由患者根据自己的体能决定。在旁监测的人员每 2 分钟报时一次，并记录患者可能发生的气促、胸痛等不适。如患者体力难支可暂时休息或中止试验。6 分钟后试验结束，监护人员统计患者步行距离进行结果评估。

分级方法：美国较早进行这项试验的专家将患者步行的距离划为 4 个等级，级别越低心肺功能越差，达到 3 级与 4 级者，心肺功能接近或已达到正常。

1 级：患者步行的距离少于 300 米。

2 级：患者步行的距离为 300～374.9 米。

3 级：患者步行的距离为 375～449.5 米。

4 级：患者步行的距离超过 450 米。

美国心血管健康研究显示，68 岁以上的老年人 6 分钟步行距离为 344 米±88 米。

（3）呼吸肌力测定：呼吸肌是肺通气功能的动力泵，主要由膈肌、肋间肌和腹肌组成。呼吸肌力测定是呼吸肌功能评定 3 项指标中最重要的一项，包括最大吸气压（MIP 或 PIMAX），最大呼气压（MEP 或 PEMAX）以及跨膈压的测量。它反映吸气和呼气期间可产生的最大能力，代表全部吸气肌和呼气肌的最大功能，也可作为咳嗽和排痰能力的一个指标。

（二）日常生活活动能力评定

根据自我照顾、日常活动、家庭劳动及购物等活动，将呼吸功能障碍患者的日常生活活动能力分为六级。

0 级：虽存在不同程度的肺气肿，但是活动如常人，对日常生活无影响、无气短。

1 级：一般劳动时出现气短。

2 级：平地步行无气短，速度较快或上楼、上坡时，同行的同龄健康人不觉气短而自己感觉气短。

3 级：慢走不到百步即有气短。

4 级：讲话或穿衣等轻微活动时亦有气短。

5 级：安静时出现气短，无法平卧。

三、功能障碍

患者主观上希望通过限制活动来减轻症状，造成患者体力和适应能力的进一步下降，日常生活不能自理。活动减少使疾病加重，疾病加重又使活动进一步受限，导致恶性循环，使低氧血症、红细胞增多症、肺心病和充血性心力衰竭等并发症相继发生。因此，认识 COPD 对功能的影响十分重要。

（一）生理功能障碍

1. 呼吸功能障碍　主要表现为呼吸困难（气短、气促，或以呼气困难为特征的异常呼吸模式），和（或）病理性呼吸模式形成，和（或）呼吸肌无力，和（或）能耗增加。最严重的呼吸功能障碍是呼吸衰竭。

呼吸困难主要是由于肺通气量与换气量下降、有效呼吸减少所致。COPD 患者气道狭窄、肺泡弹性及肺循环障碍使患者在呼吸过程中的有效通气量与换气量降低；长期慢性炎症，呼吸道分泌物的引流不畅，呼气末残留在肺部的气体增加，影响了气体的吸入和肺部充分的气体交换；不少慢性支气管炎患者年龄偏大，有不同程度的驼背，支撑胸廓的肌肉、韧带松弛导致胸廓塌陷，加之肋软骨有不同程度的钙化，都会限制胸廓的活动，影响肺通气和有效呼吸；临床上患者表现为劳力性气短、气促、呼吸困难或出现缺氧症状等，典型者表现为以呼气困难为特征的异常呼吸模式，给患者带来极大的痛苦。

病理性呼吸模式：由于肺气肿的病理变化，限制了膈肌的活动范围，影响了患者平静呼吸过程中膈肌的上下移动，减少了肺通气量。患者为了弥补呼吸量的不足，往往在安静状态以胸式呼吸为主，甚至动用辅助呼吸肌，即形成了病理性呼吸模式。这种病理性呼吸模式不仅造成正常的腹式呼吸模式无法建立，而且使气道更加狭窄，肺泡通气量进一步下降、解剖无效腔和呼吸耗能增加、肺通气与换气功能障碍加重和患者的有效呼吸的降低，进而加重缺氧和二氧化碳潴留进一步增加，最终导致呼吸衰竭。

呼吸肌无力：肺通气量下降、有效呼吸减少、呼吸困难及病理性呼吸模式的产生导致活动量减少、运动能力降低，进而影响膈肌、肋间肌、腹肌等呼吸肌的运动功能，使呼吸肌的运动功能减退，产生呼吸肌无力。

能耗增加：由于患者病理性呼吸模式和呼吸肌无力，使许多不该参与呼吸的肌群参与活动，气喘、气短、气促、咳嗽常使患者精神和颈背部乃至全身肌群紧张，增加体能消耗，呼吸本身所需耗氧量占机体总耗氧量从正常的 20% 增加到近 50%，有效通气量减少的同时伴随体内耗氧量增加，进一步造成患者的缺氧状态。

2. 循环功能障碍　主要表现在肺循环障碍和全身循环障碍。肺循环障碍以肺泡换气功能障碍或换气功能障碍加右心衰为特征性表现；全身循环障碍表现为末梢循环差、肢冷、发绀和杵状指等。

3. 运动功能障碍　主要表现为肌力、肌耐力减退，肢体运动功能下降、运动减少，而运动减少又使心肺功能适应性下降，进一步加重运动障碍，形成恶性循环。同时，COPD 患者常常继发骨质疏松和骨关节退行性改变，这也是引起运动障碍的原因之一。

（二）心理功能障碍

沮丧和焦虑是COPD患者最常见的心理障碍，沮丧常出现在中度到重度的COPD患者中。挫败感在健康不良和无能去参加活动的患者中表现为异常的激惹性，使患者变得更悲观并且改变对他人的态度。绝望和自卑常出现在COPD的后期，并且呈进行性增加。但最棘手的COPD患者是成年人，多伴随个性障碍，或有酒精或药物滥用史，使其心理问题更加复杂和顽固。

不少COPD患者因呼吸困难等症状的困扰，对疾病产生恐惧、焦虑、抑郁，精神负担加重。患者因心理因素惧怕出现劳力性气短，不愿意参与体能活动。由于长期处于供氧不足状态，精神紧张、烦躁不安，出现咯血、胸闷、气短、气促等症状，严重干扰患者的休息、睡眠，反过来又增加了患者体能消耗，造成一种恶性循环，给患者带来极大的心理压力和精神负担。甚至由于长期患病，反复入院，导致抑郁、绝望等不良心理。

（三）日常生活活动能力受限

由于呼吸困难和体能下降，多数患者日常生活受到程度不同的限制。表现为ADL活动能力减退。同时，患者因心理因素惧怕出现劳力性气短，限制了患者的活动能力，迫使一些患者长期卧床，丧失了日常生活能力。此外，患者在呼吸急促、气短时，会动用辅助呼吸肌参与呼吸，而一些辅助呼吸肌是上肢肩带肌的一部分，参与上肢的功能活动，患者活动上肢时就影响了辅助呼吸肌协助呼吸运动，易引起患者气短、气急，造成患者害怕进行上肢活动，使日常活动受到明显限制。

（四）社会参与能力受限

COPD患者的社会参与能力常常表现为不同程度的受限。如社会交往、社区活动及休闲活动的参与常常受到部分或全部限制，大多数COPD患者职业能力受到不同程度限制，许多患者甚至完全不能参加工作。

四、康复治疗

COPD的整体治疗不能仅限于急性发作期的成功抢救和对症治疗，而应通过循序渐进的康复治疗来减轻病痛和改善功能。康复治疗原则包括个体化原则（以COPD的不同阶段、不同并发症和全身情况为依据）、整体化原则（不仅针对呼吸功能，而且要结合心脏功能、全身体能、心理功能和环境因素）、严密观察原则（注意运动强度、运动时及运动后反应，严防呼吸性酸中毒和呼吸衰竭）和循序渐进、持之以恒的原则，方可有效而安全。制订康复方案最重要的原则是必须根据患者的具体情况和个体化原则，应充分考虑患者肺疾病类型、严重程度、其他伴随疾病、社会背景、家庭情况、职业情况和教育水平等因素，同时还要注意患者是否有参加康复的积极要求、必要的经济条件以及家庭其他成员的支持。因为患者是康复治疗的中心和关键，决定康复方案成败的是患者对疾病的了解、态度和个人需要达到的目标，康复过程自始至终都需要患者积极参与。COPD患者康复治疗最重要的目标是改善患者的呼吸功能，尽可能建立生理性呼吸模式，恢复有效的呼吸；清除气道内分泌物，减少引起支气管炎症或刺激的因素，保持呼吸道通畅、卫生；进行积极的呼吸训练和运动训练，充分发掘呼吸功能的潜力，提高COPD患者运动和活动耐力。其次是消除呼吸困难对心理功能的影响；通过各种措施，预防和治疗并发症；提高免疫力、预防感冒、减少复发。同时尽可能恢复COPD患者的日常生活活动及自理能力；改善其社会交往和社会活动的参与能力；促进回归社会，提高生活质量。康复治疗方法主要包括物理治疗、作业治疗、心理治疗、营养支持及健康教育等。适应证是病情稳定的COPD患者。禁忌证：合并严重肺动脉高压；不稳定型心绞痛及近期心梗；充血性心力衰竭；明显肝功能异常；癌症转移；脊柱及胸背部创伤等。

（一）物理治疗

物理治疗具有减轻患者临床症状、提高呼吸功能、改善机体运动能力及减轻心肺负担的作用。主要技术包括物理因子治疗、气道廓清技术、排痰技术、呼吸训练及运动训练技术。

1. 物理因子治疗　具有改善循环、消除炎症和化痰的作用。一般在COPD发作期合并感染时使用。

（1）超短波疗法：超短波治疗仪输出功率一般在200～300W，两个中号电极，并置于两侧肺部，无热量，12～15分钟，每日1次，15次为一疗程。痰液黏稠不易咯出时，不宜使用此疗法。

（2）短波疗法：两个电容电极，胸背部对置，脉冲2∶2，无热量～微热量，10～15分钟，每日1次，5～10次为一疗程。

（3）分米波疗法：患者坐位或仰卧位，凹槽形辐射器，横置于前胸，上界齐喉结，离体表5～10cm，80～120W，10～15分钟，每日1次，5～10次为一疗程。

（4）紫外线疗法：右前胸（前正中线右侧），自颈下界至右侧肋缘之间。左前胸，方法同右侧，注意正中线紧密相接。右背，后正中线右侧，自颈下界与右侧第十二胸椎水平线。左背，同右背。胸3～4MED，背4～5MED，10～15分钟，每日1次，5～10次为一疗程。

（5）直流电离子导入疗法：电极面积按感染面积决定，一般用200～300cm²，患处对置，局部加抗菌药物（青霉素由阴极导入，链霉素、庆大霉素、红霉素由阳极导入。抗菌药物在导入之前一定要做皮试，阴性才能做药物导入。）

（6）超声雾化吸入：超声雾化吸入器，1MHz左右的高频超声震荡，超声雾化药物可以使用抗菌药物和化痰剂。抗菌药物如青霉素、链霉素、庆大霉素、红霉素等，每次剂量按肌内注射量的1/4～1/8（抗菌药物在雾化之前一定要做皮试，阴性才能做药物雾化吸入）。化痰剂可用3%盐水或4%碳酸氢钠溶液加溴己新每次4～8mg，每次吸入10～15分钟，每日1～2次，7～10次为一疗程。

2. 气道廓清技术　具有训练有效咳嗽反射、促进分泌物排出、减少反复感染、缓解呼吸困难和支气管痉挛及维持呼吸道通畅的作用。咳嗽是一种防御性反射，当呼吸道黏膜上的感受器受到微生物性、物理性、化学性刺激时，可引起咳嗽反射。COPD患者咳嗽机制受到损害，最大呼气流速下降，纤毛活动受损，痰液本身比较黏稠。因此更应该教会患者正确的咳嗽方法。但无效的咳嗽只会增加患者痛苦和消耗体力，加重呼吸困难和支气管痉挛，并不能真正地维持呼吸道通畅。方法如下：

（1）标准程序：评估患者自主和反射性咳嗽的能力；将患者安置于舒适和放松的位置，然后深吸气和咳嗽。坐位身体向前倾是最佳的咳嗽位置。患者轻微的弯曲颈部更容易咳嗽；教会患者控制性的膈式呼吸，建立深吸气；示范急剧的、深的、连续两声咳嗽；示范运用适当的肌肉产生咳嗽（腹肌收缩）。使患者将手放在腹部然后连续呵气3次，感觉腹肌收缩。使患者联系发"K"的音，绷紧声带，关闭声门，并且收紧腹肌；当患者联合做这些动作的时候，指导患者深吸气，但是放松，然后发出急剧的两声咳嗽；假如吸气和腹部肌肉很弱的话，如果有需要可以使用腹带或者舌咽反射训练。据研究，此时排出的气流速度可达112km/h，如此高速的气流，有利于将气管内的分泌物带出体外。在直立坐位时，咳嗽产生的气流速度最高，因而最有效。

（2）辅助咳嗽技术：主要适用于腹部肌肉无力，不能引起有效咳嗽的患者。操作程序：让患者仰卧于硬板床上或仰靠于有靠背的轮椅上，面对治疗师，治疗师的手置于患者的肋骨下角处，嘱患者深吸气，并尽量屏住呼吸，当其准备咳嗽时，治疗师的手向上向里用力推，帮助患者快速吸气，引起咳嗽。如痰液过多可配合吸痰器吸引。

（3）哈咳技术：深吸气，快速度强力收缩腹肌并使劲将气呼出，呼气时配合发出"哈""哈"的声音。此技术可以减轻疲劳，减少诱发支气管痉挛，提高咳嗽、咳痰的有效性。

3. 排痰技术　排痰技术亦称气道分泌物去除技术，具有促进呼吸道分泌物排出、维持呼吸道通畅、减少反复感染的作用。方法如下所示。

（1）体位引流：所谓体位引流，是指通过适当的体位摆放，使患者受累肺段内的支气管尽可能地垂直于地面，利用重力的作用使支气管内的分泌物流向气管，然后通过咳嗽等技术排出体外的方法。合理的体位引流可以控制感染，减轻呼吸道阻塞，保持呼吸道通畅。其原则是病变的部位放在高处，引流支气管开口于低处。体位引流的适应证：痰量每天大于 30mL，或痰量中等但其他方法不能排出痰液者。禁忌证：心肌梗死、心功能不全、肺水肿、肺栓塞、胸膜渗出、急性胸部外伤、出血性疾病。体位引流不适用于所有的患者，在决定采用体位引流治疗之前一定要注意相关的禁忌证。尤其是病情不稳定的患者，一定要慎重。我们可以适当地调节体位，避免头部过多地朝下而引起危险。

1）体位引流的时间选择：不允许饭后立即进行体位引流；大量治疗师的体会是，雾化吸入之后进行体位引流是非常合适的，并且能够带来最大的治疗效果；选择在患者休息之前进行体位引流是合适的，因为它可以帮助患者休息和带来良好的睡眠。

2）治疗的频率：治疗的频率完全根据患者的病理情况和临床症状。如果患者有大量的稠痰，1 天 2~4 次都是可以的，直到肺部保持清洁。如果患者的情况得到改善，那么相应地就应该减少次数。

3）不需要继续做体位引流的标准：胸部 X 线显示相对清晰；患者 24~48 小时内不再发热；听诊时呼吸音正常或者接近正常。

（2）敲打：敲打通常使用杯状手，将其放在被引流肺叶的上面。治疗师的杯状手交替地有节律地叩击患者的胸壁。治疗师应该保持肩、肘和腕部松弛和灵活的操作。敲打应该持续一段时间或者直到患者需要改变位置想要咳嗽。这种操作不应该引起疼痛或者不舒适。应该防止刺激敏感的皮肤，可以让患者穿着一件薄的柔软舒适的衣服，或者在裸露的身体上放一条舒适轻薄的毛巾。应该避免在女士的乳房或者是骨凸部位做敲打。

（3）振动：振动是将两只手直接放在患者胸壁的皮肤上，当患者在呼气的时候给予轻微的压力快速振动。良好的振动操作的获得来自治疗师从肩到手等长收缩上肢的肌肉。

（4）震颤：震颤是在患者呼气时比振动更有力的断断续续的跳动的操作，治疗师的手成对的大幅度的活动。治疗师拇指扣在一起，将其余手指打开直接放在患者的皮肤上面，手指缠住胸壁。治疗师同时给压力和震颤。

4. 呼吸训练　具有促进膈肌呼吸、减少呼吸频率、提高呼吸效率、协调呼吸肌运动、减少呼吸肌及辅助呼吸肌耗氧量、改善气促症状的作用。进行呼吸训练的目的是使患者建立生理性呼吸模式，恢复有效的腹式呼吸。全身性的有氧训练无疑可改善呼吸肌的力量和耐力，但针对性的专项训练更为有效。呼吸肌的训练原理与其他骨骼肌相似，主要通过施加一定的负荷来使其收缩力增强。方法：

（1）体位的摆放：很多 COPD 的患者都曾经或者正在遭遇呼吸困难（气短或气促）的困扰，尤其是患者在运动之后或者精神紧张的情况下尤其明显。当患者正常的呼吸模式受到干扰，那么气短也就随之发生。教会患者自我进行呼吸控制和体位的摆放将有利于改善患者这一症状。可以在患者坐、走、上下楼梯或者完成工作的时候进行。大部分患者能够清楚地意识到在活动中发生呼吸困难的前期症状。在出现轻微的呼吸困难的时候就要告诉患者立即停止目前正在执行的动作，并且使用呼吸控制和缩唇呼吸来防止呼吸困难的进一步加重。使患者处于轻松的位置，通常是将身体前倾。如果有必要，应该使用支气管扩张剂。患者使用呼吸控制技术来降低呼吸频率，并使用缩唇呼吸来避免呼气时候的过度用力。在使用缩唇呼吸之后，应该建立有效的腹式呼吸模式，避免使用辅助呼吸肌。然后使患者继续保持在这个姿势继续放松和控制呼吸，恢复良好的呼吸模式。

（2）膈肌呼吸训练：又称为腹式呼吸训练或呼吸控制训练，是正常的也是最有效的呼吸方式，腹式呼吸训练，就是通过增加膈肌活动范围以提高肺的伸缩性来增加通气量，膈肌每增加 1cm，可增加肺通气量 250~300mL，同时使浅快呼吸逐渐变为深慢呼吸。膈肌较薄，活动时耗氧不多，又减少了辅助呼吸肌不必要的使用，因而呼吸效率提高，呼吸困难缓解。COPD 患者由于其病理变化，横膈被明显压低，活动受到严重限制。此时患者代偿性地使用胸式呼吸来代替，甚至动用辅助呼吸肌进行呼吸，形成浅而快的异常的呼吸模式。因此应教会患者自觉地使用膈肌呼吸这种更为有效的呼吸方式，提高其呼吸效率，降低耗氧量。

标准化操作程序：①将患者安置于舒适和放松的位置，使患者可利用重力帮助膈肌的运动，比如 Semi-Flower's position。②如果在治疗之初，发现患者最初的呼吸模式在吸气的时候运用了附属吸气肌，要教会患者如何放松这些肌肉（比如可以采用肩部的环转运动和耸肩动作来放松）。③治疗师将手放在患者的前肋角下缘的腹直肌上，要求患者用鼻缓慢地深吸气，保持肩部的放松和上胸的平静，允许腹抬高，然后告诉患者通过控制性的缓慢呼气排尽气体。④要求患者练习 3~4 次上述动作，然后休息。不允许患者过度通气。⑤假如患者在吸气时运用膈式呼吸非常困难，通过用鼻嗅的动作成功地完成吸气。这个动作也能易化膈肌。⑥学会怎样进行自我管理这套程序，让患者将他（她）的手放在前肋角下缘，感受腹部的运动。患者的手将在吸气时抬起，呼气时下降。通过放在腹部的手，患者也能感受到腹肌的收缩，这样也有利于患者控制性的呼气和咳嗽。⑦当患者理解和掌握了运用膈式呼吸来控制呼吸后，保持肩部的放松，然后练习在不同位置（仰卧位、坐位、站位）以及在活动中（走和爬楼梯）的膈式呼吸。

（3）缩唇呼吸练习：所谓缩唇呼吸，是指在呼气时缩紧嘴唇，如同吹笛时一样，使气体缓慢均匀地从两唇之间缓缓吹出。这种方法可增加呼气时支气管内的阻力，防止小气道过早塌陷，有利于肺泡内气体的排出。减慢呼吸速率，增加潮气量。缩唇呼吸应在自然呼气时而非用力呼吸的情况下使用。该方法可延缓或防止气道的塌陷，改善肺部换气功能。其方法是：将患者安置于舒适放松的位置。向患者解释在呼吸的时候应该放松，不要引起腹部肌肉的收缩。将治疗师的手放在患者的腹部上面，感觉患者的腹部肌肉是否收缩。要求患者深而慢地吸气，然后缩唇将气体缓慢地呼出。用鼻吸气，用口呼气。吸与呼之间比为 1：2。

（4）深慢呼吸训练：这一呼吸有助于减少解剖无效腔的影响而提高肺泡的通气量，因此对 COPD 患者康复是有利的。具体方法是：吸气和呼气的时间比例是 1：2。每次训练前，先设置呼吸节律，可用节拍器帮助。随着训练次数增加，所设置的节律逐渐减慢，适当延长呼气过程，使呼气更加完善，减少肺泡内的残气量。

5. 运动训练：具有改善呼吸肌和辅助呼吸肌功能、改善心肺功能和整体体能、减轻呼吸困难症状和改善精神状态的作用。运动训练是肺部康复的基础。大量的临床研究证明：运动训练是提高 COPD 患者日常生活能力最有效的物理治疗手段。在执行运动训练之前和整个运动训练中，一定要反复地评估患者的情况，一定要与临床呼吸专科医师合作建立完美的临床治疗，包括使用支气管扩张治疗、长期氧疗及对并发疾病的治疗。还应强调的是 COPD 患者的评估中包括最大心肺功能训练的测试，其目的是评估运动训练的安全性，评估限制运动训练的因素及制订合理的运动训练处方。

运动训练应有一份完整、合理、有效和安全的 COPD 患者的运动训练处方，应该包括运动训练周期、频率、强度和种类四个方面。

（1）周期和频率：最小的肺部康复训练周期还没有被广泛地接受。有研究指出出院患者一周两三次持续 4 周的运动训练比相同频率持续 7 周的训练优点少。同时普遍认为患者每周进行至少 3 次运动训练，并在物理治疗师有规律的指导下将获得最佳的运动训练效果。但是基于 COPD 患者的运动耐受能力和实际情况，一周两次有指导的训练和一次以上在家没有指导的运动训练方案是可接受的，但是一周一次的指导性训练表明是明显不够的。

（2）强度：虽然低强度运动训练能够改善症状、HRQA 和日常生活活动能力的某些方面，但是高强度的训练才会获得更多的有效的运动训练好处。一般来说，运动训练的目的应该是试图获得最佳的训练效果。但因为疾病的严重程度、症状的限制和训练动机的不同，运动训练计划应该是可调节的。另外，虽然高强度的运动训练对改善患者的身体情况有优势，但是低强度的运动训练对长期坚持和广泛人群的健康利益更重要。对正常人而言，高强度训练被认为是可以增加血乳酸水平的。不过，在肺功能康复的人群中，因为获得身体情况改善之前的肺功能受损的种种限制，高强度训练方案还没有普遍被接受。虽然高百分比看起来有更多的好处，超过最大锻炼能力 60% 的锻炼强度从经验上讲被认为可以足够带来运动训练的利益。临床上，症状分数可以被用于判断训练负荷。常采用 Borg 评分中的 4 到 6 分作为运动训练强度。

（3）COPD 运动训练种类：包括下肢训练、上肢锻炼、腹肌训练、呼吸抗阻练习、耐力和力量训练和间断训练等六种。

1）下肢训练：可以增加 COPD 患者的活动耐力、减轻呼吸困难症状、改善整体体能和精神状态。肺功能康复锻炼过程传统上集中在下肢训练，常用活动平台 treadmill，或者步行、骑车、登山等方法。在肺功能康复中以骑自行车和行走锻炼方式训练耐力，是最常见的训练方法。最佳的运动处方概括为高强度（>60%最大功率）相对长期的锻炼。

2）上肢锻炼：上肢锻炼能够锻炼辅助呼吸肌群，如胸大肌、胸小肌和背阔肌等。可以采用手摇车和提重物训练。其他上肢锻炼方法包括上肢循环测力器、免负荷训练和弹力带训练。许多日常生活活动涉及上肢，所以上肢锻炼也应该合并在运动训练计划中。

3）腹肌训练：腹肌是主要的呼气肌。COPD 患者常有腹肌无力症状，使腹腔失去有效的压力，从而减少膈肌的支托及减少外展下胸廓的能力。

a. 方法 1：卧位腹式呼吸抗阻训练。患者卧位，将 1kg 重的沙袋放在脐与耻骨间的下腹部，每 2 日增加 1 次重量，渐加至 5~10kg，每次 5~20 分钟，每日训练 2 次。

b. 方法 2：吹蜡烛训练。患者坐位，将距离口腔 10cm 处、与口同高点燃的蜡烛的火苗吹向偏斜，逐渐增加吹蜡烛的距离直到 80~90cm。

c. 方法 3：吹瓶训练。用两个有刻度的玻璃瓶，瓶的容积 2 000mL，各装入 1 000mL 水。将两个瓶用胶管或玻璃管连接，在其中的一个瓶插入吹气用的玻璃管或胶管，另一个瓶再插入一个排气管。训练时用吸气管吹气，使另一个瓶的液面提高 30mm 左右。休息片刻可反复进行。通过液面提高的程度作为呼气阻力的标志。每天可逐渐增加训练时的呼气阻力，直到达到满意的程度为止。

4）呼吸抗阻练习（RRT）：RRT 能够提高呼吸肌的强度和耐力，预防和解除呼吸困难。虽然在训练的时候呼气肌也会被涉及，但呼吸抗阻练习更多关注吸气肌的训练。呼吸抗阻练习通常有两种方式，一种是吸气抗阻训练，另外一种是使用重量的膈肌训练。

吸气抗阻训练：国外有人应用吸气肌训练器（IMT）专门训练吸气肌功能。其原理是让患者经由不同口径的管道吸气，对吸气肌施加不同程度的负荷，而对呼气过程则不加限制，这样便可以达到对吸气肌肌力和耐力的增强作用。开始练习时 3~5 分钟/次，每天 3~5 次，以后练习时间可增加至 20~30 分钟/次，以增加吸气肌耐力。

膈肌抗阻训练：膈肌抗阻训练标准操作程序为使用很小的重量，比如小的沙袋，或者盐包来增强膈肌的强度和耐力；将患者安置在头部稍微抬高的位置，如果可能，最好将患者安置于仰卧位；将一个大约 1.4~2.3kg（3~5 磅）的沙袋或者盐包置于患者的剑突下缘的上腹部；要求患者深吸气但是保持上胸部平静；逐渐增加患者对抗阻力的时间；如果患者能在不使用辅助呼吸肌肉参与的情况下对抗阻力 15 分钟不感到费力，就可以再增加阻力。

5）耐力和力量训练：对 COPD 患者的力量（或者阻力）训练也是值得做的。这种训练对提高肌肉的质量和力量比耐力训练有更大的潜力。力量训练一般包括 2~4 组强度范围从 50%~85% 的 1RM 的 6~12 个重复动作。耐力和力量训练的结合在 COPD 患者运动训练中可能是最好的策略，因为可以联合提高肌肉力量和整个身体的耐力，而不会延长不必要的训练时间。

6）间断训练：对于一些患者而言，要达到高强度或长时间的连续性训练可能比较困难，甚至需要近距离的监护。在这种情况下，可以选择间断训练。间断训练是把长时间的锻炼分割为休息期和低强度锻炼期几个短的部分。

（二）作业治疗

作业治疗以减轻患者临床症状，改善机体运动能力，减轻心肺负担，提高呼吸功能，减轻精神压力，改善日常生活自理能力及恢复工作能力为目标。通过日常活动能力训练、适合患者能力的职业训练、有效的能量保护技术及适当环境改建等来实现使患者减少住院天数，最终摆脱病痛的折磨，提高生活质量，早日重返家庭和社会，并延长患者寿命和降低病死率。

1. 提高运动能力的作业治疗　有针对性地选择能提高全身耐力和肌肉耐力的作业活动，改善心肺功能，恢复活动能力。这是作业治疗和物理治疗都必须涉及的部分。

2. 提高日常生活活动能力的作业治疗　患者往往因呼吸问题和精神紧张，而不能独立完成日常生活自理。日常生活活动能力的训练正是为此而设计的。

（1）有效呼吸作业：学会日常活动中的有效呼吸，练习主要是教会患者如何将正常呼吸模式即腹式呼吸与日常生活协调起来，如何正确运用呼吸，增强呼吸信心，避免生活中的呼吸困难。

练习要求：身体屈曲时呼气，伸展时吸气；用力时呼气而放松时吸气；上下楼梯或爬坡时，先吸气再迈步，以"吸-呼-呼"对应"停-走-走"；如果要将物品放在较高的地方，则先拿好物体同时吸气，然后边呼气边将物体放在所需位置。一些一次呼吸无法完成的活动，则可分多次进行，必须牢记吸气时肢体相对静止，边呼气边活动。例如，让患者模拟开/关门动作，要求患者站在门边，先吸气并握住门把，然后边呼气将门拉/推上，练习多次至自然为止。

（2）自我放松作业：学会日常活动中的自我放松。多数患者由于长期呼吸功能障碍和精神紧张导致全身肌肉紧张。放松训练有助于阻断精神紧张和肌肉紧张所致的呼吸短促的恶性循环，减少机体能量的消耗，改善缺氧状态，抬高呼吸效率。放松治疗有两个含义：一个是指导患者学会在进行各项日常活动时，身体无关肌群的放松；另一个是选择可以让患者全身肌肉放松、调节精神紧张、转移注意力的作业治疗活动。

常用的方法有：缓慢、深长地呼吸；坐位或行进中双上肢前后自然摆动，有利于上肢和躯干肌肉放松；园艺治疗中的养殖花草；在树林、草地上悠闲地散步；养鱼、养鸟活动及音乐疗法都可以达到调整情绪、放松肌肉的作用；传统医学静松功，坐位或立位放松法。

学会在各种活动中的放松，教会患者日常活动、教务活动、职业劳动、社交活动中的放松方法，注意选择合适、舒适的体位，让患者头、颈、肩、背和肢体位置适当、有依托，减少这些肌肉长时间紧张。在日常生活活动中可以一边听音乐一边进行活动，活动安排有计划，保证充裕的时间。在完成某项作业活动时，要充分放松那些不用的肌肉，以保存自己的体力和能力。

对于不容易掌握松弛的患者，可先教会其充分收缩待放松的肌肉，然后，让紧张的肌肉松弛，以达到放松的目的。头颈、躯干、肢体的缓慢摆动，轻缓地按摩、牵拉也有助于肌肉的放松。

3. 环境改造　为了增强患者生活独立的信心，减少对他人的依赖，治疗师应该提供有患者功能状况的信息，必要时通过家庭、周围环境的改造，使患者可以发挥更大的潜能，完成生活的独立。

4. 职业前作业治疗　康复治疗的最终目的，是让患者回归家庭，重返社会。职业治疗就是患者重返工作岗位的前期准备。可以模拟患者从前的工作岗位和工作环境，在治疗师的指导下进行工作操作。如果患者已经不适合以前的职业，治疗师可以根据患者的兴趣，选择一些患者可以胜任的工作加以练习熟悉，并向有关部门提出建议。

（三）心理治疗

COPD 患者普遍存在焦虑、沮丧和其他心理健康障碍。流行病学的报道有接近 45%COPD 患者存在心理障碍。而从临床现状看，对老年 COPD 患者的心理治疗普遍不被重视。同时，因为害怕副作用、上瘾及出于花费的考虑或者服用太多药物的挫折感，许多年老患者拒绝服用抗焦虑药或抗沮丧药物。

实践表明，通过积极的心理干预能够有效地缩短物理治疗的疗程和提高物理治疗的效果，帮助患者减少不良的情绪和促进适应社会环境。

1. 心理治疗的意义　临床证实，呼吸困难的发作频率和程度与 COPD 患者的心理状态有密切的关系。不良心理刺激能加剧 COPD 患者的呼吸困难并导致全身残疾。有积极的社会支持的 COPD 患者比没有社会支持的患者较少存在沮丧和焦虑。

2. 心理评价　心理评价应包括在对患者起始的物理治疗评估中。在治疗之始就应该表现出对他们的疾病的关心和重视及提一些友善的问题。这些问题包括：对生活质量的理解、对疾病的调节能力的认识、自信、治疗动机、坚持的毅力和是否存在神经心理缺陷（例如，记忆力、注意力、解决问题的能力）。评定的内容中应涉及内疚、神气、愤怒、放弃、害怕、压力、睡眠障碍、焦虑、无助、孤立、忧伤、遗憾、悲伤、不良的婚姻关系和照看配偶的健康问题。如果可能，约见主要的看护者（经患者同意）可以帮助探讨患者回答问题的可信度和患者真实的心理情况。

3. 心理支持与治疗　适当的支持系统的发展是肺疾病康复的最重要的内容。COPD 患者应该从支持系统中得到帮助去解决他们关心的问题，不管是个体的或者组织的形式。治疗消极的心理可以给患者的生活质量带来明显的改善。虽然中等水平的焦虑和消极存在于肺疾病康复过程中，但是有明显的心理社会障碍的患者，应该在开始物理治疗的时候就应该寻找一个适当的心理健康从业者的帮助。

物理治疗师应该给患者提供一些认知压力症状和解决压力的方法。通过肌肉放松、冥想、瑜伽及中

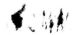

医气功等技术来完成放松训练。选择一些放松精神和心灵的磁带给患者在家里舒缓焦虑的情绪。放松训练应该整合到患者的生活中去，以控制呼吸困难和疼痛，包括镇定练习，预想即将到来的压力，预演需要解决的问题等。

（四）营养支持

COPD 患者的身体成分异常的治疗基于以下几方面：发病率和病死率的高度流行和相关性；肺功能康复中运动训练时高热量需求，可能加重失常；增加运动训练的益处。虽然在 COPD 中导致体重丢失和肌肉萎缩的病因复杂而且现在并没有统一的解释，但是不同的生理和药理的干预已经用于治疗脂肪组织和非脂肪量（FFM）的消耗。大部分介入治疗的周期是 2~3 个月。

身体成分异常是 COPD 患者普遍存在的情况。Zanotti 的一项研究报告中指出约有 32% ~ 63% 的 COPD 患者存在体重减轻。肌肉无力在体重不足的 COPD 患者中比较常见。身体组成的物理治疗评估通过计算身体指数（BMI）最容易完成。BMI 定义是体重（kg）数除以身高的平方。以 BMI 为基础，COPD 患者可分为体重不足、正常体重、体重过重和肥胖。近期体重丢失（过去的 6 个月里丢失大于 10% 或者过去的一个月里丢失大于 5%）能够很好地预测慢性肺疾病的发病率和病死率。然而，体重或者 BMI 的测量，不能准确地反映这些患者身体组成的变化。体重可以分为脂肪量和 FFM。FFM 由身体细胞质量（器官、肌肉、骨骼）和水组成。FFM 的测量可以估计身体细胞质量。FFM 的丢失是 COPD 患者相关的恶病质的特征性表现。确定 FFM 的方法有：皮肤厚度、人体测量学、生物阻抗分析、双能 X 线吸光测定法（DEXA）等。虽然 FFM 的减少常与体重丢失联系在一起，但是 FFM 的丢失也可以出现在体重稳定的患者中。FFM 的丢失常表明肌纤维选择性萎缩，特别是 II 型纤维。在过去的 20 年中，几个研究已经定义和量化 FFM 的损耗。物理治疗评估中可以基于 FFM 指数来考虑损耗，男性低于 16，女性低于 15 是有意义的。在欧洲的研究中，使用这些参数发现 35% 的来自肺部康复的 COPD 患者和 15% 出院的 COPD 患者出现了 FFM 指数的降低，证明了其在慢性肺疾病中的高流行性。用 12 分钟行走测试或者 VO_{2max} 测试 COPD 患者，发现 FFM 减少的患者比 FFM 正常的患者的运动耐力要低。另外，周围肌肉力量也是降低的，因为肌力直接与肌肉的横截面积成正比。在研究中发现每 kg 肢体 FFM 产生的力在 COPD 患者和对照组中是相近的，支持了肌肉质量的丢失是肢体无力的主要决定因素。虽然一部分肌肉无力的出现毫无疑问地归于胸廓形状和过度充气的变化导致的生物力学缺陷，但 COPD 患者中肌力的削弱与 FFM 的减少也有联系。体重不足的 COPD 患者比正常体重的患者有明显的 HRQL（health-related quality of life，HRQL）的减弱。因为正常体重的 COPD 患者和低 FFM 的患者比正常 FFM 的低体重患者有更多的 HRQL 的削弱，身体组成失常是 HRQL 的重要预测指标，而不是体重减少。

1. **热量的补充**　热量的补充对 COPD 的患者是特别重要的。因为一些患者可能存在不自觉的体重丢失和（或）在运动中机械性功效的减少。适当的蛋白摄入可刺激蛋白合成以保持和储存去脂体重（FFM）。在以下几种情况应该给予热量的补充：BMI<21，最近 6 个月内不自觉的体重丢失 10% 或者 1 个月内丢失 5%，或者 FFM 的损耗。营养补充应该包括对患者饮食习惯和能量浓度补充的管理。口服液体饮食补充能保持能量平衡和增加体重不足的 COPD 患者的体重。但是这些早期的研究没有计算脂肪组织和 FFM 的比率，而且大多数出院患者单独的营养补充并没有明显地增加体重。这样的结果可能受以下几个因素影响：自动的食物摄入，日常饮食中和活动模式中的营养补充没有得到最好的执行。营养补充中蛋白的大小和营养素的成分，以及全身性的炎症消耗。把这些因素考虑进去，通过整合的营养干涉策略应用到全面的康复过程中去，可能有更大的促进。Gosselink R 的研究报告显示：营养补充结合指

导下的运动训练可以增加体重不足的 COPD 患者的体重和 FFM。这份研究明确指出联合的干涉可以导致 FFM 和脂肪组织的增加比率是 2：1。

2. 生理性介入　力量训练可以通过胰岛素生长因子 1（IGF-1）或者 IGF-1 信号的靶器官来刺激蛋白质合成以选择性地增加 FFM。在正常身体成分 COPD 的患者中，8 周的整个身体的运动训练适当地增加了 FFM 从而导致体重增加，而脂肪趋向减少。对正常体重的 COPD 患者，经过 12 周的有氧训练结合力量训练，通过计算机 X 断层扫描仪测量，两侧大腿中段肌肉横截面有所增加。然而，BMI 并没有变化。BIM 的不同反应与不同组间的饮食摄入不同有关系。

3. 药物的介入　几种药物性康复策略已经应用到对 COPD 患者的干预，药物干预的好处在于可以减少体重，增加 FFM。合成的类固醇已经被广泛研究，可以作为单独治疗，也可以结合其他肺功能康复。一般来说，治疗周期是 2~6 个月，合成类固醇可以提高肺功能康复的结果有以下几个机制：

直接或间接地作用于 IGF-1 系统刺激蛋白质合成；筒箭毒碱基因的调节；抗糖皮质激素作用和红细胞生成作用。

低剂量合成类固醇的干预方式可以采用肌内注射或者口服，一般没有明显的副作用。低睾丸激素水平的男性患者，服用睾丸激素导致肌肉块的增加。是否合成类固醇的治疗将改善运动能力或健康状态还不是很清楚，特别是这些治疗的适应证还没有被定义。生长激素是系统的 IGF-1 有效的刺激剂，可以提高在参与肺功能康复过程中的一小部分体重不足的 COPD 患者的瘦的身体成分。身体成分的适当增加和运动性能的提高有相关性。然而，这个治疗比较昂贵并且有一定的副作用，比如水盐潴留、糖代谢减弱。最近，有研究正在调查生长激素释放因子提高 COPD 患者的身体成分和功能性能力的安全性和效果。促孕剂醋酸甲地黄酮已经表明可以增加食欲、体重和刺激慢性虚弱条件下的通气量，比如艾滋病和癌症。给体重不足的 COPD 患者使用 8 周，和安慰剂治疗比较后发现有 2.5kg 的体重差别，但是这个体重的改变主要是脂肪组织。基于最近的研究，几种生理性和药理性介入能够调节 COPD 患者的脂肪组织和 FFM。然而这些介入表明是相对安全和短期的，需要更多的研究去证明长期效果，还需要更多的研究去发展对慢性肺疾病的肌肉消耗时药物介入的最佳策略。这些包括运动训练和药物治疗的结合，给特殊人群（疾病的严重性和软组织耗损模式）设定目标，和确定身体成分的改善是否转化成功能性好处和延长生存。

4. 对肥胖患者的特殊考虑　与肥胖有关的呼吸系统问题可能引起做功的增加和呼吸时氧耗的增加，以及运动耐力的消耗、残疾和生活质量的缺失。呼吸性功能的明显异常可单独因为肥胖引起，甚至在潜在的肺实质疾病和限制性胸廓疾病的不足中存在。与肥胖有关的呼吸问题包括低肺容量的呼吸性机制，呼吸系统顺应性的降低，增加下气道阻力，以及呼吸模式和呼吸驱动的改变。"轻度肥胖"的人也比同年龄预期的血氧水平低，这是由于肺底的扩张不足。

肺功能康复是致力于与肥胖有关的呼吸性疾病和肥胖导致功能受限的患者的需求。特殊的治疗包括营养指导，限制热量的饮食计划，鼓励减肥和身体支持。虽然没有确定关于肺功能康复后获得大量体重减少的目标，但是肥胖患者的全面康复可以导致体重减少和提高功能状态及生活质量。

五、功能结局

（一）生理功能方面

COPD 患者以呼吸困难、进行性加重为结局，绝大多数最终死于呼吸衰竭、循环衰竭和并发症。

（二）心理功能方面

大多数 COPD 患者终身有不同程度的忧郁、沮丧、焦虑和绝望等心理障碍。

（三）社会参与能力方面

ADL 能力及其相关活动受限、社会交往受限、职业受限及生活质量下降通常将伴随 COPD 患者终身。

康复治疗能改善 COPD 患者的生理功能、心理功能、社会功能，减少 COPD 感染发作频率，阻止病情进展速度以及提高 COPD 患者的生活质量，应及时介入并持之以恒。

六、健康教育

在治疗的同时让患者了解有关疾病的知识，是控制疾病、延缓疾病发展的重要手段。患者应该了解所患疾病的基本知识，包括药物的治疗作用、用法及副作用，以便患者自我照顾。花粉、飞沫、灰尘、清洁剂、烟雾、寒冷等，都是不良刺激因素，会影响病情。指导患者掌握正常的呼吸方式和养成良好的呼吸习惯，管理好自己的呼吸道。呼吸系统疾患的患者由于呼吸道抵抗力很弱，极易患感冒，而继发感染会导致支气管症状加重，可采用防感冒按摩、冷水洗脸、食醋熏蒸、体质训练等方法预防感冒，减少发病的可能。保持所处环境的空气清新和通畅，每天开窗、开门，保持空气流通，减少呼吸道感染的机会，另外强调戒烟和避免被动吸烟，也有助于减少呼吸道分泌物，降低感染的危险性。积极治疗呼吸系统疾病，控制炎症，减少疾病的反复发作。在健康教育中，患者需要掌握以下基本知识，这是预防和控制这类疾病的重要环节，包括：认识正常呼吸道的解剖结构和呼吸肌的功能；认识呼吸在人体中的重要作用；掌握正常的呼吸方式和呼吸节律，注意保持呼吸道清洁卫生；认识吸烟的危害。

（一）能量保存技术

学会日常活动中的能量保存，强调节能技术的运用，可以减少日常生活活动中的能量消耗，使体能运用更有效，增强患者生活独立性，减少对他人的依赖。先对活动进行计划安排，包括活动节奏的快慢程度，活动强度的轻重交替，活动中间的休息等，这些都是节省体力、避免不必要氧耗的有效手段。像坐着比站着省力，经常用的东西放在随手可拿到的地方，避免不必要的弯腰、转身、举臂、前伸，如果有必要可借助棍子、叉子等辅助用具拿取物品，提较重的东西尽量用推车，而推比拉省力，活动时动作要连贯缓慢，有一定的休息间隙。教会患者如何保存体能，用最省力的方法独立完成日常生活活动。指导患者养成良好的姿势习惯，运用适当的躯体力学原理完成诸如举、搬、接、推、拉、梳头、洗澡等基本生活动作；必要时学会利用各种辅助设备完成生活活动。合理安排活动的时间、频率及程序，保证既完成活动又不过分疲劳。

（二）纠正不良姿势

1. 增加胸廓活动　患者坐位，双手叉腰，吸气，躯干向一侧屈，同时呼气，还原吸气，躯干再向另一侧屈并呼气，再还原，如躯干向一侧屈时另侧的上肢能同时上举，则效果更好。

2. 挺胸、牵张胸大肌　吸气挺胸，呼气含胸耸肩。

3. 肩带活动　坐位或立位，吸气并两臂上举，呼气同时弯腰屈髋双手下伸触地。

4. 纠正驼背　立于墙角，面向墙壁，两臂外展 90°，屈肘 90°，双手分别置于两侧墙上，双脚静止而身体向前移动并挺胸。也可双手持体操棒置于颈后部，双手与肩同宽以牵伸胸大肌、挺胸。以上练习每个持续 5~10 秒或更长些，每组 5~10 个，每天 2~3 次。

（三）家庭氧疗

氧疗可以改善患者症状，提高工作效率，增加运动强度，扩大活动范围。有研究证实每天坚持15小时吸氧效果比间断吸氧好。长期低流量吸氧（<5L/min），可提高患者生活质量，使COPD患者的存活率提高2倍。教会患者氧气的正确和安全使用。在氧气使用过程中主要应防止火灾及爆炸，在吸氧过程中禁止吸烟。

为防止高浓度吸氧对通气的抑制作用，应采用低流量吸氧。持续给氧气，流量<1L/min；夜间给氧，流量<3L/min；运动时给氧气，流量<5L/min。氧浓缩器可以将空气中氧气浓缩，使用方便。液氧贮器将氧气在超低温下以液态保存，故体积小，重量也轻，可以随身携带，为其优点。

（四）防感冒按摩操（金豫和周士枋教授方法）

已经得到较普遍的应用，基本方法如下：

1. 按揉迎香穴　迎香穴属于手阳明大肠经，位于鼻翼外缘沟。用两手中指指腹紧按迎香穴，做顺、逆时针方向按摩各16~32次。

2. 擦鼻两侧　两手拇指根部掌面的大鱼际肌或两侧拇指近节互相对搓摩擦致热，自鼻根部印堂穴开始沿鼻两侧下擦至迎香穴。可两手同时，也可一上一下进行。各擦16~32次。

3. 按太渊穴　太渊穴属于手太阴肺经，位于腕桡侧横纹头即桡侧腕屈肌腱的外侧、拇长展肌腱的内侧。用拇指指腹紧按穴位做顺、逆时针方向按摩各16次，左、右侧交替进行。

4. 浴面拉耳　主要为摩擦脸面和耳部。两手掌互搓致热，两手掌紧贴前额前发际，自上向下擦至下颌部，然后沿下颌分擦至两耳，用拇、示指夹住耳垂部，轻轻向外拉（也称双凤展翅），约2~3次，再沿耳向上擦至两侧颞部，回至前额部，重复16次。最后两手掌窝成环状，掩盖鼻孔，呼吸10次。

5. 捏风池穴　风池属少阳胆经，位于枕骨下发际，胸锁乳突肌和斜方肌止点之间的凹陷处。用两拇指指腹紧按该穴，其他各指分别置于头顶部，做顺、逆时针方向按摩各16次，或用一手的拇、示指分别按两侧的风池穴，按捏16次。得气感为局部酸、胀、热明显，并向下方和向内放散。然后，用手掌在颈项部做左右按摩16次。

（钱云苏）

第二节　肺源性心脏病

慢性肺源性心脏病是因肺组织、肺动脉血管或胸廓的慢性病变而导致肺组织结构和功能异常，产生肺血管阻力增加，肺动脉压力增高，使右心扩张、肥大，伴或不伴右心衰竭的心脏病。我国肺心病的患病率约为0.4%，大于15岁人群中发病率约为0.7%。肺心病的患病率存在地区的差异，东北、西北、华北患病率高于南方地区，农村患病率高于城市，并随年龄增高而增加。吸烟者比不吸烟者患病率明显增多，男女无明显差异。

肺心病的发病机制有些还不很清楚。但先决条件是肺的功能和结构的不可逆性改变，发生反复的气道感染和低氧血症。导致一系列的体液因子和肺血管的变化，使肺血管阻力增加，肺动脉血管的结构重构，产生肺动脉高压。肺循环阻力增加，右心发挥其代偿功能，以克服肺动脉压升高的阻力而发生右心室肥大。肺动脉高压早期，右心室尚能代偿，舒张末期压力仍正常。随着病情的进展，特别是急性加重期，肺动脉压持续升高且严重，超过右心室的负荷，右心失代偿，右心排血量下降，右心室收缩末期残留血量增加，舒张末压增高，促使右心室扩大和右心室功能衰竭。

一、临床表现

（一）症状和体征

本病发展缓慢，临床上表现为在原有肺、胸疾病的各种症状和体征外逐步出现的肺、心功能衰竭以及其他器官损害的征象。在肺、心功能代偿期，临床症状主要表现为慢阻肺的症状：慢性咳嗽、咳痰、喘息或气促，活动后的心悸感、呼吸困难、乏力和运动耐力下降。体检可有明显肺气肿征：肺动脉瓣区第二心音亢进，提示肺动脉高压；有右心室肥大时，三尖瓣区出现收缩期杂音或剑突下出现心脏搏动。在肺、心功能失代偿期的主要表现以呼吸衰竭为主，伴或不伴有心力衰竭。

（二）影像学检查

除肺、胸原发疾病的特征外，有肺动脉高压症，如右下肺动脉干扩张，其横径≥15mm；其横径与气管横径之比≥1.07；肺动脉段明显突出或其高度≥3mm；右心室肥大征，皆为诊断肺心病的主要依据。

（三）心电图检查

典型的肺心病心电图表现为右心室肥大的改变，如电轴右偏，额面平均电轴≥+90°，重度顺钟向转位，$RV_1+SV_5 \geqslant 1.05mV$ 及肺型 P 波。

（四）超声心动图检查

诊断指标包括右心室流出道内径（≥30mm），右心室内径（≥20mm），右心室前壁的厚度，左、右心室内径的比值（<2），右肺动脉内径或肺动脉干及右心房肥大等。

（五）动脉血气分析

肺功能代偿期可出现低氧血症或合并高碳酸血症，当 $PaO_2<60mmHg$、$PaCO_2>50mmHg$ 时，表示有呼吸衰竭。

（六）其他检查

肺功能检查对早期或缓解期肺心病患者有意义。痰细菌学检查对急性加重期肺心病可以指导抗菌药物的选用。肺阻抗血流图及其微分图检查对肺心病的诊断和预测肺动脉高压及运动后预测肺动脉高压有参考价值。

根据"慢性肺心病诊断标准"，患者有慢支、肺气肿、其他肺胸疾病或肺血管病变，因而引起肺动脉高压、右心室肥大或右心功能不全表现，并有上述的心电图、X 线表现，再参考超声心动图、肺功能或其他检查，可以做出诊断。

二、康复评定

（一）生理功能的评定

1. 肺功能的评定　肺功能的评定包括通气功能和换气功能的评定。

（1）肺通气功能测定：包括静态肺容量测定、动态肺容量测定。分述如下所示。

静态肺容量：临床常用的静态肺容量测定内容有肺活量（VC）、残气量（RV）、功能残气量（FRC）和肺总量（TLC）。

肺活量：最大吸气后，再做一次最大呼气的气量。正常值：男性 3 470mL 左右，女性 2 440mL 左右。肺活量降低 20% 以上为异常。

残气量：最大呼气后仍残留在肺内不能再呼出的气量。残气量随年龄而增加。正常值：男性 1 530mL 左右，女性 1 020mL 左右。

功能残气量：平静呼气末遗留在肺内的气量。相当于残气量+补呼气量，正常值：男性 2 600mL 左右，女性 1 580mL 左右。

肺总量：深吸气后，肺内所含气体总量。相当于肺活量+残气量。正常值：男性 5 020mL 左右，女性 3 460mL 左右。

肺心病患者的静态肺容量测定中，其残气量增加，残气量占肺总量的百分比>40%，功能残气量也增加。

动态肺容量：动态肺容量是以用力呼出肺活量为基础，来测定单位时间的呼气流速，能较好地反映气道阻力。

用力呼出肺活量（FEVC）：尽力吸气后，再用力最快呼气，直至完全呼尽，其总的呼气量即为 FEVC。时间肺活量是指分别计算第 1 秒末、第 2 秒末和第 3 秒末的呼气量，即 1 秒钟用力呼气量、2 秒钟用力呼气量、3 秒钟用力呼气量。将 1 秒量、2 秒量、3 秒量的绝对值与 FEVC 相比则为 1 秒率、2 秒率、3 秒率，正常值分别为 83%、96%、99%。患者在早期，肺活量可以是正常的，而时间肺活量会降低，1 秒率<60%。相对于肺活量，时间肺活量能更好地反映小气道的问题。

最大中期呼气量（MEF）与最大中期呼出流速（MMEF）：MEF 是把用力呼出肺活量的呼出曲线分成四段，舍去第一和第四段，取中间两段的量，即为最大中期呼气量。MEF 排除了受试者的主观因素，更为敏感。MMEF 是以 MEF 与相应时间的关系来计算的：

$$MMEF = MEF / METs$$

用力呼出中期 50% 肺活量所需的时间称为 METs。MMWF 正常值：男性 4.48L/s±0.183L/s，女性 3.24L/S±0.1L/S。由于排除主观意志的影响，此法比时间肺活量更敏感，气道阻力的反映更确切。

最大通气量（MVV 或 MVC）：在单位时间内（每分钟）用最大速度和幅度进行呼吸，吸入或呼出的气量。正常值：男性 104L，女性 82L。降低 20% 以上为异常。

最大呼气流速-容量曲线（简称流速-容量曲线）：在尽力吸气后，再用力最快呼气，直至完全呼尽的过程中，连续测定不同流量下的肺容量和相应的压力改变，以此绘图，得到的曲线称为流速-容量曲线。其特点是在不同肺容量下，压力、流速的关系存在差别。在此曲线上可任意选择肺容量中的某一容量，来确定在此容量时产生某一流速所需的压力。流速-容量曲线在临床上多应用于小气道疾病的检查。不同的肺部疾患，流速-容量曲线表现有不同：①慢性阻塞性肺疾患，各阶段流速与最大流速都降低；曲线的降支突向容量轴，病情愈重，弯曲愈明显；肺活量减少。②早期小气道病，与慢阻肺图形基本相似，但改变程度较轻。肺活量无明显改变。③限制性通气障碍，表现为流速-容量曲线高耸，各阶段流速增高，肺活量减少，曲线倾斜度增大。

闭合气量（CV）：闭合气量是测定从小气道闭合开始到最大呼气末为止的时间段内的气量。闭合气量增高，表示气道早闭。原因是小气道的阻塞和肺弹性回缩力的降低。

（2）换气功能测定：肺泡通气量（有效通气量），肺泡通气量 =（潮气量-无效腔气量）×呼吸频率。正常值：4 200mL/min 左右。>5 000mL/min 表示通气过度，<2 000mL/min 表示通气不足。无效腔气量是指有通气作用，但不与肺血管中的血流进行气体交换的部分气体。呼吸频率高，潮气量小，无效

腔气量大，则肺泡通气量减少。故深缓呼吸比浅快呼吸所取得肺泡通气量多，换气效能高。

通气与血流比率=每分钟肺泡通气量/每分钟肺脏血流量

正常值=4 000mL/5 000mL=0.8

肺泡内的气体与肺泡周围毛细血管的血流进行气体交换时，要求要有足够的通气及充分的血流量。如仅有通气无血流，则为无效腔样通气。有血流无通气，则无气体交换，相当于动静脉分流。

通气与血流比率失调对 O_2 和 CO_2 交换的影响在程度上是不相等的。原因在于 O_2 与 CO_2 的动静脉分压差悬殊（分别为 60mmHg 和 6mmHg），两者的解离曲线也不同。通气与血流比率失调往往只是缺 O_2，没有或仅有轻微的 CO_2 潴留。

弥散功能：弥散功能以肺泡膜两侧气体分压相差 1mmHg 时单位时间（分钟）内通过的气体量，即弥散量来表示，衡量气体透过肺泡膜的能力。其大小与下列因素有关：气体在肺泡中和毛细血管血液中的压力差值、肺泡面积、肺泡膜厚度、气体分子量及气体在液体中的溶解度。CO_2 的弥散能力是 O_2 的 21 倍，故弥散功能障碍主要影响 O_2 的吸收。

2. 呼吸功能障碍程度评定　主观呼吸功能障碍程度评定根据气促程度进行分级。

（1）自觉气短、气急分级

Ⅰ级：无气短、气急。

Ⅱ级：稍感气短、气急。

Ⅲ级：轻度气短、气急。

Ⅳ级：明显气短、气急。

Ⅴ级：气短、气急严重，不能耐受。

（2）呼吸功能改善或恶化时以下列标准评分

-4：非常明显改善。

-3：明显改善

-2：中等改善。

-1：轻度改善。

0：不变。

+1：轻度加重。

+2：中等加重。

+3：明显加重。

+4：非常明显加重。

3. 运动功能评定　通过运动试验，可评估心肺功能和运动能力。

（1）活动平板或功率自行车运动试验：通过活动平板或功率自行车运动试验，进行运动试验获得最大吸氧量、最大心率、最大 METs 值及运动时间等相关量化指标评定患者运动能力，也通过活动平板或功率自行车运动试验中患者主观劳累程度分级（Borg 计分）等半定量指标来评定患者运动能力。

（2）6 分钟或 12 分钟行走距离测定：测定患者在规定时间内在平地行走的距离。规定时间内行走距离越短心肺功能越差。

（二）日常生活活动能力评定

呼吸功能障碍患者的日常生活活动能力的评定常采用六级分法。

0级：虽存在不同程度的肺气肿，但是活动如常人，对日常生活无影响、无气短。

1级：一般劳动时出现气短。

2级：平地步行无气短，速度较快或上楼、上坡时，同行的同龄健康人不觉气短而自己感觉气短。

3级：慢走不到百步即有气短。

4级：讲话或穿衣等轻微活动时亦有气短。

5级：安静时出现气短，无法平卧。

三、功能障碍

（一）生理功能障碍

1. 呼吸功能障碍　主要表现为呼吸困难，病理性呼吸模式形成，最严重的呼吸功能障碍是呼吸衰竭。

肺心病患者原发疾病导致了小气道狭窄、肺泡弹性下降、肺动脉高压及肺血管毁损、胸廓活动受限等，使患者在呼吸过程中的有效通气量与换气量降低、残气量增加，临床上患者表现为运动后气促、气急、呼吸困难或出现缺氧症状等，给患者带来极大的痛苦。

病理性呼吸模式：肺心病患者呼吸方式多表现为浅快的胸式呼吸模式，膈肌运动很少。这种呼吸模式使肺有效通气量减少，患者为了弥补，即便在安静状态下也动用辅助呼吸肌参与呼吸，形成了病理性呼吸模式。病理性呼吸模式使患者不能进行有效的通气，同时，由于这些肌群在活动时增加耗氧量，使呼吸本身所消耗的氧量增加，加重了患者的缺氧状态。

2. 心脏功能障碍　主要表现为肺泡换气功能障碍或换气功能障碍加右心衰为特征性表现。

3. 运动功能障碍　主要表现为肌力及运动耐力下降。患者因为惧怕劳力性呼吸困难，活动减少，导致肌力与运动耐力下降，肌力与运动耐力下降使患者在同样运动时氧利用减少，需氧量增加，加重呼吸困难，形成恶性循环。

（二）心理功能障碍

1. 恐惧和焦虑　长期患病，患者日常生活活动与社会参与受限，导致患者出现恐惧与焦虑。

2. 疑病和敏感　由于疾病迁延不愈、反复发作，使患者产生疑虑，患者表现为一种不相信是自己患的病，另一种则认为自己的病情比医生说得更严重，多在病情缓解期出现。

3. 过度依赖与行为退化　肺心病患者多为老年人，对疾病发作、病情危重程度，患者完全处于被动状态，缺乏主见和信心，要求更多的关心和同情，并且事事都依赖别人去做，导致依赖心理增强，行为退化。

4. 患者角色减退或缺失　患者对疾病有不在乎心理（自持心理）和久病成医心理，任意活动或滥用药物，依从性差。

（三）日常生活活动能力受限

由于呼吸功能、心功能与运动功能受限，大多数患者日常生活活动能力减退。严重患者可能长期卧床，生活不能自理。

（四）社会参与能力受限

患者社会参与、社会交往常常受到部分或全部限制，大多数患者职业参与能力受限，甚至完全不能参加工作。

肺心病的康复治疗主要在缓解期。康复原则是以综合治疗为主，最大限度改善患者的功能。康复目标是尽可能恢复有效的腹式呼吸，并改善呼吸功能；清除支气管腔内分泌物，减少引起支气管炎症或刺激的因素，保持呼吸道卫生；采取多种措施，减少和治疗并发症；提高心功能和全身体力，尽可能地恢复活动能力。其适应证包括所有病情稳定的肺心病患者，禁忌证主要包括呼吸衰竭、心衰、不稳定型心绞痛、明显肝功能异常、脊柱及胸背部创伤等。康复治疗措施包括物理治疗、作业治疗、心理治疗与康复教育。

（一）物理治疗

主要包括物理因子治疗、气道廓清技术（有效的咳嗽训练与体位引流）、呼吸训练及运动训练。

（二）作业治疗

作业治疗以减轻患者临床症状、改善机体运动能力、减轻心肺负担、提高呼吸功能、减轻精神压力、改善日常生活自理能力及恢复工作能力为目标。通过日常活动能力训练、适合患者能力的职业训练、有效的能量保护技术及适当环境改建等来实现使患者减少住院天数，最终摆脱病痛的折磨，提高生活质量，早日重返家庭和社会，并延长患者寿命和降低病死率。

（三）心理治疗

1. 医护人员沉着、冷静，言行上表示信心，取得患者的信任，有助于患者主动配合治疗。

2. 依赖心理增强的患者，急需得到亲人照料与医护人员的关怀。医护人员的关怀同情，确可减轻或消除痛苦。

3. 对有自持心理的患者，应加强健康教育，提高他们对疾病的认识，更好地发挥患者对治疗的主观积极性。

4. 发现患者角色减退或阙如时，则耐心向患者说明逐渐增加活动量的重要性，以争取患者合作，保证他们安全与顺利康复。发现行为减退或角色过度时，则恰当地向其介绍病情，鼓励其循序渐进地活动，并讲明不活动的危害。同时应言语亲切、态度和蔼，使其感到自己的活动是在监护下进行的，绝对安全。

（一）生理功能方面

肺心病患者以进行性加重的呼吸困难为结局，绝大多数最终死于呼吸衰竭、循环衰竭和并发症。

（二）心理功能方面

大多数患者终身有不同程度的抑郁、疑病、焦虑、过度依赖等心理障碍。

（三）社会参与能力方面

ADL 能力与社会参与能力受限，生活质量下降通常将伴随肺心病患者终身。

合理的康复治疗后可达到减少用药量、缩短住院日；减少气短、气促症状；减轻精神症状如压抑、紧张等；提高运动耐力、日常生活自理能力和恢复工作的可能性；增加对疾病对认识，从而自觉采取预防措施，提高控制症状能力。最终能提高生活质量，减少因呼吸功能恶化所导致的病死率。

六、健康教育

在治疗的同时让患者了解所患疾病的基本知识，以便患者自我照顾。

（一）强调戒烟

烟雾使黏膜上皮纤毛发生粘连、倒伏、脱失，使支气管杯状细胞增生，分泌物增多，呼吸道的防御功能下降，是引起肺部感染的重要原因。因此，必须戒烟，包括避免被动吸烟。

（二）防感冒

肺心病患者易患感冒，继发细菌感染后常使支气管炎症状加重。

（三）家庭氧疗

每天持续低流量长时间（16 小时以上）的吸氧可以改善患者的临床症状，增加心肺适应性，提高患者的生存质量和存活率。应教育患者正确使用氧疗机及氧疗的方法。

（四）其他

1. 强调咳嗽排痰的重要性，如每天痰量超过 30mL，宜进行体位排痰。
2. 药物治疗应根据医嘱进行，而不是自以为是，或对药物产生依赖。
3. 氧疗对肺心病患者的重要性与如何进行氧疗。
4. 认识慢支和肺气肿的关系和其可能转归，以及康复治疗的必要性。

（钱云苏）

第三节 支气管哮喘

支气管哮喘简称哮喘，是由多种细胞，包括气道的炎性细胞、结构细胞（如嗜酸性粒细胞、肥大细胞、T 淋巴细胞、中性粒细胞、平滑肌细胞、气道上皮细胞等）和细胞组分参与的气道慢性炎症性疾病。这种慢性炎症导致气道高反应性，通常出现广泛多变的可逆性气流受限，并引起反复发作性的喘息、气急、胸闷或咳嗽等症状，常在夜间和（或）清晨发作、加剧，多数患者可自行缓解或经治疗缓解。

哮喘发病的危险因素包括宿主因素（遗传因素）和环境因素两个方面。本病病因不十分清楚，大多认为是一种多基因遗传病，受遗传因素和环境因素的双重影响。哮喘的发病机制不完全清楚。多数人认为哮喘与变态反应、气道炎症、气道高反应性及神经等因素相互作用有关。目前，哮喘发病机理的观点认为它是一种涉及气道壁的特定性的慢性炎症过程，它可引起气流受限和反应性增高，从而当对不同的刺激物反应时气道更加狭窄。气道炎症的典型特点是呼吸道黏膜及管腔中活性的嗜酸性粒细胞、肥大细胞、T 淋巴细胞数目增加和基底膜网质层增厚、上皮下纤维增生。这种变化甚至在没有哮喘症状时仍然存在。

支气管哮喘的流行病学：全球约有 1.6 亿患者，各国患病率 1%~13% 不等，我国的患病率为 1%~4%。本病可发生于任何年龄，但半数以上在 12 岁前起病。在哮喘患儿中，约有 70% 起病于 3 岁前。一般认为儿童发病率高于成人，成人男女患病率大致相同，约 40% 的患者有家族史，发达国家高于发展中国家，城市高于农村。

（一）症状与体征

1. 典型的支气管哮喘发作前有先兆症状如打喷嚏、流涕、咳嗽、胸闷等，病情发展，可因支气管阻塞加重而出现哮喘。患者被迫采取坐位或呈端坐呼吸，咳嗽多痰或干咳，严重时出现发绀等，一般可自行或用平喘药物后缓解。某些患者在缓解数小时后可再次发作，甚至导致哮喘持续状态。发作时，胸部呈过度充气状，有广泛的哮鸣音，呼气音延长。但在轻度哮喘或非常严重的哮喘发作时，哮鸣音可不出现。心率增快、奇脉、胸腹反常运动和发绀常出现在严重哮喘患者中。

2. 哮喘缓解期或非典型的哮喘患者，可无明显的体征。

（二）实验室检查

1. 血液检查　发作时可有嗜酸性粒细胞增高，但多不明显，如并发感染可有白细胞数增高，分类中性粒细胞比例增高。

2. 痰液检查　涂片在显微镜下可见较多嗜酸性粒细胞，可见嗜酸性粒细胞退化形成的尖棱结晶、黏液栓和透明的哮喘珠。如合并呼吸道细菌感染，痰涂片革兰染色、细菌培养及药物敏感试验有助于病原菌诊断及指导治疗。

3. 呼吸功能检查　哮喘发作时，有关呼气流速的各项指标均显著下降，第一秒用力呼气容量（$FEV_{1.0}$）、$FEV_{1.0}$/用力肺活量（FVC）%、最大呼气中期流速（MMER）、25%与50%肺活量时的最大呼气流量（$MEF_{25\%}$与$MEF_{50\%}$）以及呼气流量峰值（PEF）等均减少。缓解期可逐渐恢复。

4. 动脉血气分析　哮喘严重发作时可有缺氧，PaO_2 降低，由于过度通气可使 $PaCO_2$ 降低，pH 上升，表现呼吸性碱中毒。重症哮喘，病情进一步发展，气道阻塞严重，可有缺氧及 CO_2 潴留，$PaCO_2$ 上升，表现呼吸性酸中毒。如缺氧明显可合并代谢性酸中毒。

5. 胸部 X 线检查　早期在哮喘发作时可见两肺透亮度增加，呈过度充气状态；在缓解其多无明显异常。如并发呼吸道感染，可见肺纹理增加及炎性浸润阴影。

6. 特异性变应原的检测　可用放射性变应原吸附试验（RAST）测定特异性 IgE，过敏性哮喘患者血清 IgE 可较正常人高 2~6 倍。在缓解期检查可判断变应原，但应防止发生过敏反应。

（三）支气管哮喘的诊断标准、临床分期和严重程度分级

根据中华医学会呼吸病学分会哮喘学组 2008 年提出的诊断标准、临床分期和严重程度分级如下：

1. 诊断标准

（1）反复发作喘息、气急、胸闷或咳嗽，多与接触变应原、冷空气，物理、化学性刺激，病毒性上呼吸道感染、运动等有关。

（2）发作时在双肺可闻及散在或弥漫性，以呼气相为主的哮鸣音，呼气相延长。

（3）上述症状可经治疗缓解或自行缓解。

（4）除外其他疾病所引起的喘息、气急、胸闷和咳嗽。

（5）临床表现不典型者（如无明显喘息或体征）应至少具备以下 1 项试验阳性：①支气管激发试验或运动试验阳性。②支气管舒张试验阳性［一秒钟用力呼气容积（FEV_1）增加 15%以上，且 FEV_1 增加绝对值 200mL］。③最大呼气流量（PEF）日内变异率或昼夜波动率≥20%。

符合（1）~（4）条或（4）、（5）条者，可以诊断为支气管哮喘。

2. 分期　根据临床表现哮喘可分为急性发作期、慢性持续期和缓解期。慢性持续期是指在相当长的时间内，每周均不同频率和（或）不同程度地出现喘息、气急、胸闷、咳嗽等症状；缓解期系指经过治疗或未经治疗症状、体征消失，肺功能恢复到急性发作前水平，并维持 3 个月以上。

3. 病情严重程度分级　哮喘患者的病情严重程度分级应分为治疗前、治疗期间和急性发作时 3 个部分。

二、康复评定

康复评定包括病史采集和体检，血液及痰液检查、肺功能测定、动脉血气分析、胸部 X 线检查、特异性变应原的检测、肺活量与用力肺活量检查、运动功能评定、呼吸肌力测定、日常生活活动能力评定、心理功能评定。

（一）生理功能评定

1. 肺活量与用力肺活量检查

（1）肺活量：肺活量（VC）是在深吸气后，缓慢而完全地呼出的最大空气量。可利用肺活量计测定。其正常变异较大（可超过$\pm 20\%$），但由于简便易行，且其数值随限制性呼吸系统疾病严重程度而下降，所以仍是最有价值的测定方法之一。

（2）用力肺活量：用力肺活量（FVC）是在深吸气后利用最快速度强力呼气的一种试验。通常用一简单的呼吸计测定呼气流量。对于气道阻塞患者 VC 会明显高于 FVC。

2. 肺功能检查　包括哮喘发作时，有关呼气流速的各项指标均显著下降，第一秒用力呼气容量（$FEV_{1.0}$）、$FEV_{1.0}$/用力肺活量（FVC）%、最大呼气中期流速（MMER）、25%与50%肺活量时的最大呼气流量（$MEF_{25\%}$与$MEF_{50\%}$）以及呼气流量峰值（PEF）等均减少。由于气体阻滞和肺泡过度膨胀，结果残气量（RV）、功能残气量（FRC）及 RV/TLC 比值增大。中度与重度哮喘，吸入气体在肺内分布严重不均，通气/血流比率失调，生理无效腔和生理静-动脉分流增加，导致 PaO_2 降低，但 $PaCO_2$ 正常或稍减低。在临床缓解期的部分哮喘患者中，可有闭合容量（CV）/肺活量（VC）%、闭合气量（CC）/TLC%、中期流速（MMEF）和 Vmax 50%的异常。有效的支气管舒张药可使上述指标好转。

3. 运动功能评定　运动试验可评估支气管哮喘患者的心肺功能和运动能力，掌握患者运动能力的大小，了解其在运动时是否需要氧疗，为患者制订安全、适量、个体化的运动治疗方案。

（1）恒定运动负荷法：本法是指在恒定代谢状态下测定受试者的心肺功能。在 6 分钟或 12 分钟步行时间内监测心率、摄氧量，是呼吸疾患康复中最常用的评定运动功能的方法。

（2）运动负荷递增法：按一定的运动方案，每间隔一定时间增加一定负荷量，根据终止条件结束运动。终止条件有极限运动试验和次极限运动试验，常规监测心率、呼吸率、血压、ECG、VO_2、PaO_2、$PaCO_2$、SaO_2、呼吸商等，从肺功能数据中评估最大运动时耐受能力。

（3）耐力运动试验：其对康复计划更重要，应分别于训练计划开始前和完成时，用运动耐力的标准测量进行评估，如在步行器或固定自行车上用次最大负荷（由开始的渐进练习试验测得）测定耐力。常选用最大负荷的 75%~80%作为固定负荷，并记录其速度与时间。

4. 呼吸肌力测定　呼吸肌力测定包括最大呼气压力（MEP 或 PEMAX），最大吸气压力（MIP 或 PIMAX）以及跨膈压的测量。它反映呼气与吸气期间可产生的最大能力，代表全部吸气肌和呼气肌的最大功能，也可作为咳嗽与排痰能力的一个指标。

（二）心理功能评定

哮喘可影响儿童的心理发育，包括自尊心。对成人而言，由于哮喘影响他们的工作、生活、学习，也产生心理问题。对哮喘患者进行心理功能评定，了解其心理状态，有利于哮喘患者的康复治疗。

（三）日常生活活动能力评定

日常生活活动能力（ADL）反映了人们在家庭和在社区的最基本的能力，哮喘的患者往往有日常生活活动方面的障碍。评定的范围包括运动、自理、交流、家务活动等方面。

三、功能障碍

（一）生理功能障碍

表现为肺功能改变、气流受限。哮喘发作时，有关呼气流速的各项指标均显著下降，在临床缓解期的部分哮喘患者中，可有闭合容量（CV）/肺活量（VC)%、闭合气量（CC）/TLC%、中期流速（MMEF）和 Vmax 50% 的异常。

（二）心理功能障碍

主要表现为忧郁、沮丧甚者绝望。哮喘可影响儿童的心理发育，包括自尊心。孩子感到自卑、缺乏主见并和他们的同伴关系不好。

（三）日常生活活动能力受限

哮喘反复发作将影响患者的购物、家务劳动等日常生活能力。

（四）社会参与能力受限

哮喘反复发作最终会影响患者的生活质量、劳动生产能力、就业和社会交往等能力。

四、康复治疗

哮喘康复治疗原则是综合治疗为基础，药物治疗为主，积极实施康复治疗。康复治疗是以改善心肺功能，提高其对运动和活动的耐力，增加 ADL 能力，提高劳动力，提高生活质量为目标。康复治疗方法主要包括物理治疗、作业治疗、心理治疗、健康教育等。

（一）物理治疗

1. 急性发作期的物理治疗

（1）穴位感应电疗法：患者取舒适体位，使用感应电疗仪，手柄电极，取穴大椎、肺俞、膈俞，配穴天突、太渊、丰隆或足三里，中等强度刺激，以引起向下传导感为宜，治疗时间每穴 2~10 分钟，但一次总治疗时间不宜超过 15~20 分钟。

（2）直流电离子导入疗法：①穴位离子倒入，用直流电疗仪，4X 点状电极，于太渊、曲池穴导入 1/1 000 肾上腺素，另极 150cm² 置于肩胛间，电量 2~6mA，时间 15~20 分钟，15~20 次为一疗程。对于高血压患者，宜改用 2% 氨茶碱导入。②气管部位离子导入，用直流电疗仪，患者取卧位，2cm×300cm 电极，一极置于颈部导入 10% 氯化钙；另极置于胸前部，电量 15~20mA，时间 10~20 分钟，15~20 次为一疗程。③节段反射治疗，用直流电疗仪，取 2cm×15cm 电极，置于双上臂外侧，导入 Br⁻，连接阴极；另极 300cm² 置于肩胛间，导入 10% 奴佛卡因，接阳极，电量 15~20mA，时间 10~20 分钟，15~20 次为一疗程。

（3）超短波、短波疗法：超短波或短波的板状电极，对置于胸背部，微热量，每次 15～20 分钟，每天 1 次，15～20 次为一疗程。

（4）激光疗法：主要采用激光疗法，He-Ne 或半导体激光穴位照射。取穴大椎、天突、尺泽、丰隆等，每穴 2～3 分钟，每天 1 次，12～15 次为一疗程。

2. 缓解期的物理治疗

（1）超声波疗法

1）超声雾化吸入疗法：用超声物化吸入治疗仪，吸入支气管扩张剂药液，每次吸入 15～30 分钟，每日 1～2 次。痰液黏稠，不易咳出者，可加用 α-糜蛋白酶。

2）颈动脉窦疗法：用超声波治疗仪，频率 800～1 000KHz，声头面积约 $10cm^2$，作用于颈动脉窦表面投影区，采用羊毛脂为基质的 Novocaine 药膏做接触剂，连续输出，声强 0.2～0.5W/cm^2，每侧 3 分钟，每日治疗一次，10～12 次为一疗程。

3）穴位治疗：采用适于穴位治疗的超声波治疗仪，声头面积约 $5cm^2$，涂抹液状石蜡接触剂，取穴大椎、肺俞、中府、天突、膻中、合谷，分两组交替治疗，固定法，声强 0.5～0.75W/cm^2，治疗时间每穴 5 分钟，每日 1 次，10～15 次为一疗程。

（2）超短波疗法

1）肾上腺部位治疗：双肾区并置，无热量，15～20 分钟，每天 1 次，10～15 次为一疗程。

2）气管部位治疗：前后对置，无热量或微热量，15～20 分钟，每天 1 次，10～15 次为一疗程。

（3）紫外线疗法

1）全身紫外线照射：先测量生物计量，患者取卧位，裸露全身后，分 2 野或 4 野，按缓慢或基本图表进行照射，隔日一次，每年进行 2 个疗程。

2）胸廓紫外线照射：将胸廓部分为前胸、后背、左右侧区，每次照射 1 区，从 2～3MED 开始，每次递增 1/2MED，各区轮流照射，每区照射 5～6 次。

3）穴位紫外线照射：用白布制的洞巾，或将白纸剪成直径 1.5～2cm 小孔，按中医辨证论治理论取穴，如：大椎、肺俞、膈俞、膻中、膏肓、天突、定喘等。剂量从 1.5～2MED 开始，照射 1 次，每次增加 1MED，以引起穴区适度红斑反映为宜。

4）足底部紫外线照射：患者取俯卧位，裸露足底，用紫外线治疗灯直接照射，剂量为 20～50MED，每日照射 1 次，1～3 次即效。

3. 运动治疗

（1）呼吸练习：腹式呼吸训练与缩唇呼气训练相结合以控制呼吸频率，增加潮气量，减少功能残气量，提高肺泡通气，降低呼吸功耗，协调呼吸，缓解呼气性呼吸困难。呼吸电刺激训练的使用可以取得更好的呼吸训练效果。体位引流、翻身拍背、排痰、气道廓清技术等，均有助于患者呼吸功能的改善。

（2）全身性锻炼：适当的运动训练可增强体质，改善呼吸困难，增强呼吸困难的耐受力。锻炼方法有户外步行、慢跑、游泳、踏车、爬山、上下楼梯、做呼吸操、太极拳、气功等。运动试验可提供运动强度的指导。一般采用中等强度即 60%～80% 最大运动能力（最大摄氧量）或 60%～80% 最大心率，每次运动持续 15～60 分钟，每周训练 3 次以上，运动方式多为四肢肌群（上、下肢大肌群）、周期性（即肢体往返式运动，如走、跑等）的动力性运动。

4. 控制体重　可以采用有氧训练、饮食控制等方法。

5. 控制环境诱发因素　如避免摄入引起过敏的食物和药物；避免强烈的精神刺激和剧烈运动；避免持续喊叫等过度换气动作；不养宠物；避免接触刺激性气体及预防呼吸道感染；外出戴口罩等。

（二）作业治疗

通过作业治疗可改善患者的心肺功能及心理状态，提高患者的自理能力及劳动能力。方法：根据病情，主要选择 ADL 作业（如家务劳动训练）、职业技能训练等。每日 1 次，每次每设计项目 20~40 分钟，每周 5 次，连续 4 周。

（三）心理治疗

心理治疗有利于患者克服自卑、沮丧、焦虑的心理。通常可采用支持性心理治疗及认知疗法，通过对患者的鼓励、安慰与疏导，使患者正视其所患的疾病，渡过心理危机。

（四）其他治疗

1. 脱离变应原　部分患者能找到引起哮喘发作的变应原或其他非特异刺激因素，应立即使患者脱离变应原的接触。这是治疗哮喘最有效的方法。

2. 内科药物治疗

（1）支气管舒张药

1）β_2 肾上腺素受体激动药：可分为短效 β_2 受体激动药，有沙丁胺醇、特布他林、非诺特罗；长效 β_2 受体激动药，有丙卡特罗、沙美特罗、班布特罗。

2）茶碱类：氨茶碱可分为口服及静脉用药两种。

3）抗胆碱药：吸入抗胆碱药有异丙托溴铵。

（2）抗炎药：包括糖皮质激素、色苷酸钠。

1）糖皮质激素：可分为吸入、口服、静脉用药。吸入剂：倍氯米松和布地奈德。口服剂：泼尼松、泼尼松龙。静脉用药：琥珀酸氢化可的松、地塞米松、甲泼尼龙。

2）色苷酸钠：色苷酸二钠。

（3）白三烯调节剂：扎鲁司特和孟鲁司特。

（4）其他药物：如酮替酚、阿司咪唑、氯雷他定。

（五）康复护理

教会患者进行呼吸肌功能锻炼，如缩唇呼吸、腹式呼吸、呼吸操、有效咳嗽等，进一步改善肺功能。针对患者的个体情况，指导患者控制诱发哮喘的各种因素。如：避免摄入引起过敏的食物和药物；避免强烈的精神刺激和剧烈运动；避免持续喊叫等过度换气动作；不养宠物；避免接触刺激性气体及预防呼吸道感染；外出戴口罩等。由于哮喘患者大多易反复发作，尤其夜间发作加重，故患者多伴有精神紧张、焦虑、恐惧等消极情绪，护理人员应主动与患者及家属多接触、勤疏导。指导患者正确使用吸入治疗方法。

五、功能结局

（一）生理功能方面

个体差异及治疗方案的正确与否影响支气管哮喘患者的预后。轻症易恢复，儿童哮喘通过积极而规范的治疗，临床控制率可达 95%；病情重，气道反应性增高明显，或伴有其他过敏性疾病不易控制。

本病可发展为 COPD、肺源性心脏病。

（二）心理功能方面

控制不良的支气管哮喘患者有不同程度的忧郁、沮丧和自卑等心理障碍。

（三）社会参与能力方面

本病发展为 COPD、肺源性心脏病患者，ADL 能力及其相关活动明显受限，心理障碍和心肺功能障碍等，使患者社会交往受限；劳动能力下降或丧失，就业能力受限。

康复治疗可能改善支气管哮喘患者的生理功能、心理功能、社会功能、缓解病情以及提高支气管哮喘患者的生活质量，应早期介入。

六、康复教育

（一）卫生保健专业人员教育

卫生保健专业人员应了解与掌握：该地区的哮喘状况如何；如何安排医护协同的工作；将社区的卫生条件和教育与医疗护理密切联系；了解并找出各自的哮喘的促/诱发因素；注意哮喘和它的治疗受哪些文化因素的影响；当前使用的是什么治疗；还有哪些合适的治疗可供选择；能使用吸入装置和药物标准化；谁将给予急诊治疗；哪组人群处于特殊危险状态；谁是我们可以列出的能帮助教育工作的人；谁负责保健专业人员的教育；谁负责患者的教育；如何将哮喘的教育和治疗纳入其他项目中去。

（二）患者教育

患者教育的目标是给哮喘患者及其家属提供适宜的信息和训练，使患者能够保持良好的状态并和卫生保健专业人员一起制订医疗计划。

1. 通过长期规范治疗能够有效控制哮喘；避免触发、诱发因素的方法；哮喘的本质、发病机制。

2. 哮喘长期治疗方法；药物吸入装置及使用方法。

3. 如何测定、记录、解释哮喘日记内容、症状评分、应用药物、PEF、哮喘控制测试（ACT）变化。

4. 哮喘先兆、哮喘发作征象和相应自我处理方法，如何、何时就医。

5. 哮喘防治药物知识；如何根据自我监测结果判定控制水平，选择治疗心理因素在哮喘发病中的作用。

（陈　萍）

第五章

循环系统疾病的康复

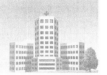

第一节　急性心肌梗死

急性心肌梗死各个阶段的康复内容不同，各国的分期和方案不尽相同，但均需按临床病情和个人情况制定和调整康复程序，即遵循个体化、循序渐进原则。目前国际上通常将心脏康复分为 3 期或 3 个阶段。

第 I 期（也称第一阶段）：院内康复。为发生心血管事件如急性心肌梗死（acute myocardial infarction，AMI）或急性冠脉综合征（acute coronary syndrome，ACS）和心脏外科手术后的住院患者提供预防和康复服务。

第 II 期（也称第二阶段）：院外早期康复。为急性心血管事件后早期（3~6 个月）的院外患者提供预防和康复服务，持续至事件发生后 1 年。

第 III 期（也称第三阶段）：院外长期康复。为心血管事件 1 年以后的院外患者提供预防和康复服务。

也有人将第 II 期进一步分为 2 期，即在有监护条件下进行的康复为早期，通常为 8~12 周；无须监护条件下进行的康复称为中期，持续至 1 年。

一、康复程序

（一）I 期康复

心肌梗死住院期间，病情稳定就开始进行，持续时间约 1 周，国外缩短至 3~5 天。

1. 内容　①评估、教育与咨询：向患者讲解目前的病情、治疗及下一步诊疗方案，评估有无心理障碍（如抑郁焦虑），制订住院期间的活动计划，教育患者及护理者对可能发生的 AMI 症状如何识别，做出早期反应，纠正危险因素。②教育、帮助患者恢复体力及日常生活能力：通常于入院后 24 小时内开始，目的是出院时达到基本生活自理。早期活动计划根据病情而定。受很多因素影响，如并发症、年龄、生活习惯及骨关节状况。无并发症的心肌梗死、冠脉搭桥手术（coronary artery bypass grafting，CABG）和经皮冠状动脉腔内成形术（percutaneous transluminal coronary angioplasty，PTCA）或急症冠脉介入手术治疗术后可以早期活动，而合并有心力衰竭或心源性休克等复杂情况者可能要延迟活动。③出院计划：评估患者何时适合出院、出院后的生活自理能力和能否进入相关社区保健服务，结合患者的需求，与专家、全科医生和（或）基层医疗保健人员联系，明确下一次随访的时间。④推荐患者参加院外早期心脏康复计划。⑤必要时行出院前的运动评估，为患者进行运动治疗提供依据。

2. 程序 Wenger 等提出 14 步程序（1973），后修改为 7 步程序（1980）。现在对于无并发症的急性心肌梗死，康复方案定为 7 步（表 5-1），1 周以内完成。因为大多数急性心肌梗死患者入院后行溶栓或 PCI，住院时间明显缩短，部分心脏中心也只是选择性地应用此方案，有些中心缩至 3~5 天完成此方案。

表 5-1 Wenger 的住院 7 步康复程序

阶段	监护下的运动	CCU/病房活动	教育娱乐活动
		CCU	
1	床上所有肢体的主动被动关节活动，清醒时教患者做踝关节跖屈背伸活动，每小时 1 次	部分活动处理，自己弯足于床边，应用床边便盆，坐椅 15 分钟，每天 1~2 次	介绍 CCU，个人急救和社会救援
2	所有肢体的主动关节运动，坐于床边	坐椅 15~30 分钟，每天 2~3 次，床上生活完全自理	介绍康复程序，配合戒烟、健康教育，计划转出 CCU
		病房活动	
3	热身运动，2METs；伸臀运动，做体操；慢步走，距离 15.25m（50ft）并返回	随时坐椅子，坐轮椅去病房教室，在病房里步行	介绍正常的心脏解剖和功能，动脉硬化、心肌梗死的病理生理
4	关节活动和体操，2.5METs，中速走 22.88m（75ft）一来回，教测脉搏	监护下下床，走到浴室，病房治疗	介绍如何控制危险因素
5	关节活动和体操，3METs；教患者自测脉搏，试着下几级台阶，走 91.5m（300ft），每天 2 次	走到候诊室和电话间，随时在病房走廊里走步	介绍饮食卫生、能量保存和需要的工作及简单技巧
6	继续以上活动，下楼（坐电梯返回），走 152.5m（500ft），每天 2 次，教做家庭运动	监护下温热水淋浴或盆浴，监护下去做作业治疗和心脏临床治疗	介绍心脏病发作时的处理：药物、运动、外科手术
7	继续以上活动，下楼（坐电梯返回），走 152.5m（500ft），每天 2 次，教做家庭运动 提供院外运动程序资料	监护下温热水淋浴或盆浴，监护下去做作业治疗和心脏临床治疗 继续以前所有的病房活动	介绍心脏病发作时的处理：药物、运动、外科手术

（二）Ⅱ期康复

近年来，由于冠状动脉血管重建（revascularization）及药物治疗的巨大进展，急性心肌梗死和急性冠脉综合征（AMI/ACS）的住院时间明显缩短，心脏康复第Ⅰ期的时间也缩短，由此产生的去适应反应轻微。但这一阶段的缩短，使得指导患者如何减少危险因素和运动的机会就减少了。第Ⅲ期心脏康复主要是维持前两期已形成的健康和运动习惯。因此，心脏康复的第Ⅱ期——院外早期康复变得尤为重要，这也是 AACVPR/ACC/AHA（美国心肺康复协会/美国心脏病学会/美国心脏协会）制定心脏康复和二级预防指南主要强调的内容，在出院后前 1~3 周即应该开始实施早期院外心脏康复/二级预防计划，主要内容为评估和危险分层、运动处方、二级预防与健康教育以及心理、社会支持和职业康复。

1. 评估和危险分层（表5-2） 首先应对患者在康复过程中再次发生严重心血管事件的危险程度进行评估和分级，掌握患者总体健康状况和生活状态。这对指导患者正确实施运动康复程序有重大意义。通过缺血心肌数量、左心室功能、基础心脏病至心律失常的危险性等3个因素进行判断。

表5-2 冠心患者心脏康复危险性分层表

低危	中危	高危
· 无明显左心室功能障碍（EF>50%）	· 左室功能中度障碍（EF=40%~49%）	· 左室功能障碍（EF<30%~40%）
· 运动或恢复期无症状，包括无心绞痛的症状或征象（ST下移）	· 中度运动（5~6.9METs）或恢复期出现包括心绞痛的症状/征象	· 低水平运动（<5METs）或恢复期出现包括心绞痛的症状/征象
· 无休息或运动引起的复杂心律失常		· 有休息或运动时出现的复杂室性心律失常
· 心肌梗死、冠状动脉旁路移植术、血管成形术或支架术后无并发症；心肌梗死溶栓血管再通		· 心肌梗死或心脏手术后并发有心源性休克、心力衰竭
· 运动或恢复期血液动力学正常		· 运动血液动力学异常（特别是运动负荷增加时收缩压不升）
· 猝死或心脏停搏的幸存者		
· 运动功能含量≥7METs		· 运动功能含量<5METs
· 无心理障碍（抑郁、焦虑）		· 心理障碍严重

2. 运动处方 制定程序：首先收集个人病史及资料，对患者行全面体格检查，参考运动负荷试验结果，按每个人的不同情况制定出运动康复处方。早期可根据出院前运动试验结果和危险分层给予运动处方，心脏事件后6~8周进行症状限制性运动试验后，根据结果调整运动处方。再隔3~6个月可进行一次运动试验和医学评定。每年或根据需要调整运动处方。运动处方内容（运动强度、运动时间和运动频率、运动方式等）在运动治疗方法中已详述。

过去认为等长抗阻运动可明显升高血压，引起心肌缺血和心律失常，禁止心脏病患者参加等长运动或阻力训练。近年研究显示，阻力训练对机体的损害不像原先认为的那么大，特别是对于心功能基本正常的患者。阻力训练可增强肌力（24%）和运动耐力，是患者回归工作运动程序的一个重要组成部分，但对于冠心病患者阻力训练要慎重，只对有选择的患者推荐低、中等强度的动态/阻力训练，2007年AACVPR/ACC/AHA建议每周进行2次抗阻运动训练，对于左心室功能低下的患者等长运动仍应该是禁忌的。

3. 二级预防与健康教育 所有心肌梗死患者均要改变生活方式并接受健康教育，后者包括对患者及其家属进行饮食和营养指导，学会选择含脂肪、盐和胆固醇少的健康食物，教患者学会如何放弃不良习惯，并学会如何控制伴随心脏疾患出现的疼痛或疲劳。2006年AHA/ACC更新了冠心病的二级预防指南，简介如下。

（1）吸烟：彻底戒烟，且远离烟草环境。推荐措施如下：①每次就诊均询问抽烟情况。②建议吸烟者戒烟。③评估吸烟者戒烟的自愿性。④通过咨询及规划协助戒烟。⑤安排随访，制订专门的戒烟计划，或药物疗法［包括尼古丁替代治疗和安非他酮（抗抑郁药）］。⑥强调避免在工作时和在家中暴露于烟草环境。

（2）控制血压：目标在<140/90mmHg或者若为糖尿病或慢性肾病患者则<130/80mmHg。推荐措施如下：开始或维持健康的生活方式，包括控制体重，增加体力活动，适量饮酒，减少钠盐摄入，增加新

鲜水果、蔬菜和低脂乳制品的摄入；血压≥140/90mmHg 的患者以及血压≥130/80mmHg 的慢性肾病或糖尿病患者如果可以耐受，首选 β 受体阻滞剂和（或）血管紧张素转化酶抑制剂（ACEI），必要时可加入其他药物如噻嗪类以达到目标血压。

（3）调节血脂：低密度脂蛋白（LDL-C）<2.6mmol/L；若三酰甘油（TG）≥2.6mmol/L，则高密度脂蛋白<3.38mmol/L。推荐措施如下：①饮食治疗，减少饱和脂肪酸占总热量的比例（<7%）（2g/d）和黏性纤维（>10g/d）摄入，可进一步降低 LDL-C。②增加日常体力活动并控制体重。③鼓励以鱼或鱼油胶囊的形式增加 ω-3 脂肪酸摄入（1g/d），尤其在治疗高三酰甘油血症时，通常需要更高剂量。

急性心血管事件患者需在入院 24 小时内完善血脂控制评估检查。对住院患者，在出院前开始降脂药物治疗。

（4）体重控制：目标在 BMI，18.5～24.9kg/m²；腰围，男性<102cm 女性<89cm。推荐措施为：①每次就诊均评估 BMI 和（或）腰围，如超标，鼓励患者进行体力活动。②如女性腰围（髂嵴处水平测量）≥89cm，男性≥102cm，首选生活方式调节，如有代谢综合征可考虑对其进行治疗。③初始目标应是减少体重 10%，如进一步评估体重仍偏高，可继续降低体重。

（5）糖尿病控制：开始改变生活方式和药物治疗使 HbA1c 接近正常；开始对其他危险因素的强力纠正（如依照以上推荐进行体力活动、控制体重、控制血压和控制胆固醇）；与患者的初级护理医师或内分泌专家配合，共同进行糖尿病护理。

4. 心理、社会支持　心脏病患者会经历抑郁、焦虑，可以帮助患者与心理、社会支持系统联系，指导患者健康应对这些挫折，树立信心，使患者恢复正常的生活秩序并更好地享受生活。

5. 职业康复　是协助患者最大限度地达到功能恢复，重返工作岗位的多程序医疗手段。包括评估患者心功能级别、病情预后，观察患者学习新技术和对新生活方式的适应能力，帮助患者掌握就业前的必要技巧。

冠心病患者职业回归受到病情、心理因素、社会因素，包括年龄、性别、职业种类、教育水平、家庭成员的态度及医师和雇主态度等一系列因素的影响。目前有些发达国家已建立职业康复机构，提供职业分析、职业模拟、职业锻炼、职业稳定、改变职业等服务。在美国有 70%～75% 心肌梗死后患者可恢复工作。随着冠状动脉溶栓和介入治疗的开展，复工时间有进一步缩短的趋势且复工状况会有进一步的改善。

（三）Ⅲ期康复

1. 内容　Ⅱ期康复后继续维持方案。终身保持合理的生活方式。每年 1 次医疗评估包括症状限制性运动试验（SGXT）。

2. 预期达到Ⅲ期康复标准　①功能容量最少 8METs。②休息和运动时心电图无变化或与以前心电图对比有改善。③心绞痛已控制——稳定或日常活动不引起心绞痛发作。④休息时血压达标，HR<90 次/分。⑤患者了解自身疾病的基本病理生理、医疗和坚持所推荐的生活方式的必要性。

二、冠心病介入治疗和搭桥术后的康复

冠心病的介入治疗（percutaneous coronary interventions，PCI）和冠脉搭桥手术（Coronary artery bypass grafting，CABG）是冠心病治疗的重要手段。目前是主要的心脏康复的对象，特别是 PCI 的患者数

量在急速增加，方法可参考急性心肌梗死的康复程序。

三、慢性冠心病的康复

慢性冠状动脉硬化性心脏病患者的数量远远超过 AMI，包括未进行任何介入和手术处理的冠心病患者，对这类患者来说，最重要的问题是由于诊断了冠心病，患者及其家属顾虑活动会增加急性发作或心肌梗死，往往采取减少身体活动的被动静养的生活方式。实际上，不活动的结果适得其反，大量研究已经证实：恰当的身体活动可以减低慢性冠心病的死亡率和猝死率；可以明显改善患者的症状，减少疲劳感，减少心绞痛的发作，改善情绪和睡眠，体力活动容量加大，患者主观感觉的生活质量明显提高。加上危险因素控制和生活方式的改善，常会使患者受益很大。

康复方法可参考 AMI 的康复程序。要强调评估运动风险，强调个体化，循序渐进，坚持系统性和长期性，并特别注意兴趣性，使患者能长期遵从医生的运动处方坚持下去，这是取得良好效果的关键。

（朱宏莉）

第二节　冠心病

一、总论

（一）概述

冠状动脉疾病（coronary artery disease，CAD），简称冠心病，是一种最常见的心脏病，是因冠状动脉痉挛、狭窄或闭塞，引起心肌供氧与耗氧间不平衡，从而导致心肌缺血性损害，也称为缺血性心脏病（ischemic heart disease，IHD）。引起冠状动脉狭窄的原因绝大部分为冠状动脉粥样硬化（占 95% 以上），因此习惯上把冠状动脉病视为冠状动脉粥样硬化性心脏病。冠心病目前是我国居民致残、致死的主要原因之一。本病多见于 40 岁以上的男性和绝经期后的女性。近年来，我国冠心病发病有增多趋势。

（二）冠心病的发病机制及危险因素

1. 发病机制　冠心病的发病机制也即动脉粥样硬化的发病机制，目前尚不十分清楚，比较公认的几个学说有内皮损伤-反应学说；脂质浸润学说；免疫反应学说；血栓形成学说等。

目前观点看，动脉粥样硬化是一种慢性炎症性疾病。内皮损伤或血清胆固醇水平过高导致大量以低密度脂蛋白（low-density lipoprotein-cholesterol，LDL）为主的脂质颗粒沉积于动脉内皮下；这些沉积的脂质颗粒随后被修饰标记并吸引血液中的单核细胞、淋巴细胞等迁移至内皮下；迁移至内皮下的单核细胞转化为巨噬细胞并大量吞噬修饰的脂质颗粒，但超过高密度脂蛋白（high-density lipoprotein-cholesterol，HDL）等把胆固醇向内膜外转运能力，则巨噬细胞形成的泡沫细胞破裂、死亡；大量死亡的泡沫细胞聚集形成脂池并吸收动脉中层的平滑肌细胞迁移至内膜，随后平滑肌细胞由收缩型衍变为合成型并产生大量胶原和弹力纤维等包裹脂池形成典型粥样硬化病变。

2. 危险因素　尽管动脉粥样硬化发生机制并不十分清楚，但流行病学研究显示，有些因素与动脉粥样硬化的发生发展有明显相关性，称为危险因素。

（1）高血压病：收缩压或舒张压升高与冠心病发病危险性之间有明显的相关性，而且收缩压升高比舒张压升高的危险性更大。9 项前瞻性研究，包括 42 万人的回顾性分析表明，平均随访 10 年后，在舒张压最高的20%人中冠心病事件的发生率是舒张压最低的20%人群的5~6倍。舒张压每增高1kPa（7.5mmHg），估计患冠心病的危险性增加29%，且血压越高，持续时间越长，患冠心病的危险性就越大。降压药物使高血压病患者的血压降低0.8kPa（6mmHg），冠心病事件减少14%。我国冠心病患者中50%~70%患有高血压病，而全国的成人高血压病患者达2亿，患病率达18.8%。

高血压病引起动脉粥样硬化的可能原因：①由于对动脉壁的侧压作用，动脉伸长等导致动脉壁机械损伤，使胆固醇和LDL易侵入动脉壁。②由于血管张力增加，使动脉内膜伸张及弹力纤维破裂，引起内膜损伤，并刺激平滑肌细胞增生，壁内黏多糖、胶原及弹力素增多。③由于引起毛细血管破裂，使动脉壁局部血栓形成。④使平滑肌细胞内溶酶体增多，减少动脉壁上胆固醇清除。

（2）吸烟：在Framingham心脏研究中，不论男女，每天吸10支烟，可使心血管病病死率增加31%。原来每天吸烟1包的高血压病患者，戒烟可减少心血管疾病危险35%~40%。吸烟增加冠心病危险的机制：①吸烟降低HDL胆固醇水平，男性减低12%，女性降低7%。吸烟改变LCAT活性，对HDL的代谢和结构产生不良影响。吸烟可使apoA-Ⅰ和apoA-Ⅱ相互交联，使HDL的功能改变，失去保护心脏的作用，这可能是吸烟增加患冠心病危险的主要机制。②对冠状动脉血流量有不利影响。吸烟可明显增加血管痉挛的危险，对血管内皮细胞功能、纤维蛋白原浓度和血小板凝集性也产生不利影响。③可使碳氧血红蛋白显著增高，载氧血红蛋白减少，氧离曲线左移，从而使动脉组织缺氧，平滑肌细胞对LDL的摄取增加而降解减少。④可使组织释放儿茶酚胺增多，前列环素释放减少，致血小板聚集和活力增强，从而促进动脉粥样硬化的发生和发展。

（3）血脂异常

1）血脂：是血浆中的胆固醇、三酰甘油（triacylglycerol，TG）和类脂如磷脂等的总称。血脂异常指循环血液中脂质或脂蛋白的组成成分浓度异常，可由遗传基因和（或）环境条件引起。冠心病是多因素疾病，其中，总胆固醇（total cholesterol，TC）作为危险因素积累了最多的循证证据。研究显示，LDL每降低1mmol/L，冠心病死亡风险降低20%，其他心源性死亡风险降低11%，全因死亡风险降低10%。在Framingham研究中，HDL在0.9mmol/L以下者，与HDL胆固醇在1.6mmol/L以上者相比，冠心病的发病率增高8倍。据估计，HDL胆固醇每增高0.026mmol/L，男性的冠心病危险性减少2%，女性减少3%。可见HDL具有保护心脏的作用。血浆三酰甘油和冠心病的关系尚未明确，但流行病学资料提示，TG在判断冠心病危险性时起重要作用。在前瞻性研究中，单变数分析显示TG浓度和冠心病发生率直接相关；但在多变数分析时这个相关性减弱。在控制HDL的分析中，TG和冠心病发生率的相关性可以消失。TG增高和冠心病的相关性减弱的部分原因是富含TG的脂蛋白和HDL在代谢中有相互关系。现有证据显示，载脂蛋白B（apoB）是心血管疾病（CVD）危险因素之一，比LDL-C更能反映降脂治疗是否恰当，而且实验室检测中apoB比LDL-C出现错误的概率更小，尤其对于有高三酰甘油血症的患者而言。因此，目前apoB已经作为评估冠心病危险因素的重要指标。

2）临床应用：临床上检测血脂的项目为TC、TG、HDL-C、LDL-C、ApoA1、apoB、Lp（a）、sLDL，其中前4项为基本临床实用检测项目。各血脂项目测定值的计量单位为mmol/L，有些国家用mg/dl。TC、HDL-C、LDL-C的换算系数为mg/dl×0.025 9=mmol/L；TG的换算系数为mg/dl×0.011 3=mmol/L。

从实用角度出发，血脂异常可进行简易的临床分型（表5-3）。

表 5-3　血脂异常的临床分型

分型	TC	TG	HDL-C	相当于 WHO 表型
高胆固醇血症	增高			Ⅱa
高三酰甘油血症		增高		Ⅳ、Ⅰ
混合型高脂血症	增高	增高		Ⅱb、Ⅲ、Ⅳ、Ⅴ
低高密度脂蛋白血症			降低	

3）治疗目标：血脂治疗的主要目标是降低 LDL-C，次要目标为降低 apoB。

欧洲心脏病学会（ESC）/欧洲动脉粥样硬化学会（EAS）指南依据年龄、血压（SBP）、血脂水平（TC）、是否吸烟、性别对患者进行心血管总风险的分层（SCORE 积分系统，图 5-1），针对不同危险程度的患者制定治疗的具体目标值（表 5-4）。

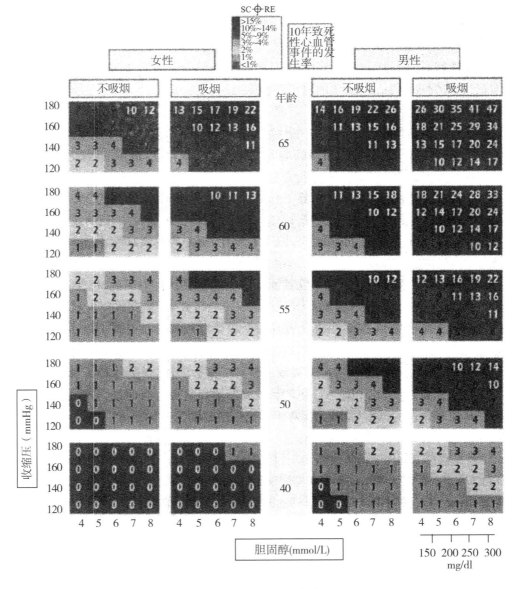

图 5-1　SCORE 积分

表 5-4　2011 ESC/EAS 指南对冠心病危险人群的分类及治疗目标值

危险程度	患者类型	LDL-C 目标值
极高危	CVD、T2DM、T1DM 合并靶器官损害、中重度 CKD、SCORE 评分>10%	<1.8mmol/L（70mg/dl）和/或 LDL-C 下降>50%
高危	单个危险因素显著升高、5%≤SCORE<10%	<2.5mmol/L（100mg/dl）
中危	1%≤SCORE<5%	<3.0mmol/L（115mg/dl）
低危	SCORE 评分≤1%	未推荐

4）药物治疗

a. 他汀类：治疗血脂异常的基石。"他汀"的化学名为 3-羟基-3 甲基戊二酰辅酶 A 还原酶抑制剂。这类药物为一大类，其英文词尾均为"statin"，因此得名为他汀类药物（表 5-5）。

表 5-5　常用他汀类药物降低 LDL-C 水平 30%~40%所需剂量（标准剂量）*

药物	剂量（mg/d）	LDL-C 降低（%）
阿托伐他汀	10#	39
洛伐他汀	40	31
普伐他汀	40	34
辛伐他汀	20~40	35~41
氟伐他汀	40~80	25~35
瑞舒伐他汀	5~10	39~45

注：*估计 LDL-C 降低数据来自各药说明书；#从标准剂量起剂量每增加 1 倍，LDL-C 水平降低约 6%。

他汀类主要不良反应为肝脏转氨酶如丙氨酸氨基转移酶（ALT）和天冬氨酸氨基转移酶（AST）升高，且呈剂量依赖性。另外，可引起肌病，包括肌痛、肌炎和横纹肌溶解。因此，在使用他汀类药物时，要检测 ALT、AST 和 CK，治疗期间定期监测复查。

b. 贝特类：临床上常用的贝特类药物有非诺贝特（片剂 0.1g，3 次/天；微粒化胶囊 0.2g，1 次/天）；苯扎贝特 0.2g，3 次/天；吉非贝齐 0.6g，2 次/天。其适应证为高三酰甘油血症或以 TG 升高为主的混合型高脂血症和低高密度脂蛋白血症。

当血清 TG 水平>5.65mmol/L 时，治疗目标主要为预防急性胰腺炎，首选贝特类药物。当患者为混合型高脂血症时，可以他汀和贝特类合用，但需严密监测 AST、ALT 和 CK。需注意吉非贝齐通过抑制 CYP450 酶升高他汀浓度，还可能抑制他汀的葡糖醛酸化，从而导致不良反应而发生危险增加。因此，临床上吉非贝齐与他汀类不要联合应用，可选择非诺贝特与他汀类药物联合应用。

c. 其他：烟酸类、胆酸螯合剂、胆固醇吸收抑制剂等药物治疗，尚有外科手术治疗（部分小肠切除和肝移植）、透析疗法及基因治疗等。

（4）糖尿病：糖尿病使中年男性患冠心病的危险性增加 1 倍，中年女性增加 3 倍。胰岛素依赖性糖尿病（IDDM）患者有 1/3 死于冠心病。而非胰岛素依赖性糖尿病（NIDDM）患者有一半死于冠心病。若糖尿病患者同时伴有高血压，其冠心病的发生率为单纯高血压病者的 2 倍。另有报道，糖耐量不正常的男性发生冠心病的危险性较糖耐量正常者多 50%；女性则增加 2 倍。

糖尿病使患冠心病危险增高的机制：①糖尿病常与其他冠心病危险因素如高血压和肥胖同时存在。

②糖尿病患者典型的血脂异常表现是血浆 HDL 胆固醇降低，TG 升高；常伴有小颗粒致密 LDL。③糖尿病患者的脂蛋白可经糖基化而改变结构，影响受体识别和结合。LDL 糖基化后在循环中积聚，使巨噬细胞中积聚的胆固醇酯增多，HDL 糖基化后可促进胆固醇酯在动脉壁中积聚。④伴有动脉粥样硬化的糖尿病患者血小板凝集性增高和纤溶酶原激活抑制剂（PAI-1）增多，导致高凝状态。⑤胰岛素促进平滑肌细胞增殖，增加动脉壁内胆固醇的积聚。近年，已把糖尿病作为冠心病的等危症。

（5）缺少体力活动：定期体育活动可减少患冠心病事件的危险。与积极活动的职业相比，久坐职业的人员冠心病相对危险是 1.9。在 MRFIT 研究的 10 年随访中，从事中等体育活动的人冠心病病死率比活动少的人减少 27%。增加体育活动减少冠心病事件的机制，有增高 HDL 胆固醇、减轻胰岛素抵抗、减轻体重和降低血压。

（6）肥胖：在男性和女性中，肥胖都是心血管疾病的独立危险因素。年龄<50 岁的最胖的 1/3 人群，比最瘦的 1/3 人群的心血管病发生率在男性和女性分别增加 1 倍和 1.5 倍。

（7）其他因素

1）血栓因子：各种致血栓因子可预测冠心病事件。纤维蛋白原、凝血因子Ⅶ和 PAI-1 浓度增高，纤维蛋白溶解活性降低可导致高凝状态；溶解血块的能力和清除纤维蛋白片段的能力降低，在粥样硬化形成中起作用。

2）高半胱氨酸血症：也是冠心病的一个独立危险因素。确切机制不明，可能与血管内皮损伤和抗凝活性减退有关。

3）饮酒：在冠心病危险中的地位难以确定，中等量适度饮酒伴冠心病危险减少。这可能与饮酒增加 HDL 胆固醇浓度和增加纤溶活性有关。在中国居民膳食指南中建议每天红酒不超过 50mL，白酒不超过 20mL。

4）A 型性格：A 型性格者患心绞痛或心肌梗死的危险性是 B 型性格者的 2 倍，但也有不同的意见，可能与不同的研究用于判断性格分型的方法不同有关。

5）抗氧化物：血液中抗氧化物浓度低可使 LDL 和 Lp（a）易于氧化，脂蛋白氧化被认为是巨噬细胞上的清除受体识别脂蛋白的先决条件，抗氧化物浓度降低就增加了动脉粥样硬化的危险性。

（8）不可调整的危险因素

1）家族史：是较强的独立危险因素。在控制其他危险因素后，冠心病患者的亲属患冠心病的危险性是对照组亲属的 2.0~3.9 倍。阳性家族史伴随冠心病危险增加可能是基因对其他易患因素（如肥胖、高血压病、血脂异常和糖尿病）介导而起作用的。冠心病家族史是指患者的一级亲属男性在 55 岁以前、女性在 65 岁以前患冠心病。

2）年龄：临床绝大多数冠心病发生于 40 岁以上的人，随着年龄增长患冠心病的危险性增高。致死性心肌梗死患者中约 4/5 是 65 岁以上的老年人。

3）性别：男性冠心病病死率为女性的 2 倍，60%冠心病事件发生在男性中。男性发生有症状性冠心病比女性早 10 年，但绝经后女性的冠心病发生率迅速增加，与男性接近。女性可调节危险因素与男性相同，但糖尿病对女性产生较大的危险。HDL 胆固醇减低和 TG 增高对女性的危险也较大。

（三）病理和病理生理

1. 动脉粥样硬化的病理　动脉粥样硬化斑块是慢性进展病变，其形成需要 10~15 年的时间（图 5-2）。形成过程动脉粥样硬化病变常位于血管分支开口的内侧，或血管固定于周围组织的部位，如左冠状动脉的前降支近端，主动脉弓的弯曲部等。因为这些部位血流呈高度湍流，承受的机械应力较大，易致内皮细胞损伤。动脉粥样硬化病变可有下列 4 种情况。

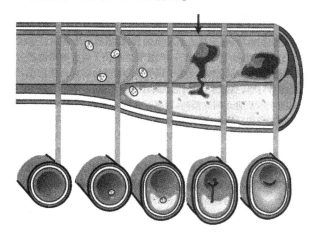

图 5-2　动脉粥样硬化的进展过程

斑块不稳定，破裂、血栓形成、临床各种心血管事件发生如 ACS

（1）脂质条纹：为早期病变，常在儿童和青年人中发现，局限于动脉内膜，形成数毫米大小的黄色脂点或长达数厘米的黄色脂肪条纹。其特征是内含大量泡沫细胞，是可逆的。

（2）弥漫性内膜增厚：该病变是由大量内膜平滑肌细胞，围以数量不等的结缔组织组成，尚有细胞外脂质广泛地与平滑肌、巨噬细胞、T 淋巴细胞和结缔组织混合。

（3）纤维斑块：为进行性动脉粥样硬化最具特征性的病变。外观白色，隆起并向动脉腔内突出，可引起管腔狭窄。内含大量脂质、泡沫细胞、淋巴细胞、增殖的平滑肌细胞及基质成分（如胶原、弹力蛋白、糖蛋白等）。这些细胞和细胞外基质共同形成纤维帽，覆盖着深部的粥样的黄色物质，这些物质由大量脂质和坏死崩解的细胞碎片混合而成。脂质主要是胆固醇和胆固醇酯。

（4）复合病变：是由纤维斑块出血、钙化、细胞坏死而形成的。钙化是复合性病变的特征。斑块较大时表面可出现裂隙或溃疡，可继发血栓形成，如血栓形成发生在冠状动脉内，则导致急性冠状动脉综合征。

2. 冠心病的病理生理　冠状动脉有左、右两支，分别开口于左、右冠状窦。左冠状动脉有 1～3cm 的总干，然后再分为前降支及回旋支。前降支供血给左心室前壁中下部、心室间隔的前 2/3 及二尖瓣前外乳头肌和左心房；回旋支供血给左心房、左心室前壁上部及外侧壁、心脏膈面的左半部或全部和二尖瓣后内乳头肌。右冠状动脉供血给右心室、室间隔的后 1/3 和心脏膈面的右侧或全部。此三支冠状动脉之间有许多细小分支互相吻合。

粥样硬化病变可累及冠状动脉的一支、二支或三支。其中以左前降支受累最为多见，病变也最重，其次是右冠状动脉、左回旋支和左冠状动脉主干。病变在血管近端较远端重，主支病变较分支重。病变可局限在冠状动脉某一段造成明显的管腔狭窄甚至急性闭塞，亦可成节段性分布造成一支或几支冠状动脉多处狭窄，常造成慢性冠状动脉供血不全。

正常情况下，冠状动脉通过神经和体液机制调节，使心肌的需血和冠状动脉的供血保持动态平衡。当管腔轻度狭窄时（<50%），心肌的血供未受影响，患者无症状，运动负荷试验也不显示心肌缺血的表现，故虽有冠状动脉粥样硬化，还不能认为已有冠心病。当管腔狭窄加重时（>50%），心肌供血障碍，出现心肌缺血的表现，则称为冠心病。冠状动脉供血不足范围的大小，取决于病变动脉的大小和多少；严重程度取决于管腔狭窄的程度及病变发展的速度。病变发展缓慢者细小动脉吻合支由于代偿性的血流增多而逐渐增粗，促进侧支循环，改善心肌供血。此时即使病变较重，心肌损伤却不一定严重。病变发展较快者，管腔迅速堵塞，冠状动脉分支间来不及建立侧支循环，而迅速出现心肌损伤、坏死。长期冠状动脉供血不足引起心肌萎缩、变性和纤维增生，可致心肌硬化，心脏扩大。此外，粥样斑块的出血或破裂，粥样硬化冠状动脉（亦可无粥样硬化病变）发生痉挛或病变动脉内血栓形成，均可使动脉腔迅速发生严重的狭窄或堵塞，引起心肌急性缺血或坏死。现在认为粥样斑块有两种，即稳定斑块与易碎斑块。稳定斑块的脂质核心较小而纤维帽较厚，不易发生破裂，在临床上多表现为稳定性心绞痛；易碎斑块的脂质核心较大而纤维帽较薄，容易发生破裂，随之在破裂处形成血栓，如果血栓未完全堵塞血管，临床上表现为不稳定性心绞痛或非 ST 段抬高性心肌梗死，如完全堵塞血管，就引起 ST 段抬高性心肌梗死。

（四）临床分型

1. 隐匿型或无症状性冠心病　无症状，但有客观心肌缺血的证据（包括心电图、运动负荷试验等）。心肌无组织形态改变。

2. 心绞痛　有发作性胸骨后疼痛，为短时间心肌供血不足引起。心肌多无组织形态改变。临床分为 3 种。

（1）劳力性心绞痛（angina pectoris of effort）：由体力劳动或其他增加心肌耗氧量的因素（如运动、情绪激动等）所诱发的短暂胸痛发作，休息或舌下含服硝酸甘油后疼痛可迅速消失。①如心绞痛性质稳定在 1 个月以上无明显改变，诱发疼痛的劳力和情绪激动程度相同，且疼痛程度和频度相仿者，称为稳定型劳力性心绞痛（stable angina pectoris）。②如心绞痛病程在 1 个月以内者称为初发型劳力性心绞痛（initial onset angina pectoris）。③如在原来稳定型心绞痛的基础上，在 3 个月内疼痛发作次数增加、疼痛程度加剧、发作时限延长（可能超过 10 分钟），用硝酸甘油不能使疼痛立即或完全消除，较轻的体力活动或情绪激动即能引起发作者，称为恶化型劳力性心绞痛（worsening angina pectoris），亦称进行性心绞痛（progressive angina pectoris）。

（2）自发性心绞痛：指胸痛发作与心肌耗氧量的增加无明显关系，在安静状态下发生心绞痛。这种心绞痛一般持续时间较长，程度较重，且不易为硝酸甘油所缓解。包括：①卧位型心绞痛（angina decubitus），指在休息时或熟睡时发生的疼痛。此疼痛持续时间较长，程度较重，患者常烦躁不安，起床走动。硝酸甘油的疗效不明显。发生机制尚有争论，可能与夜梦、夜间血压降低或发生未被发觉的左心室衰竭，以致狭窄的冠状动脉远端心肌灌注不足；或平卧时静脉回流增加，心脏工作量增加，耗氧增加有关。②变异型心绞痛（Prinzmetal's variant angina pectoris），特点是休息时胸痛，劳力不诱发心绞痛；有定时发作倾向，常在下半夜、清晨或其他固定时间发作；发作时心电图某些导联 ST 段抬高，伴非缺血区导联 ST 段压低，发作缓解后 ST 段恢复正常；发作时间超过 15 分钟。其原因主要为冠状动脉大分支痉挛，痉挛可发生在冠状动脉狭窄的基础上，也可发生在冠状动脉造影正常的血管。可能与 α 受体受到刺激有关。心电图 ST 段抬高系由受累区域全层心肌急性缺血所致。③中间综合征（intermediate syndrome），指心肌缺血引起的心绞痛历时较长，从 30~60 分钟，甚至更长时间。发作常在休息或睡眠中发生，但心电图和心肌酶检查无心肌坏死。常是心肌梗死的前奏。④梗死后心绞痛（postin farction angina），指在急性心肌梗死后 24 小时至 1 个月内发生的心绞痛。

（3）混合性心绞痛（mixed type angina pectoris）：指劳力性和自发性心绞痛混合出现，由冠状动脉病变导致冠状动脉血流储备固定地减少，同时又发生短暂性的再减少所致。

3. 心肌梗死　症状严重，为冠状动脉闭塞致心肌急性缺血性坏死所引起。

4. 缺血性心肌病　长期心肌缺血所导致的心肌逐渐纤维化，过去称为心肌纤维化或心肌硬化。表现为心脏增大，心力衰竭和（或）心律失常。

5. 猝死　突发心脏骤停而死亡，多为心脏局部发生电生理紊乱或起搏、传导功能障碍引起严重心律失常所致。

目前临床上根据病理、临床表现及治疗的不同常分为：稳定型心绞痛和急性冠状动脉综合征（acute coronary syndrome）。急性冠状动脉综合征包括：①不稳定型心绞痛。②急性非 ST 段抬高型心肌梗死。③急性 ST 段抬高型心肌梗死。不稳定型心绞痛包括初发劳力性心绞痛、恶化劳力性心绞痛、自发性心绞痛、混合性心绞痛。本章以此分类进行阐述。

二、不稳定型心绞痛

（一）定义

临床上将原来的初发型心绞痛、恶化型心绞痛和各型自发性心绞痛广义地统称为不稳定型心绞痛（UAP）。其特点是疼痛发作频率增加、程度加重、持续时间延长、发作诱因改变，甚至休息时亦出现持续时间较长的心绞痛。含化硝酸甘油效果差，或无效。本型心绞痛介于稳定型心绞痛和急性心肌梗死之间，易发展为心肌梗死，但无心肌梗死的心电图及血清酶学改变。

不稳定型心绞痛是介于稳定型心绞痛和急性心肌梗死之间的一组临床心绞痛综合征。有学者认为除了稳定的劳力性心绞痛为稳定型心绞痛外，其他所有的心绞痛均属于不稳定型心绞痛，包括初发劳力型心绞痛、恶化劳力型心绞痛、卧位型心绞痛、夜间发作的心绞痛、变异型心绞痛、梗死前心绞痛、梗死后心绞痛和混合型心绞痛。如果劳力性和自发性心绞痛同时发生在一个患者身上，则称为混合型心绞痛。

不稳定型心绞痛具有独特的病理生理机制及临床预后，如果得不到恰当及时的治疗，可能发展为急性心肌梗死。

（二）病因及发病机制

目前认为有五种因素与产生不稳定型心绞痛有关，它们相互关联。

1. 冠脉粥样硬化斑块上有非阻塞性血栓　为最常见的发病原因，冠脉内粥样硬化斑块破裂诱发血小板聚集及血栓形成，血栓形成和自溶过程的动态不平衡过程，导致冠脉发生不稳定的不完全性阻塞。

2. 动力性冠脉阻塞　在冠脉器质性狭窄基础上，病变局部的冠脉发生异常收缩、痉挛导致冠脉功能性狭窄，进一步加重心肌缺血，产生不稳定型心绞痛。这种局限性痉挛与内皮细胞功能紊乱、血管收缩反应过度有关，常发生在冠脉粥样硬化的斑块部位。

3. 冠状动脉严重狭窄　冠脉以斑块导致的固定性狭窄为主，不伴有痉挛或血栓形成，见于某些冠脉斑块逐渐增大、管腔狭窄进行性加重的患者中，或 PCI 术后再狭窄的患者中。

4. 冠状动脉炎症　近年来研究认为斑块发生破裂与其局部的炎症反应有十分密切的关系。在炎症反应中感染因素可能也起一定作用，其感染物可能是巨细胞病毒和肺炎衣原体。这些患者炎症递质标志物水平检测常有明显增高。

5. 全身疾病加重的不稳定型心绞痛　在原有冠脉粥样硬化性狭窄基础上，由于外源性诱发因素影响冠脉血管导致心肌氧的供求失衡，心绞痛恶化加重。常见原因有：①心肌需氧增加，如发热、心动过速、甲亢等。②冠脉血流减少，如低血压、休克。③心肌氧释放减少，如贫血、低氧血症。

（三）临床表现

1. 症状　临床上不稳定型心绞痛可表现为新近发生（1个月内）的劳力型心绞痛，或原有稳定型心绞痛的主要特征近期内发生了变化，如心前区疼痛发作更频繁、程度更严重、时间也延长，轻微活动甚至在休息也发作。少数不稳定型心绞痛患者可无胸部不适表现，仅表现为颌、耳、颈、臂或上胸部发作性疼痛不适，或表现为发作性呼吸困难，其他还可表现为发作性恶心、呕吐、出汗和不能解释的疲乏症状。

2. 体格检查　一般无特异性体征。心肌缺血发作时可发现反常的左室心尖搏动，听诊有心率增快和第一心音减弱，可闻及第三心音、第四心音或二尖瓣反流性杂音。当心绞痛发作时间较长，或心肌缺血较严重时，可发生左室功能不全的表现，如双肺底细小水泡音甚至急性肺水肿或伴低血压，也可发生各种心律失常。

体检的主要目的是努力寻找诱发不稳定型心绞痛的原因，如难以控制的高血压、低血压、心律失常、梗阻性肥厚型心肌病、贫血、发热、甲状腺功能亢进、肺部疾病等，并确定心绞痛对患者血流动力学的影响，如对生命体征、心功能、乳头肌功能或二尖瓣功能等的影响，这些体征的存在高度提示预后不良。

体检对胸痛患者的鉴别诊断至关重要，有几种疾病状态如得不到及时准确诊断，即可能出现严重后果。如背痛、胸痛、脉搏不整，心脏听诊发现主动脉瓣关闭不全的杂音，提示主动脉夹层破裂，心包摩擦音提示急性心包炎，而奇脉提示心脏压塞，气胸表现为气管移位、急性呼吸困难、胸膜疼痛和呼吸音改变等。

3. 临床类型

（1）静息心绞痛：心绞痛发生在休息时，发作时间较长，含服硝酸甘油效果欠佳，病程在1个月以内。

（2）初发劳力型心绞痛：新近发生的严重心绞痛（发病时间在1个月以内），CCS（加拿大心脏病学会的劳力型心绞痛分级标准，表5-6）分级，Ⅲ级以上的心绞痛为初发性心绞痛，尤其注意近48小时内有无静息心绞痛发作及其发作频率变化。

表5-6　加拿大心脏病学会的劳力型心绞痛分级标准

分级	特点
Ⅰ级	一般日常活动例如走路、登楼不引起心绞痛，心绞痛发生在剧烈、速度快或长时间的体力活动或运动后
Ⅱ级	日常活动轻度受限，心绞痛发生在快步行走、登楼、餐后行走、冷空气中行走、逆风行走或情绪波动后活动
Ⅲ级	日常活动明显受限，心绞痛发生在以一般速度行走时
Ⅳ级	轻微活动即可诱发心绞痛患者不能做任何体力活动，但休息时无心绞痛发作

（3）恶化劳力型心绞痛：既往诊断的心绞痛，最近发作次数频繁、持续时间延长或痛阈降低（CCS分级增加Ⅰ级以上或CCS分级Ⅲ级以上）。

（4）心肌梗死后心绞痛：急性心肌梗死后24小时以后至1个月内发生的心绞痛。

（5）变异型心绞痛：休息或一般活动时发生的心绞痛，发作时ECG显示暂时性ST段抬高。

（四）辅助检查

1. 心电图　不稳定型心绞痛患者中，常有伴随症状而出现的短暂的 ST 段偏移伴或不伴有 T 波倒置，但不是所有不稳定型心绞痛患者都发生这种 ECG 改变。ECG 变化随着胸痛的缓解而常完全或部分恢复。症状缓解后，ST 段抬高或降低或 T 波倒置不能完全恢复，是预后不良的标志。伴随症状产生的 ST 段、T 波改变持续超过 12 小时者可能提示非 ST 段抬高心肌梗死。此外临床表现拟诊为不稳定型心绞痛的患者，胸导联 T 波呈明显对称性倒置（≥0.2mV），高度提示急性心肌缺血，可能系前降支严重狭窄所致。胸痛患者 ECG 正常也不能排除不稳定型心绞痛可能。若发作时倒置的 T 波呈伪性改变（假正常化），发作后 T 波恢复原倒置状态；或以前心电图正常者近期内出现心前区多导联 T 波深倒，在排除非 Q 波性心肌梗死后结合临床也应考虑不稳定型心绞痛的诊断。

不稳定型心绞痛患者中有 75%~88% 的一过性 ST 段改变不伴有相关症状，为无痛性心肌缺血。动态心电图检查不仅有助于检出上述心肌缺血的动态变化，还可用于不稳定型心绞痛患者常规抗心绞痛药物治疗的评估以及是否需要进行冠状动脉造影和血管重建术的参考指标。

2. 心脏生化标记物　心脏肌钙蛋白：肌钙蛋白复合物包括 3 个亚单位，即肌钙蛋白 T（TnT）、肌钙蛋白 I（TnI）和肌钙蛋白 C（TnC），目前只有 TnT 和 TnI 应用于临床。约有 35% 不稳定型心绞痛患者显示血清 TnT 水平增高，但其增高的幅度与持续的时间与 AMI 有差别。AMI 患者 TnT>3.0ng/mL 者占 88%，非 Q 波心肌梗死中仅占 17%，不稳定型心绞痛中无 TnT>3.0ng/mL 者。因此，TnT 升高的幅度和持续时间可作为不稳定型心绞痛与 AMI 的鉴别诊断之参考。

不稳定型心绞痛患者 TnT 和 TnI 升高者较正常者预后差。临床怀疑不稳定型心绞痛者 TnT 定性试验为阳性结果者表明有心肌损伤（相当于 TnT>0.05μg/L），但如为阴性结果并不能排除不稳定型心绞痛的可能性。

3. 冠状动脉造影　目前仍是诊断冠心病的金标准。在长期稳定型心绞痛的基础上出现的不稳定型心绞痛常提示为多支冠脉病变，而新发的静息心绞痛可能为单支冠脉病变。冠脉造影结果正常提示可能是冠脉痉挛、冠脉内血栓自发性溶解、微循环系统异常等原因引起，或冠脉造影病变漏诊。

不稳定型心绞痛有以下情况时应视为冠脉造影强适应证：①近期内心绞痛反复发作，胸痛持续时间较长，药物治疗效果不满意者可考虑及时行冠状动脉造影，以决定是否急诊介入性治疗或急诊冠状动脉旁路移植术（CABG）。②原有劳力性心绞痛近期内突然出现休息时频繁发作者。③近期活动耐量明显减低，特别是低于 Bruce Ⅱ 级或 4METs 者。④梗死后心绞痛。⑤原有陈旧性心肌梗死，近期出现由非梗死区缺血所致的劳力性心绞痛。⑥严重心律失常、LVEF<40% 或充血性心力衰竭。

4. 螺旋 CT 血管造影（CTA）　近年来，多层螺旋 CT 尤其是 64 排螺旋 CT 冠状动脉成像（CTA）在冠心病诊断中正在推广应用。CTA 能够清晰显示冠脉主干及其分支狭窄、钙化、开口起源异常及桥血管病变。有资料显示，CTA 诊断冠状动脉病变的灵敏度 96.33%、特异度 98.16%，阳性预测值 97.22%，阴性预测值 97.56%。其中对左主干、左前降支病变及大于 75% 的病变灵敏度最高，分别达到 100% 和 94.4%。CTA 对冠状动脉狭窄病变、桥血管、开口畸形、支架管腔、斑块形态均显影良好，对钙化病变诊断率优于冠状动脉造影，阴性者不能排除冠心病，阳性者应进一步行冠状动脉造影检查。另外，CTA 也可以作为冠心病高危人群无创性筛选检查及冠脉支架术后随访手段。

5. 其他　其他非创伤性检查包括运动平板试验、运动放射性核素心肌灌注扫描、药物负荷试验、超声心动图等，也有助于诊断。通过非创伤性检查可以帮助决定冠状动脉造影单支临界性病变是否需要

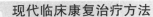

做介入性治疗，明确缺血相关血管，为血运重建治疗提供依据。同时可以提供有否存活心肌的证据，也可作为经皮腔内冠状动脉成形术（PTCA）后判断有否再狭窄的重要对比资料。但不稳定型心绞痛急性期应避免做任何形式的负荷试验，这些检查宜放在病情稳定后进行。

（五）诊断

1. 诊断依据　对同时具备下述情形者，应诊断不稳定型心绞痛。

（1）临床新出现或恶化的心肌缺血症状表现（心绞痛、急性左心衰竭）或心电图心肌缺血图形。

（2）无或仅有轻度的心肌酶（肌酸激酶同工酶）或 TnT、TnI 增高（未超过 2 倍正常值），且心电图无 ST 段持续抬高。应根据心绞痛发作的性质、特点、发作时体征和发作时心电图改变以及冠心病危险因素等，结合临床综合判断，以提高诊断的准确性。心绞痛发作时心电图 ST 段抬高或压低的动态变化或左束支阻滞等具有诊断价值。

2. 危险分层　不稳定型心绞痛的诊断确立后，应进一步进行危险分层，以便于对其进行预后评估和干预措施的选择。

（1）中华医学会心血管分会关于不稳定型心绞痛的危险度分层：根据心绞痛发作情况，发作时 ST 段下移程度以及发作时患者的一些特殊体征变化，将不稳定型心绞痛患者分为高、中、低危险组（表 5-7）。

表 5-7　不稳定型心绞痛临床危险度分层

组别	心绞痛类型	发作时 ST 降低幅（mm）	持续 时间（min）	肌钙蛋白 T 或 I
低危险组	初发、恶化劳力型，无静息时发作	≤1	<20	正常
中危险组	1 个月内出现的静息心绞痛，但 48 小时内无发作者（多数由劳力型心绞痛进展而来）或梗死后心绞痛	>1	<20	正常或轻度升高
高危险组	48 小时内反复发作静息心绞痛或梗死后心绞痛	>1	>20	升高

注：①陈旧性心肌梗死患者其危险度分层上调一级，若心绞痛是由非梗死区缺血所致时，应视为高危险组。②左心室射血分数（LVEF）<40%，应视为高危险组。③若心绞痛发作时并发左心功能不全、二尖瓣反流、严重心律失常或低血压［SBP≤12.0kPa（90mmHg）］，应视为高危险组。④当横向指标不一致时，按危险度高的指标归类。例如：心绞痛类型为低危险组，但心绞痛发作时 ST 段压低>1mm，应归入中危险组。

（2）美国 ACC/AHA 关于不稳定型心绞痛/非 ST 段抬高心肌梗死危险分层见表 5-8。

表 5-8　ACC/AHA 关于不稳定型心绞痛/非 ST 段抬高心肌梗死的危险分层

危险分层	高危（至少有下列特征之一）	中危（无高危特点但有以下特征之一）	低危（无高中危特点但有下列特点之一）
①病史	近 48 小时内加重的缺血性胸痛发作	既往 MI、外围血管或脑血管病，或 CABG，曾用过阿司匹林	近 2 周内发生的 CCS 分级Ⅲ级或以上伴有高、中度冠脉病变可能者
②胸痛性质	静息心绞痛>20 分钟	静息心绞痛>20 分钟，现已缓解，有高、中度冠脉病变可能性，静息心绞痛<20 分钟，经休息或含服硝酸甘油缓解	无自发性心绞痛>20 分钟持续发作

危险分层	高危（至少有下列特征之一）	中危（无高危特点但有以下特征之一）	低危（无高中危特点但有下列特点之一）
③临床体征或发现	第三心音、新的或加重的奔马律，左室功能不全（EF<40%），二尖瓣反流，严重心律失常或低血压［SBP≤12.0kPa（90mmHg）］或存在与缺血有关的肺水肿，年龄>75岁	年龄>75岁	
④ECG变化	休息时胸痛发作伴ST段变化>0.1mV；新出现Q波，束支传导阻滞；持续性室性心动过速	T波倒置>0.2mV，病理性Q波	胸痛期间ECG正常或无变化
⑤肌钙蛋白监测	明显增高（TnT或TnI>0.1μg/mL）	轻度升高（即TnT>0.01，但<0.1μg/mL）	正常

（六）鉴别诊断

在确定患者为心绞痛发作后，还应对其是否稳定做出判断。

与稳定型心绞痛相比，不稳定型心绞痛症状特点是短期内疼痛发作频率增加、无规律，程度加重、持续时间延长、发作诱因改变或不明显，甚至休息时亦出现持续时间较长的心绞痛，含化硝酸甘油效果差，或无效，或出现了新的症状如呼吸困难、头晕甚至晕厥等。不稳定型心绞痛的常见临床类型包括初发劳力型心绞痛、恶化劳力型心绞痛、卧位型心绞痛、夜间发作的心绞痛、变异型心绞痛、梗死前心绞痛、梗死后心绞痛和混合型心绞痛。

临床上，常将不稳定型心绞痛和非ST段抬高心肌梗死（NSTEMI）以及ST段抬高心肌梗死（STEMI）统称为急性冠脉综合征。

不稳定型心绞痛和非ST段抬高心肌梗死（NSTEMI）是在病因和临床表现上相似但严重程度不同而又密切相关的两种临床综合征，其主要区别在于缺血是否严重到导致足够量的心肌损害，以至于能检测到心肌损害的标记物肌钙蛋白（TnI、TnT）或肌酸激酶同工酶（CK-MB）水平升高。如果反映心肌坏死的标记物在正常范围内或仅轻微增高（未超过2倍正常值），就诊断为不稳定型心绞痛，而当心肌坏死标记物超过正常值2倍时，则诊断为NSTEMI。

不稳定型心绞痛和ST段抬高心肌梗死（STEMI）的区别，在于后者在胸痛发作的同时出现典型的ST段抬高并具有相应的动态改变过程和心肌酶学改变。

（七）治疗

不稳定型心绞痛的治疗目标是控制心肌缺血发作和预防急性心肌梗死。治疗措施包括内科药物治疗、冠状动脉介入治疗（PCI）和外科冠状动脉旁路移植手术（CABG）。

1. 一般治疗　对于符合不稳定型心绞痛诊断的患者应及时收住院治疗（最好收入监护病房），急性期卧床休息1~3天，吸氧，持续心电监测。对于低危险组患者留观期间未再发生心绞痛，心电图也无缺血改变，无左心衰竭的临床证据，留观12~24小时期间未发现有CK-MB升高，TnT或TnI正常者，可在留观24~48小时后出院。对于中危或高危组的患者特别是TnT或TnI升高者，住院时间相对延长，内科治疗亦应强化。

2. 药物治疗

（1）控制心绞痛发作

1）硝酸酯类：硝酸甘油主要通过扩张静脉，减轻心脏前负荷来缓解心绞痛发作。心绞痛发作时应舌下含化硝酸甘油，初次含硝酸甘油的患者以先含 0.5mg 为宜。对于已有含服经验的患者，心绞痛发作时若含 0.5mg 无效，可在 3~5 分钟追加 1 次，若连续含硝酸甘油 1.5~2.0mg 仍不能控制疼痛症状，需应用强镇痛药以缓解疼痛，并随即采用硝酸甘油或硝酸异山梨酯静脉滴注，硝酸甘油的剂量以 5μg/min 开始，以后每 5~10 分钟增加 5μg/min，直至症状缓解或收缩压降低 1.3kPa（10mmHg），最高剂量一般不超过 80~100μg/min，一旦患者出现头痛或血压降低 ［SBP<12.0kPa（90mmHg）］ 应迅速减少静脉滴注的剂量。维持静脉滴注的剂量以 10~30μg/min 为宜。对于中危和高危险组的患者，硝酸甘油持续静脉滴注 24~48 小时即可，以免产生耐药性而降低疗效。

常用口服硝酸酯类药物：心绞痛缓解后可改为硝酸酯类口服药物。常用药物有硝酸异山梨酯（消心痛）和 5-单硝酸异山梨酯。硝酸异山梨酯作用的持续时间为 4~5 小时，故以每日 3~4 次口服为妥，对劳力性心绞痛患者应集中在白天给药。5-单硝酸异山梨酯可采用每日 2 次给药。若白天和夜间或清晨均有心绞痛发作者，硝酸异山梨酯可每 6 小时给药 1 次，但宜短期治疗以避免耐药性。对于频繁发作的不稳定型心绞痛患者口服硝酸异山梨酯短效药物的疗效常优于服用 5-单硝类的长效药物。硝酸异山梨酯的使用剂量可以从 10mg/次开始，当症状控制不满意时可逐渐加大剂量，一般不超过 40mg/次，只要患者心绞痛发作时口含硝酸甘油有效，即是增加硝酸异山梨酯剂量的指征，若患者反复口含硝酸甘油不能缓解症状，常提示患者有极为严重的冠状动脉阻塞病变，此时即使加大硝酸异山梨酯剂量也不一定能取得良好效果。

2）β 受体阻滞药：通过减慢心率、降低血压和抑制心肌收缩力而降低心肌耗氧量，从而缓解心绞痛症状，对改善近、远期预后有益。

除有禁忌证外，主张常规服用。首选具有心脏选择性的药物，如阿替洛尔、美托洛尔和比索洛尔等。除少数症状严重者可采用静脉推注 β 受体阻滞药外，一般主张直接口服给药。剂量应个体化，根据症状、心率及血压情况调整剂量。阿替洛尔常用剂量为 12.5~25mg，每日 2 次；美托洛尔常用剂量为 25~50mg，每日 2~3 次；比索洛尔常用剂量为 5~10mg 每日 1 次，不伴有劳力性心绞痛的变异性心绞痛不主张使用。

3）钙拮抗药：通过扩张外周血管和解除冠状动脉痉挛而缓解心绞痛，也能改善心室舒张功能和心室顺应性。非二氢吡啶类有减慢心率和减慢房室传导作用。常用药物有两类：①二氢吡啶类钙拮抗药：硝苯地平对缓解冠状动脉痉挛有独到的效果，故为变异性心绞痛的首选用药，一般剂量为 10~20mg，每 6 小时 1 次，若仍不能有效控制变异性心绞痛的发作还可与地尔硫䓬合用，以产生更强的解除冠状动脉痉挛的作用，当病情稳定后可改为缓释和控释制剂。对合并高血压病者，应与 β 受体阻滞药合用。②非二氢吡啶类钙拮抗药：地尔硫䓬有减慢心率、降低心肌收缩力的作用，故较硝苯地平更常用于控制心绞痛发作。一般使用剂量为 30~60mg，每日 3~4 次。该药可与硝酸酯类合用，亦可与 β 受体阻滞药合用，但与后者合用时需密切注意心率和心功能变化。

如心绞痛反复发作，静脉滴注硝酸甘油不能控制时，可试用地尔硫䓬短期静脉滴注，使用方法为 5~15μg/（kg·min），可持续静滴 24~48 小时，在静滴过程中需密切观察心率、血压的变化，如静息心率低于 50/min，应减少剂量或停用。

钙通道阻滞药用于控制下列患者的进行性缺血或复发性缺血症状：①已经使用足量硝酸酯类和β受体阻滞药的患者。②不能耐受硝酸酯类和β受体阻滞药的患者。③变异性心绞痛的患者。因此，对于严重不稳定型心绞痛患者常需联合应用硝酸酯类、β受体阻滞药和钙拮抗药。

（2）抗血小板治疗：阿司匹林为首选药物。急性期剂量应在150~300mg/d，可达到快速抑制血小板聚集的作用，3天后可改为小剂量即50~150mg/d维持治疗，对于存在阿司匹林禁忌证的患者，可采用氯吡格雷替代治疗，使用时应注意经常检查血象，一旦出现明显白细胞或血小板降低应立即停药。

1）阿司匹林：阿司匹林对不稳定型心绞痛的治疗目的是通过抑制血小板的环氧化酶快速阻断血小板中血栓素 A_2 的形成。因小剂量阿司匹林（50~75mg）需数天才能发挥作用。故目前主张：①尽早使用，一般应在急诊室服用第一次。②为尽快达到治疗性血药浓度，第一次应采用咀嚼法，促进药物在口腔颊部黏膜吸收。③剂量300mg，每日1次，5天后改为100mg，每日1次，很可能需终身服用。

2）氯吡格雷：为第二代抗血小板聚集的药物，通过选择性地与血小板表面腺苷酸环化酶偶联的ADP受体结合而不可逆地抑制血小板的聚集，且不影响阿司匹林阻滞的环氧化酶通道，与阿司匹林合用可明显增加抗凝效果，对阿司匹林过敏者可单独使用。噻氯匹定的最严重不良反应是中性粒细胞减少，见于连续治疗2周以上的患者，易出现血小板减少和出血时间延长，亦可引起血栓性血小板减少性紫癜，而氯吡格雷则不明显，目前在临床上已基本取代噻氯匹定。目前对于不稳定型心绞痛患者和接受介入治疗的患者多主张强化血小板治疗，即二联抗血小板治疗，在常规服用阿司匹林的基础上立即给予氯吡格雷治疗至少1个月，亦可延长至9个月。

3）血小板糖蛋白Ⅱb/Ⅲa受体抑制药：为第三代血小板抑制药，主要通过占据血小板表面的糖蛋白Ⅱb/Ⅲa受体，抑制纤维蛋白原结合而防止血小板聚集。但其口服制剂疗效及安全性令人失望。静脉制剂主要有阿昔单抗和非抗体复合物替罗非班、lamifiban、xemilofiban、eptifiban、lafradafiban等，其在注射停止后数小时作用消失。目前临床常用药物有盐酸替罗非班注射液，是一种非肽类的血小板糖蛋白Ⅱb/Ⅲa受体的可逆性拮抗药，能有效地阻止纤维蛋白原与血小板表面的糖蛋白Ⅱb/Ⅲa受体结合，从而阻断血小板的交联和聚集。盐酸替罗非班对血小板功能的抑制的时间与药物的血浆浓度相平行，停药后血小板功能迅速恢复到基线水平。针对不稳定型心绞痛患者盐酸替罗非班静脉输注可分两步，在肝素和阿司匹林应用条件下，可先给以负荷量0.4μg/（kg·min）（30分钟），而后以0.1μg/（kg·min）维持静脉点滴48小时。对于高度血栓倾向的冠脉血管成形术患者盐酸替罗非班两步输注方案为负荷量10μg/kg于5分钟内静脉推注，然后以0.15μg/（kg·min）维持16~24小时。

（3）抗凝血酶治疗：目前临床使用的抗凝药物有普通肝素、低分子肝素和水蛭素，其他人工合成或口服的抗凝药正在研究或临床观察中。

1）普通肝素：是常用的抗凝药，通过激活抗凝血酶而发挥抗栓作用，静脉滴注肝素会迅速产生抗凝作用，但个体差异较大，故临床需化验部分凝血活酶时间（APTT）。一般将APTT延长至60~90秒作为治疗窗口。多数学者认为，在ST段不抬高的急性冠状动脉综合征，治疗时间为3~5天，具体用法为75U/kg体重，静脉滴注维持，使APTT为正常的1.5~2倍。

2）低分子肝素：低分子肝素是由普通肝素裂解制成的小分子复合物，分子量为2 500~7 000，具有以下特点，即抗凝血酶作用弱于肝素，但保持了抗因子Ⅹa的作用，因而抗因子Ⅹa和凝血酶的作用更加均衡；抗凝效果可以预测，不需要检测APTT；与血浆和组织蛋白的亲和力弱，生物利用度高；皮下注射，给药方便；促进更多的组织因子途径抑制物生成，更好地抑制因子Ⅶ和组织因子复合物，从而增加抗凝效果等。许多研究均表明低分子肝素在不稳定型心绞痛和非ST段抬高心肌梗死的治疗中起作用至少等同或优于经静脉应用普通肝素。低分子肝素因生产厂家不同而规格各异，一般推荐量按不同厂家产品以千克体重计算皮下注射，连用一周或更长。

3）水蛭素：是从药用水蛭唾液中分离出来的第一个直接抗凝血酶制药，通过重组技术合成的是重组水蛭素。重组水蛭素理论上优点有：无须通过 AT-Ⅲ 激活凝血酶；不被血浆蛋白中和；能抑制凝血块黏附的凝血酶；对某一剂量有相对稳定的 APTT，但主要经肾脏排泄，用于肾功能不全者可导致不可预料的蓄积。多数试验证实水蛭素能有效降低死亡与非致死性心肌梗死的发生率，但出血危险有所增加。

4）抗血栓治疗的联合应用：①阿司匹林+ADP 受体拮抗药，阿司匹林与 ADP 受体拮抗药的抗血小板作用机制不同，一般认为，联合应用可以提高疗效。CURE 试验表明，与单用阿司匹林相比，氯吡格雷联合使用阿司匹林可使死亡和非致死性心肌梗死降低 20%，减少冠状动脉重建需要和心绞痛复发。②阿司匹林加肝素，RISC 试验结果表明，男性非 ST 段抬高心肌梗死患者使用阿司匹林明显降低死亡或心肌梗死的危险，单独使用肝素没有受益，阿司匹林加普通肝素联合治疗的最初 5 天事件发生率最低。目前资料显示，普通肝素或低分子肝素与阿司匹林联合使用疗效优于单用阿司匹林；阿司匹林加低分子肝素等同于甚至可能优于阿司匹林加普通肝素。③肝素加血小板 GPⅡb/Ⅲa 抑制药，PUR-SUTT 试验结果显示，与单独应用血小板 GPⅡb/Ⅲa 抑制药相比，未联合使用肝素的患者事件发生率较高。目前多主张联合应用肝素与血小板 GPⅡb/Ⅲa 抑制药。由于两者连用可延长 APTT，肝素剂量应小于推荐剂量。④阿司匹林加肝素加血小板 GPⅡb/Ⅲa 抑制药，目前，合并急性缺血的非 ST 段抬高心肌梗死的高危患者，主张三联抗血栓治疗，是目前最有效的抗血栓治疗方案。持续性或伴有其他高危特征的胸痛患者及准备做早期介入治疗的患者，应给予该方案。

（4）调脂治疗：血脂增高的干预治疗除调整饮食、控制体重、体育锻炼、控制精神紧张、戒烟、控制糖尿病等非药物干预手段外，调脂药物治疗是最重要的环节。近代治疗急性冠脉综合征的最大进展之一就是 3-羟基-3 甲基戊二酰辅酶 A（HMGCoA）还原酶抑制药（他汀类）药物的开发和应用，该类药物除能降低总胆固醇（TC）、低密度脂蛋白胆固醇（LDL-C）、三酰甘油（TG）和升高高密度脂蛋白胆固醇（HDL-C）外，还有缩小斑块内脂质核、加固斑块纤维帽、改善内皮细胞功能、减少斑块炎性细胞数目、防止斑块破裂等作用，从而减少冠脉事件，另外还能通过改善内皮功能减弱凝血倾向，防止血栓形成，防止脂蛋白氧化，起到了抗动脉粥样硬化和抗血栓作用。随着长期的大样本的实验结果出现，已经显示他汀类强化降脂治疗和 PTCA 加常规治疗可同样安全有效地减少缺血事件。所有他汀类药物均有相同的不良反应，即胃肠道功能紊乱、肌痛及肝损害，儿童、孕妇及哺乳期妇女不宜应用。常见他汀类降调脂药见表 5-9。

表 5-9　临床常见他汀类药物剂量

药物	常用剂量（mg）	用法
阿托伐他汀（立普妥）	10～80	每天 1 次，口服
辛伐他汀（舒将之）	10～80	每天 1 次，口服
洛伐他汀（美将之）	20～80	每天 1 次，口服
普伐他汀（普拉固）	20～40	每天 1 次，口服
氟伐他汀（来适可）	40～80	每天 1 次，口服

（5）溶血栓治疗：国际多中心大样本的临床试验（TIMI ⅢB）业已证明采用 AMI 的溶栓方法治疗不稳定型心绞痛反而有增加 AMI 发生率的倾向，故已不主张采用。至于小剂量尿激酶与充分抗血小板

和抗凝血酶治疗相结合是否对不稳定型心绞痛有益，仍有待临床进一步研究。

（6）不稳定型心绞痛出院后的治疗：不稳定心绞痛患者出院后仍需定期门诊随诊。低危险组的患者1～2个月随访1次，中、高危险组的患者无论是否行介入性治疗都应1个月随访1次，如果病情无变化，随访半年即可。

UA患者出院后仍需继续服阿司匹林、β受体阻滞药。阿司匹林宜采用小剂量，每日50～150mg即可，β受体阻滞药宜逐渐增量至最大可耐受剂量。在冠心病的二级预防中阿司匹林和降胆固醇治疗是最重要的。降低胆固醇的治疗应参照国内降血脂治疗的建议，即血清胆固醇>4.68mmol/L（180mg/dl）或低密度脂蛋白胆固醇>2.60mmol/L（100mg/dl）均应服他汀类降胆固醇药物，并达到有效治疗的目标。血浆三酰甘油>2.26mmol/L（200mg/dl）的冠心病患者一般也需要服降低三酰甘油的药物。其他二级预防的措施包括向患者宣教戒烟、治疗高血压和糖尿病、控制危险因素、改变不良的生活方式、合理安排膳食、适度增加活动量、减少体重等。

（八）影响不稳定型心绞痛预后的因素

（1）左心室功能：为最强的独立危险因素，左心室功能越差，预后也越差，因为这些患者的心脏很难耐受进一步的缺血或梗死。

（2）冠状动脉病变的部位和范围：左主干病变和右冠开口病变最具危险性，三支冠脉病变的危险性大于双支或单支者，前降支病变危险大于右冠或回旋支病变，近段病变危险性大于远端病变。

（3）年龄：是一个独立的危险因素，主要与老年人的心脏储备功能下降和其他重要器官功能降低有关。

（4）合并其他器质性疾病或危险因素：不稳定型心绞痛患者如合并肾衰竭、慢性阻塞性肺疾患、糖尿病、高血压、高血脂、脑血管病以及恶性肿瘤等，均可影响不稳定型心绞痛患者的预后。其中肾状态还明显与PCI术预后有关。

三、急性心肌梗死

心肌梗死指由于长时间缺血导致心肌细胞死亡，临床上多表现为剧烈而持久的胸骨后疼痛，伴有血清心肌损伤标志物增高及进行性心电图变化，属于急性冠状动脉综合征（acute coronary syndrome, ACS）的严重类型。基本病因是冠状动脉粥样硬化及其血栓形成，造成一支或多支血管管腔狭窄、闭塞，持久的急性缺血达20～30分钟以上，即可发生心肌梗死。根据心电图ST段的改变，可分为ST段抬高型心肌梗死（STEMI）和非ST段抬高型心肌梗死（NSTEMI），本节主要讨论STEMI。

（一）临床表现

与梗死的范围、部位、侧支循环情况密切有关。

1. 症状

（1）先兆：患者多无明确先兆，部分患者在发病前数日有乏力，胸部不适，活动时心悸、气急、烦躁、心绞痛等前驱症状，其中以新发生心绞痛（初发型心绞痛）或原有心绞痛加重（恶化型心绞痛）最为突出。

（2）疼痛

1）最主要、最先出现的症状。多发生于清晨，疼痛部位和性质与心绞痛相同，但程度更重，持续时间较长，可达数小时或更长，休息和含用硝酸甘油片多不能缓解。诱因多不明显，且常发生于安静时。

2）部分患者疼痛位于上腹部，被误认为胃穿孔、急性胰腺炎等急腹症；部分患者疼痛放射至下颌、颈部、背部上方，被误认为骨关节痛。

3）少数患者无疼痛，一开始即表现为休克或急性心力衰竭。

（3）全身症状：除疼痛外，患者常出现烦躁不安、出汗、恐惧、胸闷或有濒死感。少部分患者在疼痛发生后 24~48 小时出现发热、心动过速、白细胞增高和红细胞沉降率增快等，体温一般 ≤38℃，持续约一周。

（4）胃肠道症状：疼痛剧烈时常伴有频繁的恶心、呕吐和上腹胀痛，下壁心肌梗死时更为常见，与迷走神经受坏死心肌刺激和心排血量降低，组织灌注不足等有关。肠胀气亦不少见，重症者可发生呃逆。

（5）心律失常：见于 75%~95% 的患者，多发生在起病 1~2 天，以 24 小时内最多见。可出现各种心律失常，如室性心律失常（期前收缩、室速、室颤）、传导阻滞（房室传导阻滞和束支传导阻滞）。

（6）低血压和休克：疼痛期常见血压下降，未必是休克。休克多在起病后数小时至数日内发生，见于约 20% 的患者中，主要是心源性的，表现为疼痛缓解而收缩压仍低于 80 mmHg，有烦躁不安、面色苍白、皮肤湿冷、脉细而快、大汗淋漓、尿量减少（<20 mL/h）、反应迟钝，甚至晕厥。

（7）心力衰竭：主要是急性左心衰竭，可在起病最初几天内发生，或在疼痛、休克好转阶段出现，发生率为 32%~48%。出现呼吸困难、咳嗽、发绀、烦躁等症状，严重者可发生肺水肿。右心室梗死者可一开始即出现右心衰竭表现，有颈静脉怒张、肝大、水肿等右心衰竭表现伴血压下降。

2. 体征

（1）心脏体征：①心脏浊音界可正常也可轻度至中度增大。②心率多增快，少数也可减慢、不齐。③心尖区第一心音减弱，可出现第四心音（心房性）奔马律，少数有第三心音（心室性）奔马律。④10%~20% 患者在起病第 2~3 天出现心包摩擦音，为反应性纤维性心包炎所致，常提示透壁性心肌梗死。⑤心尖区可出现粗糙的收缩期杂音或伴收缩中晚期喀喇音，为二尖瓣乳头肌功能失调或断裂所致。

（2）血压：除极早期血压可增高外，几乎所有患者都有血压降低。起病前有高血压者，血压可降至正常，且可能不再恢复到起病前的水平。

（3）其他：可有与心律失常、休克或心力衰竭相关的其他体征。

（二）辅助检查

1. 心电图

（1）特征性改变：STEMI 心电图表现特点。①ST 段抬高：多呈弓背向上型。②宽而深的 Q 波（病理性 Q 波），在面向透壁心肌坏死区的导联上出现。③T 波倒置，在面向损伤区周围心肌缺血区的导联上出现，在背向心肌梗死（MI）区的导联则出现相反的改变，即 R 波增高、ST 段压低和 T 波直立并增高。

（2）动态性演变：高大两肢不对称的 T 波（数小时）→ST 段明显抬高，可与直立 T 波形成单相曲线→R 波减低，Q 波出现（数小时至数天）→抬高 ST 段回落、T 波平坦或倒置。

（3）定位和定范围：STEMI 的定位和定范围可根据出现特征性改变的导联数来判断。

2. 超声心动图　二维和 M 型超声心动图也有助于了解心室壁的运动和左心室功能，诊断室壁瘤和乳头肌功能失调、室间隔穿孔、心脏破裂等。

3. 实验室检查

（1）起病 24~48 小时后白细胞可增至（10~20）×10⁹/L，中性粒细胞增多，嗜酸性粒细胞减少或消失；红细胞沉降率（ESR）增快；C 反应蛋白（CRP）增高均可持续 1~3 周。起病数小时至 2 日内血中游离脂肪酸增高。

（2）血心肌坏死标志物动态变化：目前推荐使用的心肌损伤标志物包括肌钙蛋白 I 或 T（cTnI/cTnT）、肌红蛋白（Mb）和肌酸磷酸激酶同工酶（CK-MB），其升高水平和时间特点见表 5-10。

表 5-10 STEMI 时心肌损伤标志物变化

升高时间	血清心肌损伤标志物			
	肌红蛋白（MB）	肌钙蛋白		CK-MB
		cTnT	cTnI	
开始升高时间（b）	1~2	2~4	2~4	6
峰值时间（h）	4~8	10~24	10~24	18~24
持续时间（d）	0.5~1.0	5~14	5~10	2~4

注：cTnT，心脏肌钙蛋白 T；cTnI，心脏肌钙蛋白 I；CK-MB，肌酸激酶同工酶。

肌红蛋白（Mb）对早期诊断的初筛有较高价值，但确诊有赖于 cTnI/cTnT 或 CK-MB。Mb 和 CK-MB 对再梗死的诊断价值较大。梗死时间较长者，cTnI/cTnT 检测是唯一的有价值检查。

（三）诊断和鉴别诊断

1. 诊断标准 根据"心肌梗死全球统一定义"，存在下列任何一项时，可以诊断心肌梗死。

（1）心肌标志物（最好是肌钙蛋白）增高 ≥ 正常上限 2 倍或增高后降低，并有以下至少一项心肌缺血的证据：①心肌缺血临床症状。②心电图出现新的心肌缺血变化，即新的 ST 段改变或左束支传导阻滞。③心电图出现病理性 Q 波。④影像学证据显示新的心肌活力丧失或区域性室壁运动异常。

（2）突发、未预料的心脏性死亡，涉及心脏停搏，常伴有提示心肌缺血的症状、推测为新的 ST 段抬高或左束支传导阻滞、冠状动脉造影或尸体检验显示有新鲜血栓的证据，死亡发生在可取得血标本之前，或心脏生物标志物在血中升高之前。

（3）在基线肌钙蛋白正常，接受经皮冠状动脉介入术（PCI）的患者肌钙蛋白超过正常上限的 3 倍，定为 PCI 相关的心肌梗死。

（4）基线肌钙蛋白值正常，行冠状动脉旁路移植术（CABG）患者，肌钙蛋白升高超过正常上限的 5 倍并发生新的病理性 Q 波或新的左束支传导阻滞，或有冠状动脉造影或其他心肌活力丧失的影像学证据，定义为与 CABG 相关的心肌梗死。

（5）有 AMI 的病理学发现。

2. 鉴别诊断 临床发作胸痛，结合心电图和心肌损伤标志物，鉴别诊断并不困难。不要为了鉴别而耽搁急诊再灌注治疗的时间。

（四）并发症

1. 乳头肌功能失调或断裂 二尖瓣乳头肌因缺血、坏死出现收缩功能障碍，二尖瓣关闭不全，心尖区出现收缩中晚期喀喇音和吹风样收缩期杂音，第一心音减弱，多伴心力衰竭。严重者，可迅速发生肺水肿，在数日内死亡。

2. 心脏破裂 少见，多在起病 1 周内出现。心室游离壁破裂则造成心包积血、急性心脏压塞而猝死。室间隔破裂造成穿孔可在胸骨左缘第 3～4 肋间出现收缩期杂音，可引起心力衰竭和休克，死亡率高。

3. 心室壁瘤　或称室壁瘤，主要见于左心室，发生率为 5%～20%。体格检查可见左侧心界扩大，心脏搏动范围较广，可有收缩期杂音。瘤内发生附壁血栓时，心音减弱。心电图 ST 段持续抬高。X 线透视、摄影、超声心动图、放射性核素心脏血池显像以及左心室造影可见局部心缘突出，搏动减弱或有反常搏动。

其他并发症，如栓塞、心肌梗死后综合征等发生率较低，临床意义不大。

（五）治疗

对于 STEMI 患者，治疗原则是尽快恢复心肌的血液灌注，以挽救濒死的心肌，防止梗死扩大，保护心功能。

1. 监护和一般治疗

（1）休息：急性期须住院、卧床休息。

（2）心电、血压监护。

（3）吸氧：对有呼吸困难和血氧饱和度降低者，最初几日间断或持续通过鼻导管面罩吸氧。

（4）护理：建立静脉通道，保持给药途径畅通。急性期 12 小时卧床休息，若无并发症，24 小时内应鼓励患者在床上进行肢体活动，若无低血压，第 3 天就可在病房内走动；梗死后第 4～5 天，逐步增加活动直至每天 3 次步行 100～150m。

（5）解除疼痛：除舌下含服或静脉点滴硝酸甘油外，可以使用吗啡等镇痛药缓解疼痛。

2. 抗栓治疗

（1）抗血小板治疗：抗血小板治疗已成为急性 STEMI 常规治疗。

1）阿司匹林：首次 300mg 嚼服，以后 100mg/d 口服。

2）氯吡格雷：负荷量为急诊 PCI 前首次 300～600mg 顿服，静脉溶栓前 150mg（≤75 岁）或 75mg（>75 岁）；常规应用剂量为 75mg/d 口服。也可用替格瑞洛、普拉格雷替代。

3）替罗非班：属于静脉注射用 GPⅡb/Ⅲa 受体拮抗剂。主要用于①高危。②拟转运进行经皮冠状动脉介入治疗（PCI）。③出血风险低（Crusade 评分<30）。④造影显示大量血栓。⑤PCI 术中出现慢血流或无复流。

起始推注剂量为 10μg/kg，在 3 分钟内推注完毕，而后以 0.15μg/（kg·min）的速率维持滴注，持续 36～48 小时。

（2）抗凝治疗：凝血酶是使纤维蛋白原转变为纤维蛋白最终形成血栓的关键环节，因此抑制凝血酶至关重要。所有 STEMI 患者急性期均进行抗凝治疗。非介入治疗患者，抗凝治疗要达到 8 天或至出院前；行急诊介入治疗的患者，抗凝治疗可在介入术后停用或根据患者情况适当延长抗凝时间。

1）普通肝素：①溶栓治疗：可先静脉注射肝素 60U/kg（最大量 4 000U），继以 12U/（kg·h）（最大 1 000U/kg），使 APTT 值维持在对照值 1.5～2.0 倍（为 50～70 秒），至少应用 48 小时。尿激酶和链激酶均为非选择性溶栓剂，可在溶栓后 6 小时开始测定 APTT 或活化凝血时间（ACT），待其恢复到对照时间 2 倍以内时开始给予皮下肝素治疗。②直接 PCI：与 GPⅡb/Ⅲa 受体拮抗剂合用者，肝素剂量应为 50～70U/kg，使 ACT>200 秒；未使用 GPⅡb/Ⅲa 受体拮抗剂者，肝素剂量应为 60～100U/kg，使 ACT 达到 250～350 秒。③对于因就诊晚、已失去溶栓治疗机会、临床未显示有自发再通情况，静脉滴注肝素治疗是否有利并无充分证据。

使用肝素期间应监测血小板计数，及时发现肝素诱导的血小板减少症。

2）低分子量肝素：使用方便，不需监测凝血时间，有条件尽量替代普通肝素。

3）磺达肝癸钠：是间接Ⅹa因子抑制剂，针对接受溶栓或未行再灌注治疗的患者，磺达肝癸钠有利于降低死亡和再梗死，而不增加出血并发症。无严重肾功能不全的患者，初始静脉注射 2.5mg，以后每天皮下注射 2.5mg，最长 8 天。在用于直接 PCI 时，应与普通肝素联合应用，以减少导管内血栓的风险。

4）比伐卢定：在直接 PCI 时，可以使用比伐卢定。先静脉推注 0.75mg/min，再静脉滴注 1.75mg/（kg·min），不需监测 ACT，操作结束时停止使用。不需要同时使用替罗非班，降低出血发生率。

3. 再灌注疗法 起病 3~6 小时，最多在 12 小时内，使闭塞的冠状动脉再通，心肌得到再灌注，濒临坏死的心肌可能得以存活或使坏死范围缩小，减轻梗死后心肌重塑，改善预后，是一种积极的治疗措施。

（1）介入治疗（PCI）

1）直接 PCI：直接 PCI 适应证包括①症状发作<12 小时的 STEMI 或伴有新出现的左束支传导阻滞。②在发病 36 小时内发生心源性休克，或休克发生 18 小时以内者。③如果患者在发病 12~24 小时内具备以下 1 个或多个条件时可行直接 PCI 治疗：a. 严重心力衰竭；b. 血流动力学或心电不稳定；c. 持续缺血的证据。

2）转运 PCI：高危 STEMI 患者就诊于无直接 PCI 条件的医院，尤其是有溶栓禁忌证或虽无溶栓禁忌证但已发病>3 小时的患者，可在抗栓（抗血小板，如口服阿司匹林、氯吡格雷或肝素抗凝）治疗同时，尽快转运患者至有条件实施急诊 PCI 的医院进行治疗。

3）溶栓后紧急 PCI：接受溶栓治疗的患者无论临床判断是否再通，都应进行冠状动脉造影检查及可能的 PCI 治疗。①溶栓未再通者：尽早实施冠状动脉造影。②溶栓再通者：溶栓后 3~24 小时内行冠状动脉造影检查。

（2）溶栓治疗：无条件施行介入治疗或因转送患者到可施行介入治疗的单位超过 3 小时，如无禁忌证应在接诊患者后 30 分钟内对患者实施静脉溶栓治疗。

1）适应证：①发病 12 小时以内 STEMI 患者，无溶栓禁忌证，不具备急诊 PCI 治疗条件，转诊行 PCI 的时间>3 小时。②对发病 12~24 小时仍有进行性缺血性疼痛和至少 2 个胸导联或肢体导联 ST 段抬高>0.1mV 的患者，若无急诊 PCI 条件，在经过选择的患者也可进行溶栓治疗。③对再梗死患者，如果不能立即（症状发作后 60 分钟内）进行冠状动脉造影和 PCI，可给予溶栓治疗。

2）禁忌证：①既往任何时间脑出血病史。②脑血管结构异常（如动静脉畸形）。③颅内恶性肿瘤（原发或转移）。④6 个月内缺血性卒中或短暂性脑缺血史（不包括 3 小时内的缺血性卒中）。⑤可疑主动脉夹层。⑥活动性出血或者出血体质（不包括月经来潮）。⑦3 个月内的严重头部闭合性创伤或面部创伤。⑧慢性、严重、没有得到良好控制的高血压或目前血压严重控制不良（收缩压≥180mmHg 或者舒张压≥110mmHg）。⑨痴呆或已知的其他颅内病变。⑩创伤（3 周内）或者持续>10 分钟的心肺复苏，或者 3 周内进行过大手术。⑪近期（4 周内）内脏出血。⑫近期（2 周内）不能压迫止血部位的大血管穿刺。⑬感染性心内膜炎。⑭5 天至 2 年内曾应用过链激酶，或者既往有此类药物过敏史（不能重复使用链激酶）。⑮妊娠。⑯活动性消化性溃疡。⑰目前正在应用口服抗凝治疗［国际标准化比值（INR）水平越高，出血风险越大］。

3）溶栓药物的选择：以纤维蛋白溶酶原激活剂激活血栓中纤维蛋白溶酶原，使之转变为纤维蛋白溶酶而溶解冠状动脉内的血栓。国内常用①尿激酶（UK）：30分钟内静脉滴注（150～200）万单位。②链激酶（SK）或重组链激酶（rSK）：以150万单位静脉滴注，在60分钟内滴完，用链激酶时，应注意寒战、发热等过敏反应。③重组组织型纤维蛋白溶酶原激活剂（rt-PA）：100mg在90分钟内静脉给予，先静脉注入15mg，继而30分钟内静脉滴注50mg，其后60分钟内再滴注35mg。用rt-PA前先用肝素5 000U静脉注射，用药后继续以肝素每小时700～1 000U持续静脉滴注共48小时，以后改为皮下注射7 500U每12小时一次，连用3～5天（也可用低分子量肝素）。

4）溶栓成功的判断：可以根据冠状动脉造影直接判断，或根据①心电图抬高最为明显的导联的ST段于2小时内回降>50%。②胸痛2小时内基本消失。③2小时内出现再灌注性心律失常。④血清CK-MB酶峰值提前出现（14小时内）等间接判断溶栓是否成功。

（六）二级预防、康复治疗与随访

STEMI患者出院后，应继续进行科学合理的二级预防，以降低心肌梗死复发、心力衰竭以及心脏性死亡等主要不良心血管事件的危险性，并改善患者生活质量。

1. 加强宣教，促使患者改善生活方式

（1）戒烟。

（2）适当运动，病情稳定的患者建议每天进行30～60分钟的有氧运动，以不觉劳累为原则。有心功能不全者，活动量宜小。

（3）控制体重。

（4）清淡饮食，可少量饮酒。

（5）保持乐观心情。

2. 坚持药物治疗

（1）抗血小板药物：若无禁忌证，所有STEMI患者出院后均应长期服用阿司匹林（75～150mg/d）治疗。因存在禁忌证而不能应用阿司匹林者，可用氯吡格雷（75mg/d）替代。如接受了PCI治疗，则同时服用阿司匹林+氯吡格雷至少一年，以后长期服用阿司匹林。

（2）ACEI和ARB类药物：若无禁忌证，所有伴有心力衰竭（LVEF<45%）、高血压、糖尿病或慢性肾病的STEMI患者均应长期服用ACEI。具有适应证但不能耐受ACEI治疗者，可应用ARB类药物。

（3）β受体阻滞剂：若无禁忌证，所有STEMI患者均应长期服用β受体阻滞剂治疗，并根据患者耐受情况确定个体化的治疗剂量。

（4）醛固酮受体拮抗剂（螺内酯）：无明显肾功能能损害和高血钾的心肌梗死后患者，经过有效剂量的ACEI与β受体阻滞剂治疗后其LVEF<40%者，可考虑应用螺内酯治疗，但须密切观察高钾血症等不良反应。

3. 控制心血管危险因素

（1）控制血压：STEMI患者出院后应继续进行有效的血压管理。对于一般患者，应将其血压控制于<140/90mmHg，合并慢性肾病者应将血压控制于<130/80mmHg。

（2）调脂治疗（同稳定型心绞痛调脂治疗）。

（3）血糖管理：对所有STEMI患者均应常规筛查其有无糖尿病。对于确诊糖尿病的患者，应将其糖化血红蛋白（HbAlc）控制在7%以下；若患者一般健康状况较差、糖尿病病史较长、年龄较大，宜将 HbAlc 控制于 7%~8%。

四、缺血性心肌病

缺血性心肌病（ischemic cardiomyopathy，ICM）是冠心病的一种特殊类型或晚期阶段，是指由冠状动脉粥样硬化引起长期心肌缺血，导致心肌弥漫性纤维化，形成与原发性扩张型心肌病类似的临床综合征，出现收缩或舒张功能失常，或两者兼有，但不能用冠状动脉病变程度和缺血来解释。1970 年 Burch 等首先将其命名为缺血性心肌病。

（一）发病机制

冠状动脉粥样硬化性心脏病、先天性冠状动脉异常、冠状动脉微血管病变（继发糖尿病时）和冠状动脉栓塞导致心肌缺血造成心肌细胞坏死、心肌顿抑或心肌冬眠，继而心肌瘢痕形成，剩余的存活心肌必须超负荷工作，最终导致心室扩张和肥厚，从而产生收缩性或舒张性心力衰竭。交感神经和肾素-血管紧张素-醛固酮系统的激活是缺血性心肌病心力衰竭的重要发病机制。近年来发现，血管内皮细胞功能不全、心肌细胞凋亡、脂肪酸 β 氧化及葡萄糖氧化的异常和线粒体膜电位的变化在缺血性心肌病心力衰竭的发生、发展过程中起着重要的作用。

（二）临床表现与辅助检查

根据 ICM 的临床表现不同，将其分为限制型 ICM 和扩张型 ICM。限制型 ICM 属于本病的早期阶段，患者心肌虽有广泛纤维化，但心肌收缩功能尚好，心脏扩大尚不明显，临床上心绞痛已近消失，常以急性左心衰竭发作为突出表现。扩张型 ICM 为病程的晚期阶段，患者心脏已明显增大，临床上以慢性充血性心力衰竭为主要表现。一般认为，扩张型 ICM 是由限制型 ICM 逐渐发展而来的。充血性心力衰竭的症状呈进行性进展，由劳力性呼吸困难发展至夜间阵发性呼吸困难及端坐呼吸，常有倦怠和乏力，周围性水肿和腹水出现较晚。部分患者开始以心绞痛为主要临床表现，以后逐渐减轻甚至消失，而以心力衰竭为主要临床表现。体征为充血性心力衰竭的表现。预后不良，存活率低。

X 线表现：全心或左心增大，肺血流重新分布，严重病例可见间质性或肺泡性肺水肿和胸膜渗出征象。

心电图：可为窦性心动过速、心房颤动、室性期前收缩、ST-T 异常及既往心肌梗死的 Q 波。

超声心动图：左室明显扩大，左室常呈不对称的几何形状改变；心肌厚薄不均，密度增高；室壁运动呈明显节段性运动障碍为主，可表现僵硬、扭曲甚至矛盾运动；房室瓣开放，心肌缺血引起乳头肌功能不全，二尖瓣关闭不全，左室增大，二尖瓣开放幅度减小。常伴有瓣膜、瓣环、腱索、乳头肌钙化，主动脉壁及心内膜钙化；左心功能以舒张功能减低为主，收缩功能异常通常晚于舒张功能异常，收缩功能障碍表现为舒张末期及收缩末期容积增多，心室射血分数明显降低。

核素心肌显像：可有心肌梗死和可逆性心肌缺血；左室收缩功能损害以局部为主，造成室壁各段之间收缩不协调甚至反向运动，射血分数下降。

冠状动脉造影：可见多支冠状动脉弥漫性严重狭窄或闭塞。

（三）诊断

1. 肯定条件　①有明确的冠心病证据，如心绞痛病史，心肌梗死 6 个月以上，冠状动脉造影结果阳性等。②心脏明显扩大。③心力衰竭反复发作。

2. 否定条件　①需要除外冠心病并发症引起的情况，如室壁瘤、室间隔穿孔、乳头肌功能不全及心律失常等。②需要除外其他心脏病或其他原因引起的心脏扩大和心力衰竭，如扩张型心肌病、风湿性心脏病、高血压性心脏病、酒精性心肌病、克山病、长期贫血、甲状腺功能亢进及心脏结节病等。

（四）鉴别诊断

临床上需与 ICM 进行鉴别的心肌病变主要有扩张型心肌病、酒精性心肌病及克山病。

1. 扩张型心肌病　是一种原因不明的心肌病，其临床特征与 ICM 非常相似，鉴别诊断也相当困难，特别是 50 岁以上的患者，若伴有心绞痛则极易误诊为 ICM。由于扩张型心肌病与 ICM 的治疗原则不同，故对二者进行正确的鉴别具有重要的临床意义。

（1）年龄及病史：扩张型心肌病发病年龄较轻，常有心肌炎病史；而 ICM 发病年龄较大，多数有心绞痛或心肌梗死病史，常伴有高血压、高脂血症及糖尿病等。

（2）心电图检查：扩张型心肌病常伴有完全性左束支传导阻滞，心电图 ST-T 改变也多为非特异性而无定位诊断价值。

（3）胸部 X 线检查：扩张型心肌病患者心影呈普大型，心胸比多在 0.6 以上，透视下见心脏搏动明显减弱，晚期常有胸腔积液、心包积液征象。ICM 患者虽有心影明显增大，但多数呈主动脉型心脏，并伴有升主动脉增宽及主动脉结钙化等。

（4）心脏形态学对比：扩张型心肌病因心肌广泛受累，常表现为 4 个心腔呈普遍性显著扩大；而 ICM 常以左心房及左心室扩大为主，并常伴有主动脉瓣及瓣环增厚、钙化。

（5）室壁厚度及运动状态比较：扩张型心肌病患者室壁厚度弥漫性变薄，室壁运动弥漫性减弱；而 ICM 患者心肌缺血部位与病变冠状动脉分布走行密切相关，缺血严重部位则出现室壁变薄及运动减弱，故常见室壁厚度局限性变薄、室壁运动呈节段性减弱或消失。

（6）血流动力学变化：扩张型心肌病患者因心脏呈普遍性显著扩大，常继发各瓣膜及瓣膜支架结构改变而引起多个瓣口明显反流；而 ICM 患者因以左心房及左心室扩大为主，常伴二尖瓣口反流。

（7）扩张型心肌病患者因心肌病变弥漫广泛，左心室扩大明显及心肌收缩无力，故心脏收缩功能明显降低；而 ICM 患者虽左心室射血分数及短轴缩短率均有降低，但其程度则较扩张型心肌病轻。

（8）周围动脉超声探查：扩张型心肌病仅少数患者的颈动脉与股动脉斑块呈阳性；而 ICM 患者颈动脉与股动脉斑块则多数阳性。

（9）放射性核素检查：一般认为，ICM 比扩张型心肌病患者的心肌损伤更重，纤维化程度更高。因此行 ^{99m}Tc-甲氧基异丁基异腈（MIBI）心肌灌注显像检查，扩张型心肌病多显示为不呈节段性分布的、散在的稀疏区，范围小、程度轻，表现为较多小片样缺损或花斑样改变；而 ICM 患者多呈按冠状动脉分布的节段性灌注异常，心肌血流灌注受损程度重、范围大；当灌注缺损范围大于左心室壁的 40% 时，则对 ICM 的诊断有较高价值。

（10）冠状动脉造影：扩张型心肌病患者冠状动脉造影往往正常。

2. 酒精性心肌病　是由于长期大量饮酒所致的心肌病变，主要表现为心脏扩大、心力衰竭及心律失常等，临床上与扩张型 ICM 有许多相似之处。以下特点有助于二者的鉴别：

（1）有长期、大量饮酒史。

（2）多为 30~50 岁男性，且多伴有酒精性肝硬化。

（3）停止饮酒 3~6 个月后，病情可逐渐逆转或停止恶化，增大的心脏可见缩小。

3. 克山病　是一种原因不明的地方性心肌病，其临床表现与辅助检查所见均与扩张型 ICM 有许多相似之处，但其有明显的地区性，绝大多数患者为农业人口中的生育期妇女及断奶后的学龄前儿童。而ICM 则以老年人多见。

（五）治疗原则及进展

1. 药物治疗　在控制冠心病的易患因素的基础上，给予硝酸酯类药物、β 受体阻滞剂缓解心绞痛，改善心肌缺血症状。以心力衰竭为主要表现，应予利尿剂、血管紧张素转化酶抑制药或血管紧张素受体拮抗剂、醛固酮受体拮抗剂，必要时予正性肌力药（洋地黄）以控制心力衰竭，病情较稳定者应尽早给予 β 受体阻滞剂，从小剂量开始。

心力衰竭常并发高凝状态，易发生静脉血栓和肺栓塞，临床上主要应用华法林抗凝治疗。对并发心房颤动高危患者，ACTIVEA 研究显示氯吡格雷和阿司匹林联合应用可有效预防心房颤动的血管事件，可作为华法林安全的替代治疗。

优化能量代谢的药物曲美他嗪通过促进缺血心肌对葡萄糖的利用，减少对脂肪酸的利用来提高细胞产能的效率，从而保护冬眠心肌，促进心功能的恢复。

2. 经皮冠状动脉介入术（PCI）　冠状动脉造影发现 2 支血管病变尤其伴左前降支近端严重狭窄和左室功能损害，药物不能稳定病情，频繁的心绞痛发作，新发的或恶化的二尖瓣反流，均应行 PCI 治疗。PCI 较单纯药物治疗能更好地改善心功能，提高生活质量。

3. 冠状动脉旁路移植术（CABG）　冠状动脉造影发现左主干病变或三支弥漫性病变，尤其伴 2 型糖尿病者，应首选 CABG。

4. 心脏再同步化治疗（cardiac resynchronization therapy，CRT）　心脏再同步化治疗通过改善心脏不协调运动，增加左室充盈时间，减少室间隔矛盾运动，减少二尖瓣反流，从而改善心力衰竭患者的心功能，增加运动耐量，甚至逆转左室重构。患者有中到重度心力衰竭症状（NYHA Ⅲ～Ⅳ级），窦性心律的心脏失同步化（完全性左束支传导阻滞，QRS 间期≥120 毫秒），严重的左室收缩功能不全（LVEF≤35%），尤其是并发三度房室传导阻滞者，在经过合理的药物治疗后没有改善，可考虑 CRT，如果要并发恶性室性心律失常可同时行 CRT-D 治疗。CRT 虽能改善心功能，但不能改善由冠状动脉缺血导致的心肌冬眠和心室重塑。有 30% 的患者对 CRT 无应答。

5. 干细胞治疗　近年来大量研究表明，具有分化和增殖能力的干细胞移植通过直接分化为心肌细胞、血管内皮细胞，改善心肌间质成分、旁分泌功能等机制，可以修复缺血性心肌病坏死心肌组织，促进血管新生，改善心脏功能。动物实验证实以上效果后随即开展了一期和二期的临床试验，但至今干细胞治疗仍未应用于临床。FOCUS-CCTRN 临床试验并未得到理想的预期效果。目前，干细胞种类、数量、增殖能力、移植途径、干细胞移植后的归巢、干细胞和基因的联合治疗等问题在干细胞治疗大规模应用于临床之前尚需进一步研究。

6. 心脏移植　完善的内科治疗及常规心脏手术均无法治愈的各种终末期心力衰竭；其他重要脏器无不可逆性病变或影响长期生存的因素；肺动脉压不高的病例即可施行心脏移植。但是供体来源和移植后排斥反应是心脏移植面临的重大问题。

总之，ICM 是冠心病终末期的一种类型，预后较差，现有的任何单一治疗手段都不能取得最令人满意的效果。临床首先应充分评价存活心肌的范围及数量，选择最佳的治疗策略，通常是几种治疗方法联合应用，才能最大程度改善预后。

（朱宏莉）

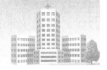

第六章 消化系统疾病的康复

消化系统疾病是一组常见病、多发病，包括慢性胃炎、胃及十二指肠溃疡、肝硬化、肠粘连、便秘和大便潴留、胃肠自主神经功能紊乱、顽固性呃逆、肝移植、慢性胰腺炎及小肠功能失调等。在综合治疗的基础上，积极进行康复治疗和健康教育，能改善消化系统疾病患者的生理功能、心理功能、社会功能、提高患者的生活质量，早日回归社会。本章主要介绍慢性胃炎、胃及十二指肠溃疡、肝硬化、肠粘连、便秘、功能性胃肠病、顽固性呃逆的康复治疗。

第一节　慢性胃炎

慢性胃炎系指多种原因引起的胃黏膜慢性炎症和（或）腺体萎缩性病变。病因主要有幽门螺杆菌感染，其次有长期服用损伤胃黏膜药物、十二指肠液反流，口鼻咽部慢性感染灶、酗酒，长期饮用浓茶、咖啡，胃部深度 X 线照射也可导致胃炎。我国成年人的幽门螺杆菌感染率明显高于发达国家，感染阳性率随年龄增长而增加，胃窦炎患者感染率一般为 70%～90%，炎症持续可引起腺体萎缩和肠腺化生，胃体萎缩性胃炎常与自身免疫损害有关。

一、临床表现

（一）症状与体征

慢性胃炎临床症状无特异性，可有中上腹不适、饱胀、隐痛、烧灼痛，疼痛无节律性，一般于食后为重，也常有食欲缺乏、嗳气、反酸、恶心等消化不良症状，有一部分患者可无临床症状。有胃黏膜糜烂者可出现少量或大量上消化道出血，胃体萎缩性胃炎合并恶性贫血者可出现贫血貌、全身衰竭、乏力、精神淡漠，而消化道症状可以不明显。查体可有上腹部轻压痛，胃体胃炎有时伴有舌炎及贫血征象。

（二）辅助检查

1. 胃镜检查与组织学检查　胃镜检查并同时取活组织做组织学病理检查是诊断慢性胃炎最可靠的方法。一般来说浅表性胃炎胃镜所见黏膜呈红白相间，黏液分泌增多，附于黏膜不易剥脱，脱落后黏膜常发红或糜烂，或可见黏膜苍白、小凹明显，严重者黏膜糜烂，且常伴出血，萎缩性胃炎胃镜检查黏膜多呈灰、灰白或灰绿色，萎缩范围内可残留红色小斑；黏膜下血管常可显露，呈网状或树枝分叉状。

2. 其他　包括幽门螺杆菌检查、胃酸分泌功能测定、X 线钡餐检查等辅助检查。

二、康复评定

（一）生理功能评定

1. 疼痛　采用视觉模拟评分法（VAS）。

2. 胃液分泌功能检查　萎缩性胃炎时空腹血清胃泌素明显升高，而胃液中胃酸分泌缺乏。

3. 运动功能评定　肌力采用 MMT 方法。

（二）心理功能评定

参见康复医学的临床评定。

（三）日常生活活动能力评定

ADL 评定采用改良巴氏指数评定表。

（四）社会参与能力评定

主要进行生活质量评定、劳动力评定和职业评定。

三、功能障碍

（一）生理功能障碍

主要有消化吸收功能障碍、营养不良、上腹疼痛，一般不影响运动功能，若出现恶性贫血会使患者肌力下降。

（二）心理功能障碍

主要表现为焦虑、抑郁。慢性胃炎迁延不愈，尤其是出现恶性贫血会影响患者的心理功能，出现焦虑、抑郁。

（三）日常生活活动能力受限

一般患者其日常生活活动不会受限。如果出现恶性贫血可影响患者的正常进食和行走等日常生活能力。

（四）社会参与能力受限

如果出现恶性贫血、肌力下降，最终会影响患者的生活质量、劳动、就业和社会交往等能力。

四、康复治疗

对无症状或症状轻微的慢性胃炎患者，有时可不用药物治疗，只给予物理因子治疗和饮食调节即可治愈。慢性胃炎中最需要药物治疗的是伴有恶性贫血的胃炎，需要补充维生素 B_{12}。康复治疗目标为消除幽门螺杆菌，改善胃的分泌功能、胃动力、ADL 能力、工作能力，提高生活质量。

（一）物理治疗

1. 物理因子治疗　有促进胃的血液循环及营养状况、调节胃黏膜的分泌功能、消炎解痉止痛的作用。

（1）超短波疗法：电极置于上腹部和背部相应脊髓节段（$T_6 \sim L_2$），距离 3~4cm，剂量温热量，15~20 分钟，每日 1 次，8~12 次为一疗程。适用于胃酸分泌少，胃酸低。

（2）调制中频电疗法：两个电极胃区前后对置，强度以患者能耐受为度。每次 20 分钟，每日 1 次，15 次为一疗程。适用于有上腹痛的慢性胃炎患者。

（3）紫外线疗法：对胃区和 T$_{5\sim7}$ 节段进行紫外线照射，剂量从 2～3MED 开始，每次增加 1/2～1MED，隔日照射 1 次，7～8 次为一疗程。适于胃酸分泌功能低下的患者。

（4）直流电及直流电离子透入疗法：直流电离子透入疗法适用于胃酸高、胃分泌亢进、胃痛症状较重的患者；直流电疗法适用于胃酸缺少者。

1）普鲁卡因透入：先让患者口服 0.1%～0.2% 普鲁卡因溶液 200～300mL，阳极置于胃区，另一极置于背部的相应节段（T$_{6\sim9}$），电流强度为 10～20mA，时间 15～20 分钟，每日 1 次，12～18 次为一疗程。

2）阿托品透入：方法同普鲁卡因导入法，阿托品每次用量为 3～5mg。

3）直流电疗法：电极大小、部位、电流强度、时间及疗程同上述电离子导入疗法，但胃区电极接阴极。

（5）间动电疗法：用 2 个电极，置于胃区及背部的相应节段，电流强度为 15～20mA，时间 15～20 分钟，每日 1 次，15～20 次为一疗程。胃液分泌多用密波，分泌少用疏波；上腹痛选疏密波，萎缩性胃炎加间升波。

（6）其他：红外线、石蜡疗法等，适用于胃酸增高型慢性胃炎。

2. 运动疗法　具有减轻慢性胃炎患者消化不良症状、维持和改善胃蠕动功能、改善机体整体耐力的作用。根据病情选择有氧耐力运动项目，如步行、跑步、游泳、太极拳等，以改善肌力、肌耐力和整体体能。每日 1 次，每次 20～30 分钟，每周 3～5 次，连续 4 周或长期运动。

（二）心理治疗

心理治疗具有改善或消除慢性胃炎患者忧郁、焦虑和抑郁心理的作用。一般采用心理支持、疏导的治疗方法，使慢性胃炎患者得到帮助，消除心理障碍。

五、功能结局

慢性胃炎患者可伴有不同程度的忧郁、焦虑和抑郁等心理障碍。慢性萎缩性胃炎患者出现营养不良、贫血时，还可发生 ADL 能力及其相关活动受限、社会交往受限和劳动能力下降，导致生活质量下降。康复治疗可能改善慢性胃炎患者的生理功能、心理功能、社会功能，提高慢性胃炎患者的生活质量，应早期介入。

六、健康教育

1. 慢性胃炎患者应了解有关疾病的知识，注意饮食调节，避免长期饮浓茶、烈酒、咖啡，进食过热、过冷的粗糙食物，以免胃黏膜损伤。

2. 避免长期大量服用阿司匹林、吲哚美辛等非甾体消炎镇痛药，以保护黏膜屏障，预防慢性胃炎的发生。

3. 患者可根据自身情况，进行自我锻炼，如跑步、游泳、气功、太极拳、医疗体操、球类等，还可选择休闲性作业活动，在娱乐活动中达到治疗疾病、促进康复的目的。

（张　蕾）

第二节　胃及十二指肠溃疡

胃溃疡及十二指肠溃疡统称为消化性溃疡，主要是指发生在胃及十二指肠的慢性溃疡，亦可是发生在与酸性胃液相接触的其他部位的溃疡，包括食管、胃肠吻合术后的吻合口及其附近肠襻、梅克尔（Meckel）憩室，溃疡的病损超过黏膜肌层，与糜烂不同。消化性溃疡的发生是由于胃黏膜损害因素（幽门螺杆菌、胃酸及非甾体抗炎药等）大于防御因素（胃黏膜屏障、黏液、黏膜血流、细胞更新及前列腺素等）所致。

一、临床表现

（一）症状与体征

1. 上腹痛为主要症状　①疼痛部位，十二指肠溃疡在上腹部或偏右，胃溃疡在上腹部偏左。②疼痛性质及时间，空腹痛、灼痛、胀痛、隐痛。十二指肠溃疡有空腹痛、半夜痛，进食可以缓解。胃溃疡饭后半小时后痛，至下餐前缓解。③发病周期性，每年春秋季节变化时发病。④诱因，饮食不当或精神紧张等。⑤其他症状，可伴有反酸、胃灼热、嗳气等消化不良症状。

2. 体征主要有　上腹部压痛，十二指肠溃疡压痛偏右上腹，胃溃疡偏左上腹；其他体征取决于溃疡并发症，幽门梗阻时可见胃型及胃蠕动波，溃疡穿孔时有局限性或弥漫性腹膜炎的体征。

（二）辅助检查

1. 胃镜与组织学检查　胃镜是消化性溃疡最直接的检查，可同时取活体组织行病理和幽门螺杆菌检查。胃镜诊断应包括溃疡的部位、大小、数目以及溃疡的分期（活动期、愈合期、瘢痕期）。

2. X线钡餐检查　显示X线检查的直接征象为具有诊断意义的龛影，间接征象为对诊断有参考价值的局部痉挛、激惹及十二指肠球部变形。

二、康复评定

1. 胃液分泌功能检查。
2. 疼痛、运动功能、心理功能、日常生活活动能力评定、社会参与能力评定。

三、功能障碍

（一）生理功能障碍

1. 疼痛　以上腹痛为主。
2. 运动功能障碍　一般不影响运动功能。

（二）心理功能障碍

主要表现为焦虑、抑郁、沮丧等心理功能障碍。

（三）日常生活活动能力受限

一般患者其日常生活活动不会受限。如果出现出血、穿孔可严重影响患者的进食、穿衣、行走、个人卫生及购物等日常生活能力。

（四）社会参与能力受限

如果出现出血、穿孔会影响患者的生活质量、劳动、就业和社会交往等能力。

四、康复治疗

消化性溃疡的康复治疗目标为调节中枢及自主神经系统功能，改善胃及十二指肠血液循环，消除痉挛和水肿，调节胃及十二指肠分泌功能，缓解症状，促进溃疡愈合，改善 ADL 能力，提高生活质量。

（一）物理治疗

1. 物理因子治疗　具有消炎止痛、改善循环和防治消化不良的作用。但出现以下情况者为治疗禁忌证：①伴有出血者。②伴有穿孔者。③伴有幽门梗阻者。

（1）中频电疗法：①正弦调制中频电疗法，两个电极胃区前后对置，选用交调和变调波，调制频率 100Hz，调制深度 75%，每个波群治疗 10 分钟，每日 1 次，12 次为一疗程。②干扰电疗法，4 个电极交叉置于腹部和背部 $T_{6\sim7}$ 区，频率为 50~100Hz 和 90~100Hz，每日 1 次，12 次为一疗程。

（2）超声波疗法：治疗前先让患者饮用温开水 400~500mL，患者取坐位或卧位，移动法，强度 1.0~2.0W/cm^2，分别在胃区和脊柱（$T_{5\sim10}$）两侧皮肤各治疗 8~12 分钟，每日 1 次，15~20 次为一疗程。

（3）直流电离子导入疗法：①鼻黏膜反射疗法，将浸湿的 2.5% 维生素 B_1 溶液的小棉条，轻轻塞入患者的鼻前庭，棉条末端置于口唇上方（皮肤上垫块小胶皮），用一铅板电极与阳极连接；另一极置于枕部接阴极。电流强度 0.5~3mA，每次 15~20 分钟，每日 1 次，1~20 次为一疗程。适用于溃疡病早期或有出血的患者。②颈交感神经节反射疗法，用电极浸湿 2% 普鲁卡因溶液，置于喉结节两侧颈交感神经节处，与阳极相接；另一极置于肩胛间，与阴极相接，电流强度 3~5mA，时间 15~30 分钟，每日 1 次，15~18 次为一疗程。

（4）超短波疗法：用五官超短波治疗仪，电极置于喉结两侧颈交感神经节处，微热量，时间 8~12 分钟，每日 1 次，15 次为一疗程。

（5）其他：温度生物反馈疗法、电睡眠疗法等也可消除大脑皮质的兴奋灶，反射性地调节胃肠活动功能。

2. 运动疗法　具有减轻胃及十二指肠溃疡患者消化不良症状、维持和改善胃蠕动功能、改善机体整体耐力的作用。根据病情选择有氧运动项目，如步行、跑步、游泳、太极拳等，以改善肌力、肌耐力和整体体能。每日 1 次，每次 20~30 分钟，每周 3~5 次，连续 4 周或长期运动。

（二）心理治疗

心理治疗具有改善或消除消化性溃疡患者忧郁、焦虑和抑郁心理的作用。一般采用心理支持、疏导的治疗方法。要鼓励患者正确认识疾病，树立战胜疾病的信心，积极配合治疗，使患者从心理支持系统中得到帮助，消除心理障碍。

五、功能结局

胃、十二指肠溃疡患者可发生出血、穿孔、幽门梗阻甚至癌变，严重胃、十二指肠溃疡患者可有不同程度的忧郁、沮丧、焦虑和抑郁等心理障碍。严重胃、十二指肠溃疡伴有出血、穿孔患者 ADL 能力及其相关活动可受限，社会交往受限，劳动能力和职业受限，生活质量下降。康复治疗可改善胃、十二指肠溃疡患者的生理功能、心理功能、社会功能，提高患者的生活质量，应早期介入。

六、健康教育

在治疗的同时让患者了解有关疾病的知识，积极对患者进行有关饮食起居、自我锻炼、休闲性作业和药物预防等的健康教育。

（张　蕾）

第三节　顽固性呃逆

膈肌痉挛又叫呃逆，是由于膈肌、膈神经、迷走神经或中枢神经等受到刺激后引起一侧或双侧膈肌的阵发性痉挛，伴有吸气期声门突然关闭，发出短促响亮的特别声音。如果持续痉挛超过 48 小时未停止者，称顽固性膈肌痉挛，也叫顽固性呃逆。顽固性呃逆多发生于有器质性疾患的患者，其发病机制不明，严重时可影响正常工作、休息，如果伴有心肺疾患，呼吸功能也会有很大影响。

一、临床表现

（一）症状及体征

顽固性呃逆表现为持续性呃逆，可伴有嗳气、恶心、上腹痛或不适、上腹胀等症状。呃逆发作时，查体可见上腹部抽动。

（二）辅助检查

1. X 线检查　有助于胸膜炎、心包炎、纵隔炎等的诊断。

2. 超声心动图　有助于发现胸膜炎、心包炎等。

3. 头颅 CT、MRI　可明确是否有脑瘤、脑出血、脑梗死等脑血管疾病。

4. 生化指标　血常规检查有无感染、贫血；大便常规检查隐血试验除外胃部疾患；血清学检查以明确是否有尿毒症、电解质紊乱等疾病。

二、康复评定

运动功能、心理功能、日常生活活动能力评定、社会参与能力评定，内容同慢性胃炎。

三、功能障碍

（一）生理功能障碍

1. 原发疾病引起的生理功能障碍如心包炎时会出现心功能异常；尿毒症时会出现肾功能不全。

2. 运动功能障碍顽固性呃逆患者无运动功能障碍。

（二）心理功能障碍

主要表现为焦虑、抑郁、沮丧，可影响患者的生活质量。

（三）日常生活活动能力受限

顽固性呃逆发作时可影响患者的进食、穿衣、行走及购物等日常生活能力。

（四）社会参与能力受限

顽固性呃逆会影响患者的生活质量，但是对劳动、就业和社会交往等能力一般无影响。

四、康复治疗

顽固性呃逆的综合治疗有非药物治疗和药物治疗，在此基础上应积极进行康复治疗。康复治疗目标为改善膈肌痉挛，提高生活质量。

（一）物理治疗

1. 物理因子治疗　具有改善循环、消除膈肌痉挛、抑制发作的作用。

（1）超短波、热磁振、紫外线疗法：同功能性消化不良的物理因子治疗。

（2）吸入二氧化碳：吸入 5%～10% 二氧化碳 10 分钟左右可能制止呃逆。

2. 运动疗法　具有减少顽固性呃逆的发作、维持和改善膈肌运动功能、改善机体整体耐力的作用。

（1）根据病情选择主动等张运动、抗阻运动和有氧运动项目以改善肌力、肌耐力和整体体能。每日 1 次，每次 20 分钟，每周 3～5 次，连续 4 周或长期坚持运动。

（2）屏气、饮冷开水、重复深呼吸可有效制止呃逆。

（3）揉压双眼球法：患者闭目，术者将双手拇指置于患者双侧眼球上，按顺时针方向适度揉压眼球上部，直至呃逆停止，若心率<60 次/分钟，应立即停止操作。青光眼及高度近视患者忌用，心脏病患者慎用。

（4）导管法：通过鼻腔插入软导管，插入深度约 8～12cm，缓慢来回移动导管以刺激咽部，常可有效终止呃逆。

（二）心理治疗

心理治疗具有改善或消除顽固性呃逆患者焦虑和抑郁心理的作用，物理治疗师应该给患者提供一些认知压力症状和解决压力的方法。通过肌肉放松及中医气功等技术来完成放松训练。选择一些放松精神和心灵的磁带给患者在家里舒缓焦虑的情绪。

（三）其他治疗

药物治疗可根据病情选用甲氧氯普胺（胃复安）、盐酸氯丙嗪、地西泮、氟哌啶醇、东莨菪碱、多塞平等。可酌情选用按摩、针灸疗法以减少呃逆发作。

五、功能结局

顽固性呃逆患者常有食欲减退，可有不同程度的忧郁、焦虑和抑郁等心理障碍；患者的生活质量下降，但 ADL 能力、社会交往、劳动能力及职业无影响。康复治疗可改善顽固性呃逆患者的生理功能、心理功能，提高生活质量，应早期介入。

六、健康教育

教育患者自觉放弃不良的生活习惯，如暴饮暴食、酗酒等，指导患者进行自我锻炼，如步行、气功、太极拳、医疗体操等锻炼，可调节自主神经功能，减轻症状。

（王诗筌）

第四节　肠粘连

肠粘连是指各种原因引起的肠管与肠管之间、肠管与腹膜之间、肠管与腹腔内脏器之间发生的不正常黏附。肠粘连的患病率尚无确切统计数据，但腹部手术后引发肠粘连占总粘连病人数的 90% 以上。临床上对肠粘连无特效治疗方法，物理因子等康复治疗方法可取得一定疗效。

一、临床表现

（一）症状与体征

临床上肠粘连患者多发生于手术之后，尤其是阑尾炎或盆腔手术后并发肠粘连的机会最多。症状可因粘连程度和部位而有所不同。轻者可无任何症状，或偶尔在进食后出现轻度腹痛、腹胀；重者可经常伴有腹痛、腹胀、排气不畅、嗳气、打嗝、大便干燥、排便困难等。

（二）辅助检查

1. X 线检查　一般情况下检查无明显异常，病情严重时 X 线检查显示肠道积气和积液。

2. 实验室检查　血、尿、粪常规等生化指标无明显异常。

二、康复评定

疼痛、运动功能、心理功能、日常生活活动能力评定、社会参与能力评定，内容同慢性胃炎。

三、功能障碍

（一）生理功能障碍

1. 疼痛　以腹痛为主。

2. 运动功能障碍　肠粘连患者一般不影响运动功能。

（二）心理功能障碍

主要表现为焦虑、抑郁，可影响患者的生活质量。

（三）日常生活活动能力受限

肠粘连患者一般不影响日常生活活动，但发生肠梗阻时日常生活活动就会受到影响。

（四）社会参与能力受限

影响患者的生活质量，但劳动和就业能力、社会交往能力不受限。

四、康复治疗

腹腔脏器手术后或腹腔感染治愈后应尽早开始康复治疗，以防止或减轻肠粘连的形成。康复治疗目标为减轻肠粘连症状，改善消化功能，提高生活质量。

（一）物理治疗

有改善局部血液循环，促使炎症、渗出物的吸收，使粘连的纤维组织软化，增加肠蠕动，调整内脏功能，缓解腹胀、疼痛等症状的作用。但出现肠梗阻时应停止物理治疗。

1. 物理因子治疗

（1）超短波疗法：电极置于腹痛部和背部相应脊髓节段，微热量，15~20 分钟，每日 1 次，15~20 次为一疗程。常与音频电疗法配合应用效果较好。

（2）音频电疗法：电极并置于粘连处，电极面积视粘连部位大小而定，电流强度为耐受量，每次 20~30 分钟，每日 1 次，15~20 次为一疗程。

（3）碘离子透入疗法：电极置于粘连处，衬垫上加 5%~10%的碘化钾溶液，一极接阴极，另一极置于其相对的部位，接阳极。电流强度 10~20mA，每次 20 分钟，每日 1 次，15~20 次为一疗程。

（4）磁疗：常用磁场强度为 0.2~0.3T，每次 20~30 分钟，每日 1 次，15~20 次为一疗程。

（5）超声波疗法：采用接触移动法，电流强度 0.5~1.2W/cm^2，每次 8~12 分钟，每日 1 次，15~20 次为一疗程。

（6）石蜡疗法：患部蜡饼法或蜡垫法，每次 30~60 分钟，每日 1 次，15~20 次为一疗程。

2. 运动治疗　腹部手术后尽早下床，配合腹部按摩、呼吸运动训练、腹肌锻炼、下肢活动可预防粘连的形成，并改善消化功能。

（二）心理治疗

心理治疗具有改善或消除肠粘连患者忧郁、焦虑心理的作用。一般采用心理支持、疏导的治疗方法以消除心理障碍。

（三）其他治疗

伴有肠梗阻对保守治疗无效者，应考虑手术治疗。

五、功能结局

部分肠粘连患者治疗不彻底可发展为肠梗阻。患者可有不同程度的忧郁、焦虑和抑郁等心理障碍。患者 ADL 能力及其相关活动不受限，劳动能力和职业不受限，但是可使患者生活质量下降。康复治疗可改善肠粘连患者的生理功能、心理功能、社会功能，提高患者的生活质量，应早期介入。

六、健康教育

1. 在治疗的同时让患者了解有关疾病的知识，避免进食坚硬、粗糙的食物，伴有肠梗阻时应禁食。

2. 患者可根据自身情况，进行自我锻炼，如腹部按摩、呼吸操、步行、气功、太极拳、医疗体操等锻炼，伴有肠梗阻者应禁止运动，须绝对卧床休息。接受腹腔手术的患者应尽早下床活动，可预防肠粘连的发生。

（王诗筌）

第五节　便秘

便秘是临床常见的复杂症状，而不是一种疾病，主要是指排便次数减少、粪便量减少、粪便干结、排便费力等。上述症状同时存在 2 种以上时，可诊断为症状性便秘。通常以排便频率减少为主，一般每 2~3 天或更长时间排便一次（或每周<3 次）即为便秘。

一、临床表现

（一）症状与体征

便秘常表现为便意少、便次少，排便费力、不畅，大便干结、硬便，有排便不净感。便秘常伴有腹痛或腹部不适，部分患者还伴有失眠、烦躁、多梦、抑郁、焦虑等精神心理障碍。便秘的"报警"征象包括便血、贫血、消瘦、发热、黑便、腹痛等，如果出现报警征象应马上去医院就诊，做进一步检查。

（二）辅助检查

1. 粪常规 可发现器质性胃肠道疾病所致的便秘及隐血。

2. 肛门直肠指检 了解有无肿块和肛门括约肌的功能。

3. 直肠镜、乙状结肠镜及结肠镜 直接观察黏膜是否存在疾病，并可做活组织检查以明确病变性质。

4. 胃肠 X 线钡餐 胃肠运动功能正常时，钡剂在 12~18 小时内可到达结肠脾曲，24~72 小时内应全部从结肠排出。便秘时可有排空延迟。

5. 生化和代谢检查 临床表现提示症状是由于炎症、肿瘤或其他系统性疾病所致，需做化验血红蛋白、血沉、甲状腺功能、血钙、血糖等生化检查。

二、康复评定

疼痛、运动功能、心理功能、日常生活活动能力评定、社会参与能力评定，内容同慢性胃炎。

三、功能障碍

（一）生理功能障碍

1. 疼痛 有不同程度的腹痛。

2. 运动功能障碍 一般无运动功能障碍。

（二）心理功能障碍

主要表现为沮丧、焦虑、抑郁等心理改变。

（三）日常生活活动能力受限

一般患者的日常生活活动不会受限。

（四）社会参与能力受限

如果出现贫血会影响患者的生活质量，但劳动、就业和社会交往等能力一般不受影响。

四、康复治疗

便秘的治疗宜采用综合措施和整体治疗，以改善或恢复正常的排便。康复治疗目标为调节自主神经功能及肠道功能，提高平滑肌张力，促进肠蠕动，恢复排便功能。

（一）物理治疗

物理治疗有调节自主神经功能及肠道功能、提高平滑肌张力、促进肠蠕动、恢复排便的作用。

1. 物理因子治疗

（1）干扰电疗法：4个电极分别置于降结肠及乙状结肠部位进行治疗。差频0~5Hz治疗10分钟；0~100Hz治疗10分钟，每日治疗1次，15~25次为一疗程。

（2）间动电疗法：包括穴位间动电疗法和反射区间动电疗法。

1）穴位间动电疗法：用4个圆形电极，一组取穴肾俞为阴极、大肠俞为阳极；另一组取穴照海为阴极、支沟为阳极；先用密波，后用起伏波。每组治疗8~10分钟，每日治疗1次，12~15次为一疗程。

2）反射区间动电疗法：①脊髓反射区治疗，用两个手柄圆形电极，从$T_{5~12}$脊柱两旁，逐节进行阶段反射治疗，密波，每点治疗2分钟。②腹腔太阳神经丛区治疗，一板状电极置于$T_{5~9}$脊柱部为阳极，一圆形电极置于剑突下方为阴极，密波治疗5~10分钟。③结肠区治疗，用一板状电极置于腰部为阳极，另一移动电极为阴极，于腹部沿升结肠、横结肠、降结肠，分三区移动治疗，每区各用间升波或起伏波5分钟。以上三个步骤顺序进行，每日治疗1次，12~18次为一疗程。

（3）音频电疗法：电极置于脐两侧，电流强度以局部有明显的跳动感为宜，20~30分钟，每日治疗1次，10次为一疗程。

（4）其他：可选择旋磁穴位治疗、冷热坐浴或全身浸浴等。

2. 运动疗法　具有维持和改善胃肠蠕动功能、改善机体整体耐力的作用。根据病情选择主动有氧运动项目（游泳、步行、跑步、太极拳等）以改善肌力、肌耐力和整体体能。每次10~20分钟，每日1次，每周3~5次，连续4周或长期坚持运动。

3. 按摩　用全掌按摩腹部，沿结肠走向推揉；可同时按揉大肠俞、足三里、关元、气海等穴位，每穴按揉3~5分钟，每日按摩1次，15~20次为一疗程。

4. 生物反馈治疗　是一种纠正不协调排便行为的训练法，主要用于治疗肛门括约肌失调，盆底肌、肛门外括约肌排便时矛盾性收缩导致的便秘。

（二）心理治疗

心理治疗具有改善或消除便秘患者抑郁、焦虑心理的作用。一般采用心理支持、疏导的治疗方法，鼓励患者正确认识疾病，使便秘患者消除心理障碍，建立正常的排便反射。

（三）其他治疗

饮食治疗：改善饮食结构，增加纤维和水分的摄入。泻药：经过上述处理无效者，可酌情应用泻药；容积性泻药如甲基纤维素，润滑性泻药如甘油、液状石蜡，高渗性泻药如硫酸镁，刺激性泻药如乳果糖、蓖麻油，软化性泻药如二辛基硫酸琥珀酸钠。灌肠：使用灌肠剂，如温盐水、温水、肥皂水及开塞露等。也可服用微生态制剂如双歧杆菌、酪酸菌制剂等。

五、功能结局

便秘患者常伴发肛裂、痔疮。严重便秘患者可有不同程度的忧郁、沮丧、焦虑和抑郁等心理障碍。患者ADL能力及其相关活动无明显受限，社会交往、劳动能力和职业均无受限，但生活质量下降。康复治疗可改善便秘患者的生理功能、心理功能、社会功能，提高便秘患者的生活质量，应在早期介入。

六、健康教育

1. 在治疗的同时让患者了解有关疾病的知识，养成良好的排便运动习惯，建立每日按时排便的习惯，使直肠的排便运动产生条件反射。

2. 多吃富含纤维素的食物如粗粮、水果、蔬菜。伴有梗阻时应禁食。忌食酒类、浓茶、咖啡、辣椒等刺激性食物。

3. 根据自身情况，进行自我锻炼，如腹部按摩（顺时针）、呼吸操、步行、太极拳、医疗体操、气功等锻炼。伴有肠梗阻的患者应禁止运动，绝对卧床休息。

4. 可服用微生态制剂如双歧杆菌、酪酸菌制剂等预防便秘。

（李　楠）

第六节　功能性胃肠病

功能性胃肠病是指具有腹胀、腹痛、腹泻及便秘等消化系统症状，但缺乏器质性疾病（如胃炎、肠炎等）或其他证据的一组疾病，在普通人群中的发生率达到 23.5%~74%。功能性胃肠病包括功能性消化不良（FD）和肠易激综合征（IBS）。

一、功能性消化不良

功能性消化不良（FD），也称为非溃疡性消化不良（NUD），是指一组无器质性原因可究的，慢性持续性或反复发作性中上腹综合征。

（一）临床表现

1. 症状与体征　患者常有上腹部和胸骨后胀闷、疼痛、嗳气、腹胀和肠鸣，进食后胀闷或疼痛加重，还可有厌食、恶心、排便不畅以及焦虑或抑郁等神经系统综合征。但通过各种检查，找不到消化性溃疡或肿瘤等器质性病变。

2. 辅助检查　对有"报警症状和体征"者，即有消瘦、贫血、呕血、黑便、吞咽困难、腹部肿块、黄疸等消化不良症状进行性加重者，必须进行彻底检查，直至找到病因；对无"报警症状和体征"者，可选择基本的检查，如血、尿常规，粪隐血试验、血沉、肝功能试验，胃镜、腹部 B 超（肝、胆、胰），或先给予经验性治疗 2~4 周观察疗效，对诊断可疑或治疗无效者有针对性地选择进一步检查。

（二）康复评定

疼痛、运动功能、心理功能、日常生活活动能力评定、社会参与能力评定，内容同慢性胃炎。

（三）功能障碍

1. 生理功能障碍　主要表现为疼痛不适，一般无运动功能障碍。

2. 心理功能障碍　患者多较脆弱，遇事敏感、多疑、性情不稳定、易受环境的诱导，表现有焦虑、抑郁、失眠等心理改变。

3. 日常生活活动能力受限　一般患者日常生活活动不会受限。

4. 社会参与能力受限　职业能力一般不会受限，但可影响患者的生活质量。

（四）康复治疗

应采取综合治疗措施，以调节自主神经及内脏器官功能、改善胃动力、增加运动耐力、提高生活质量为目标，积极进行康复治疗。

1. 物理治疗　有调节中枢神经、胃肠神经功能，促使胃肠分泌与运动功能正常化，缓解临床症状的作用。

（1）物理因子治疗：主要应用超短波、热磁、紫外线等疗法。

1）超短波疗法：电极于腹部及背腰部（$T_{11} \sim L_3$）前后对置，微热量，每次 15~20 分钟，每日 1 次，10~20 次为一疗程。

2）磁热振疗法：传感治疗带置于脐部，温度 42~45℃，振动适度，每次 20~30 分钟，每日 1 次，15~20 次为一疗程。

3）紫外线疗法：采用腹部多孔照射法，置于腹部及背部相应节段（$T_{11} \sim L_3$），距离 50cm，首次剂量 2~3MED，每次增加 0.5~1MED，每日或隔日照射 1 次，8~12 次为一疗程。

4）直流电离子导入疗法：两个电极于下腹部及腰骶部对置，用 10%氯化钙从下腹部阳极导入，电流强度 15~25mA，每次 15~25 分钟，每日 1 次，15~25 次为一疗程。

5）其他：可选用超声波疗法、矿泉水或松脂浴疗法、全身静电疗法、红外线、蜡疗、泥疗等。

（2）运动疗法：具有减轻患者的症状、维持和改善胃肠蠕动功能、改善机体整体耐力的作用。根据病情选择主动等张运动、抗阻运动和有氧运动项目以改善肌力、肌耐力和整体体能。有氧运动包括步行、游泳、太极拳等。每日 1 次，每次 20~30 分钟，每周 3~5 次，连续 4 周或长期坚持运动。

2. 心理治疗

（1）物理治疗师应该通过肌肉放松、作业治疗及中医气功等技术来完成放松训练。选择一些放松精神和心灵的磁带给患者在家里舒缓焦虑的情绪。

（2）认知疗法：通过改变患者的错误认识，告知患者所患疾病无器质性改变，以解除患者的顾虑，提高对治疗的信心。

（3）其他心理行为疗法：包括催眠疗法和生物反馈疗法等。

（五）功能结局

患者的生理功能多无明显异常，可有不同程度的沮丧、焦虑和抑郁等心理障碍，社会交往和职业一般不受限，但是可使患者生活质量下降。康复治疗可改善患者的生理功能、心理功能，提高生活质量，应在早期介入。

（六）健康教育

1. 饮食上应少食多餐，多食易消化的食物，少食油腻饮食。避免摄入诱发症状的食物，如产气的食物（乳制品、大豆）、辣椒、烟酒、咖啡等。高纤维食物有助于改善便秘。

2. 患者可根据自身情况，进行自我锻炼，如步行、气功、太极拳、医疗体操等锻炼，可调节自主神经功能，减轻症状。

二、肠易激综合征

肠易激综合征（IBS）是一种以腹痛或腹部不适伴排便习惯改变为特征的功能性肠病，需经检查排除引起这些症状的器质性疾病。其病因和发病机制至今尚不清楚，目前认为与多种因素有关，有精神心理和食物两大因素，肠道感染和精神心理障碍为发病的重要因素。病理特点主要是胃肠动力异常和内脏感觉异常。

（一）临床表现

1. 症状与体征　消化道症状包括：①腹痛，以腹痛最为突出，多位于下腹或左下腹，便前加剧，冷食后加重，多在清晨 4~5 点出现。②腹泻，常为黏液性腹泻或水样腹泻，可每日数次，甚至几十次，并带有排便不尽的感觉。③腹胀，常与便秘或腹泻相伴，以下午或晚上为重，肛门排气或排便后减轻。④便秘，多见于女性，排便费力，每周大便少于 1 次或每日粪便少于 40g。患者常便秘与腹泻交替出现。⑤消化道外症状，约 40%~80% 患者有精神因素，表现为心烦、焦虑、抑郁、失眠多梦等；约 50% 的患者伴有尿频、尿急、排便不尽的感觉；还可出现性功能障碍，如阳痿、性交时疼痛等。

2. 辅助检查　参照本节"一、功能性消化不良"。

（二）康复评定

疼痛、运动功能、心理功能、日常生活活动能力评定、社会参与能力评定，内容同慢性胃炎。

（三）功能障碍

1. 生理功能障碍有不同程度的腹痛，但一般不影响运动功能。

2. 心理功能障碍表现有焦虑、抑郁、失眠等心理改变。

3. 日常生活活动能力一般不会受限。

4. 社会参与能力一般不会受限。

（四）康复治疗

目前尚没有一种药物或单一疗法对肠易激综合征患者完全有效，治疗应遵循个体化的原则，采取综合性治疗措施，同时给予积极的康复治疗。康复治疗目标为调节自主神经及胃肠道功能，改善心理状况，提高生活质量。

1. 物理治疗

（1）物理因子治疗：具有调节中枢神经系统及胃肠神经功能，促使分泌与运动功能正常化的作用。

（2）运动疗法：具有减轻患者的症状、维持和改善胃肠蠕动功能、改善机体整体耐力的作用。根据病情选择主动等张运动、抗阻运动和有氧运动项目以改善肌力、肌耐力和整体体能。有氧运动项目可选择自己喜欢的运动，如跑步、太极拳、步行、游泳等。每日 1 次，每次 20 分钟，每周 3~5 次，连续4 周或长期坚持运动。

2. 心理治疗　具体方法参照本章本节 FD 的心理治疗。

3. 其他治疗　腹痛患者可服用胃肠解痉药如匹维溴铵；腹泻患者可服用洛哌丁胺，而便秘的患者可服用乳果糖等。可酌情选用针灸疗法以减轻症状，改善胃肠动力。

（五）功能结局

患者生理功能多无明显异常，常有高度忧郁、焦虑和抑郁等心理障碍；生活质量下降，但是社会交往和职业均未受限。康复治疗可改善患者的生理功能、心理功能，提高患者的生活质量，应在早期介入。

（六）健康教育

1. 饮食上避免摄入诱发症状的食物，如产气的食物（乳制品、大豆、卷心菜、洋葱等）。进食高纤

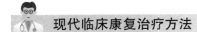

维类食物能增加便量，加速肠道转运，有助于改善便秘。

2. 患者可根据自身情况，进行自我锻炼。如步行、气功、太极拳、医疗体操等锻炼，可调节自主神经功能，减轻症状。

（李　楠）

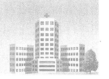

第七章　骨科常见疾病的康复

第一节　肩部损伤

肩关节是全身最为灵活的关节，关节活动度大，但稳定性较差，肩关节周围损伤包括骨折、脱位、肩关节周围韧带损伤等。肩关节囊薄弱，肩关节的稳定性要靠韧带与肌肉协同作用，肩关节的功能是关节活动度和肌力并重的。因此，片面追求某一方面功能不但无法达到良好效果，更可能造成其他损伤或新的功能障碍。

一、肩部骨折

肱骨近端骨折是指包括肱骨外科颈在内及其以上部位的骨折，包括肱骨大结节骨折、肱骨上端骨骺分离、肱骨解剖颈骨折及肱骨外科颈骨折等，其中以肱骨外科颈骨折最常见。肱骨近端骨折临床较多见，可发生于任何年龄段，但以中老年患者居多，尤其是骨质疏松者。

（一）概述

1. 临床表现与诊断　肱骨近端骨折患者可表现为伤肩疼痛、肿胀、活动受限。受伤 24 小时后肩部出现皮下淤血，范围可波及胸背部。局部畸形可因肩部肿胀而不明显。主动和被动活动均可诱发疼痛加重。完全骨折者可能触及骨擦感和（或）骨擦音。

根据外伤史、局部表现及 X 线摄片诊断多不困难。但应注意有无并发肩关节脱位、锁骨骨折、肩袖损伤等。尤其应注意有无并发神经、血管损伤。

2. 分型　对于肱骨近端骨折分型，目前使用较多的是 Neer 分型。Neer 按骨骺的闭合线将肱骨近端分为解剖头、大结节、小结节和肱骨干骺端四部分。根据骨折的解剖部位、骨折块移位的程度和不同组合，对肱骨近端骨折进行分型，但分类的主要依据是骨折移位的程度。一部分骨折是指移位小于 1cm 或成角畸形小于 45°，无论骨折块的多少均认为是轻度移位骨折。二部分骨折为解剖颈骨折，骨折端间移位大于 1cm 或成角大于 45°，肱骨头血液供应破坏，常发生肱骨头坏死，亦可有移位较小的大结节或小结节骨折，由于头干分离为两部分，故称为二部分骨折。三部分骨折是指有两个主要骨折块彼此之间及与另两部分之间均有明显的移位。四部分骨折是指肱骨近端四个骨块均有明显移位，形成四个分离的部分，此时肱骨头完全失去血液供应。Neer 认为肱骨近端伴有肱骨头向下半脱位或肱骨头的旋转不属于真正的骨折脱位。

3. 骨科治疗

（1）非手术治疗：对于一部分骨折（无移位或较小移位的骨折），多采用三角巾悬吊固定；对于二部分肱骨外科颈骨折，首选闭合复位治疗，并行超关节支具固定。

（2）手术治疗：手法复位失败者或年轻不稳定性骨折（二部分肱骨解剖颈骨折、二部分大结节骨折移位大于1cm及三部分骨折、四部分骨折），可根据骨折的类型不同，选择不同材料的切开复位内固定治疗。

无论是非手术治疗或手术治疗，均应该早期康复训练，防止肩关节粘连。

（二）肩部骨折的康复

肩部骨折的运动康复根据骨折部位的稳定性、固定物的牢固程度及软组织损伤的程度进行运动康复骨科考量评定，并制订出个性化的运动康复处方。

非手术治疗或手术治疗的患者可同时配合物理因子（超短波治疗、磁疗、冷疗）、康复工程的支具、作业治疗等来增加疗效。

1. 非手术治疗后运动康复　肩部骨折的非手术治疗主要是三角巾悬吊4~6周，骨折愈合后开始主动的肩关节运动，其运动疗法时间及运动量相对于骨折术后要谨慎得多。

2. 手术治疗后运动康复　早期应注意三角巾悬吊保护，不应负重，否则将会影响组织愈合及功能恢复。术后0~3周应用三角巾舒适体位悬吊保护，手术当天麻醉清醒后，开始活动手指、腕关节。卧床时于手术一侧手臂下垫枕头，使手臂保持稍前屈位，以减轻疼痛。

（1）术后1天：张手握拳练习，用力、缓慢、尽可能大张开手掌，保持2秒，用力握拳保持2秒，反复进行。在不增加疼痛情况的前提下尽量多做，一般每小时进行5~10分钟。对于促进上肢的血液循环、消退肿胀、防止深静脉血栓有重要意义。

（2）术后3~7天。

1）开始腕关节主动、被动屈伸练习：尽量大范围活动腕关节，30次/组，3~4组/日。注意练习时在无或微痛前提下进行，动作宜用力、缓慢。

2）尝试肱三头肌等长收缩练习：患肢上臂背侧肌肉等长收缩练习，可在健侧肢体协助保护下进行，30次/组，3~4组/日。注意练习时在无或微痛前提下进行，动作宜用力、缓慢。

（3）术后2~3周。

1）开始活动肘关节：保护下去除三角巾，先被动后主动、缓慢进行全范围屈伸肘关节。20~30次/组，2组/日。练习后佩戴三角巾保护。

2）耸肩练习：双臂自然垂于身体两侧，向上耸肩至可耐受的最大力量，于最高位置保持2秒，放松1次，反复进行，30次/组，3~4组/日。可用健侧手拖住患侧肘部保护，在不增加肩部疼痛的前提下提前完成。

（4）术后4~6周。

1）由医生决定开始摆动练习：体前屈（弯腰）至上身与地面平行，在三角巾和健侧手的保护下摆动手臂。首先是前后方向的，待适应基本无痛后增加左右侧向的，最后增加环绕（划圈）动作。逐渐增大活动范围，但不超过90°（图7-1）。每个方向20~30次/组，1~2组/日，练习后即刻冰敷15~20分钟。

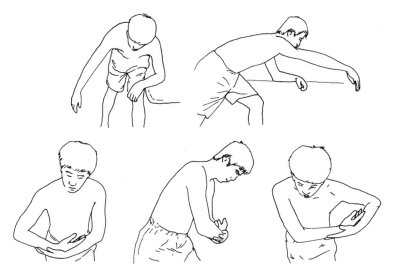

图 7-1　摆动练习

2）扩胸练习、含胸练习：扩胸练习：双臂自然垂于身体两侧，双肩后张做扩胸动作，于最高位置保持 5 秒，放松 1 次，反复进行。5 分钟/次，2~3 次/日。可用健侧手托住患侧（图 7-2）。含胸练习：双臂自然垂于身体两侧，双肩向前做含胸动作，于最高位置保持 5 秒，放松 1 次，反复进行。5 分钟/次，2~3 次/日。可用健侧手托住患侧（图 7-3）。

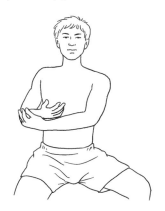

图 7-2　扩胸练习

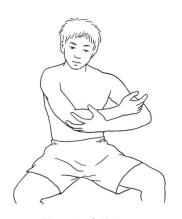

图 7-3　含胸练习

3）被动肩关节活动度训练：仰卧肩前屈、坐位肩外展、仰卧肩后伸练习（图7-4~图7-6）。至感到疼痛处保持并轻微颤动1~2分钟为1次，3~5次/组，1~2组/日，并逐渐增加被动活动角度。

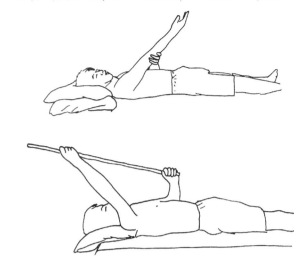

图7-4　仰卧肩前屈练习

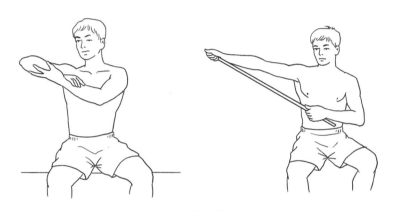

图7-5　坐位肩外展练习

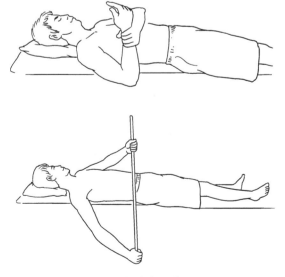

图7-6　仰卧肩后伸练习

4）肌力练习：①前平举抗阻练习：早期肌力较差时可以屈肘前平举。即屈肘 90°，手臂在体前抬起至无痛角度，不得耸肩，于最高位置保持 10 秒为 1 次。力量增强后伸直手臂同时手握一定负荷进行，20~30 次/组，组间休息 30 秒，4 组连续练习，2~3 次/日（图 7-7）。②侧平举抗组练习：早期肌力较差时可以屈肘前平举。即屈肘 90°，在体侧抬起至无痛角度，不得耸肩，于最高位置保持 10 秒为 1 次。力量增强后伸直手臂同时手握一定负荷进行，20~30 次/组，组间休息 30 秒，4 组连续练习，2~3 次/日（图 7-8）。③负重耸肩练习：提重物进行。

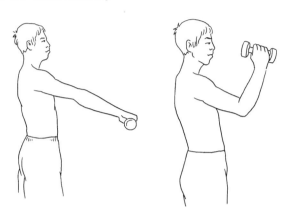

图 7-7　前平举抗阻练习

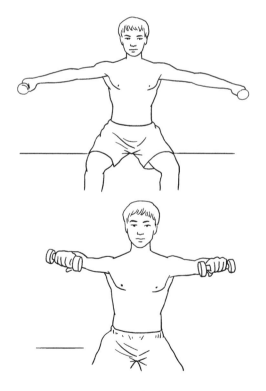

图 7-8　侧平举抗阻练习

　　（5）术后 7~10 周：继续加强活动度训练。仰卧肩内、外旋练习（图 7-9）；仰卧外展位内、外旋练习（图 7-10、图 7-11），至感到疼痛处保持并轻微颤动 1~2 分钟为 1 次，3~5 次/组，1~2 组/日，并逐渐增加被动活动角度。外旋角度控制在 30°~40°。术后 8~10 周基本达到全范围活动。

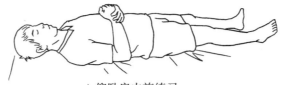

A.仰卧肩内旋练习

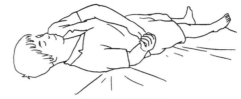

B.仰卧肩外旋练习

图7-9　仰卧肩内、外旋练习

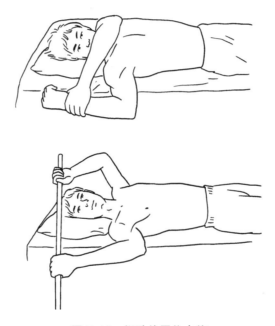

图7-10　仰卧外展位内旋

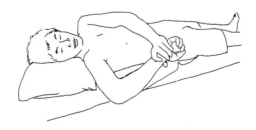

图7-11　仰卧外展位外旋

（6）术后10~12周：开始强化肌力训练，进行各方向抗阻肌力练习，并逐渐增加负荷。

（7）术后13~21周

1）仰卧飞鸟练习（肩水平内收）：仰卧于床上，双臂外展90°平伸在身体两侧，手臂伸直，双手拿一哑铃（中等负荷，即完成 20 次动作感觉疲劳的负荷量），经体前上举，使双手在眼前的正上方接触，完成动作为 1 次，20 次/组，2~4 组连续练习，组间休息 60 秒，2~3 次/日（图 7-12）。

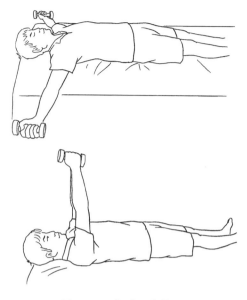

图 7-12 仰卧飞鸟练习

2）俯卧飞鸟练习（水平外展）：俯卧床上，或坐位，上身保持正直前倾至 45°，双臂自然下垂，做扩胸动作至手臂外展 90°平伸在身体两侧，完成动作为 1 次，20 次/组，2~4 组连续练习，组间休息 60 秒，2~3 次/日（图 7-13）。

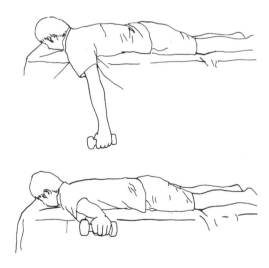

图 7-13 俯卧飞鸟练习

3）俯卧前平举练习：俯卧床边，双手臂肩部以上伸出床外，双手交叉或握一重物为负荷。上身保持不动，上臂伸直上举抬起，不得耸肩，尽量抬起至与身体成一条直线，至最大角度保持一定时间或完成动作为 1 次（图 7-14）。可空手、单手或握重物抗阻练习。

（8）术后 21~26 周：继续力量及活动度练习；进行肌力检查，决定是否恢复运动或体力劳动。

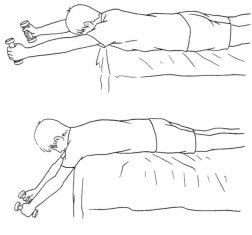

图 7-14　俯卧前平举练习

二、肩周韧带损伤

　　肩部的肌肉由冈上肌、冈下肌、肩胛下肌和小圆肌组成。肩袖损伤又称肩袖创伤性肌腱炎、肩关节撞击综合征。患者疼痛出现在肩关节外展 60°~120° 时。肩袖损伤的治疗方法有两种。非手术治疗：局部封闭治疗，肩关节外展 30° 固定或肩关节人字石膏固定。手术治疗：多行关节镜手术，将损伤的肩袖的裂口缝合。根据撕裂的大小分为：小撕裂<1cm，中撕裂 1~3cm，大撕裂 3~5cm。

（一）小到中撕裂肩袖修补术后康复

　　1. 术后 0~2 周　术后 0~3 周内采用三角巾舒适体位悬吊保护，不应负重及过分用力，否则将影响组织愈合及功能恢复。三角巾保护时间视疼痛、肌力情况而定。

　　（1）手术当天：麻醉消退后，开始活动手指、腕关节。卧床时于手术一侧手臂下垫枕头，手臂保持稍前屈位，以减轻疼痛。

　　（2）术后 1 天：张手握拳练习。

　　（3）术后 3 天：根据情况决定开始摆动练习，练习后即刻冰敷 15~20 分钟；耸肩练习；扩胸、含胸等肩关节周围肌肉力量练习。

　　（4）术后 1 周：保护下去除三角巾，开始活动肘关节，主动、缓慢、用力全范围屈伸肘关节，20~30 次/组，2 组/日，练习后戴三角巾保护。

　　（5）被动关节活动度练习（一些患者可根据情况术后第 2 天开始）：仰卧肩前屈练习，角度控制在 90° 范围内，至感到疼痛处保持并轻微颤动 1~2 分钟为 1 次，3~5 次/组，1~2 组/日，并逐渐增加被动活动角度；仰卧肩外展练习，在体侧沿水平方向举起患侧手臂，角度控制在 90° 范围内，至感到疼痛处保持并轻微颤动 1~2 分钟为 1 次，3~5 次/组，1~2 组/日，并逐渐增加被动活动角度；仰卧肩外旋练习，角度控制在 45°~60° 范围内，至感到疼痛处保持并轻轻颤动 1~2 分钟为 1 次，3~5 次/组，1~2 组/日，并逐渐增加被动活动角度；仰卧肩后伸练习，至感到疼痛处保持并轻轻颤动 1~2 分钟为 1 次，3~5 次/组，1~2 组/日，并逐渐增加被动活动角度。

　　2. 术后 2~3 周　继续强化被动关节活动度训练，逐渐增加被动活动角度，开始肌力练习；肩关节前屈肌力练习；肩关节外展肌力练习；负重耸肩练习。

3. 术后3~6周 继续并强化以上练习，练习时基本无痛或不感到疲劳可以不再继续。

（1）肩外展45°位内、外旋练习：平卧、屈肘90°，摆放好外展45°位，健侧手握紧患侧腕部（患侧肢体完全放松，由健侧用力完成动作），向内和外两个方向下压，角度控制在60°范围内，至感到疼痛处保持并轻轻颤动1~2分钟为1次，3~5次／组，1~2组／日，并逐渐增加被动活动角度。

（2）继续并强化以上练习方法，选用适当重量的负荷，进行动力性练习，30次／组，组间休息30秒，2~4组连续进行，1~2次／日。抗阻内旋肌力练习：手握弹性皮筋一端，皮筋另一端固定于某处，向内侧用力牵拉皮筋，使手接近身体，于最大角度保持10秒为1次，20~30次／组，组间休息30秒，4组连续练习，2~3次／日。抗阻外旋肌力练习：手握弹性皮筋一端，皮筋另一端固定于某处，向外侧用力牵拉皮筋，于最大角度保持10秒为1次，20~30次／组，组间休息30秒，4组连续练习，2~3次／日。

4. 术后7~10周 继续加强活动度练习，方法同以上描述过的方法，前屈角度逐渐至170°~180°基本接近正常。肩外展90°范围内、外旋练习，至较大角度时，可用治疗棒（任何粗细便于抓握的1m左右长棒均可代替）握住两端帮助健侧手完成更大角度练习，至感到疼痛处保持并轻轻颤动，1~2分钟为1次，3~5次／组，1~2组／日，并逐渐增加被动活动角度。角度控制在外旋75°~90°，内旋75°~85°。

5. 术后8~10周 强化以上描述的关节活动度练习方法，在术后10周基本达到全范围活动。可以用健侧手臂做比较，活动范围基本相同即为正常。

6. 术后10~12周 以中等负荷（完成20次动作即感觉疲劳的负荷量）进行强化肌力练习，20次／组，组间休息60秒，2~4组连续进行，2~3次／日。

7. 术后13~26周

（1）强化肌力练习：仰卧飞鸟练习（水平内收），选用中等负荷；俯身飞鸟练习（水平外展），选用中等负荷；俯卧前平举练习，可空手、单手或握重物抗阻练习。

（2）术后18~21周开始尝试体力劳动或体育活动。

（3）术后21~26周继续力量及活动度练习。同时复查，决定可否恢复运动或体力劳动。

（二）中到大撕裂肩袖修补术后康复

由于肩袖撕裂范围较大，相对于小到中撕裂肩袖修补术后运动康复运动的时间、被动运动角度及主动运动的负荷量应推迟或减小，应根据患者的疼痛情况、手术修补的牢固程度制订个性化的运动康复处方，相关内容同"小到中撕裂肩袖修补术后康复"。

（魏　玉）

第二节　肘部损伤

肘关节由肱骨下端和尺、桡骨上端构成。关节囊前、后薄而松弛，两侧有韧带加强，内侧为尺侧副韧带，外侧为桡侧副韧带。肘关节的主要运动方式为屈、伸。桡尺近侧关节和桡尺远侧关节可使前臂旋前和旋后运动。正常肘最大屈伸范围可达160°，旋前85°，旋后80°。肘关节屈伸运动轴位于肱骨中线的前面，和肱骨干构成40°夹角。

肘关节为上肢带骨的主要活动关节之一，它由三个关节复合而成。关节的构造层次较复杂。肘关节的活动是灵活性与稳定性的统一，在矢状位表现为高度的灵活性，而在冠状位具有较大的稳定性。与肩关节和腕关节的运动互为补充，在肩关节和腕关节的协同下也能完成一定范围的活动，而肘关节为上肢的力量运动提供了保证。

一、肘部骨折

肘关节周围骨折包括肱骨髁上骨折、肱骨内外髁上骨折、肱骨髁间骨折、桡骨头骨折、尺骨鹰嘴骨折等，其中肱骨髁上骨折是儿童期最常见的骨折之一，常发生于5~8岁儿童中，以男孩多见。儿童期肱骨髁上部结构属薄弱区，并且是松质骨与皮质骨的交界区，同时肘关节囊及侧副韧带较牢固，故在肘部损伤时容易发生骨折而不易发生脱位。发生于成年人的肱骨髁上骨折，以直接暴力所致的粉碎性骨折多见，本节以肱骨髁上骨折为例进行叙述。

（一）概述

1. 临床表现与诊断　患儿多有跌倒外伤史，肘部疼痛、肿胀，甚至出现张力性水疱，局部压痛，肘关节活动障碍。肱骨髁上部有异常活动和骨擦音。跌倒时手撑地外伤者，肘关节呈半屈曲位，肘后突出，肘前软组织向前突出，局部可触及骨折端；跌倒时肘关节处于屈曲位、肘后方着地者，肘上方压痛，肘后可触及骨折端，肘窝上方软组织向前突出。

根据外伤史，X线检查有助于诊断不全骨折或无移位骨折，并可进一步了解骨折的类型、移位情况等。观察手部的感觉、运动情况、皮肤温度和颜色有助于判断有无并发肱动脉损伤。

2. 分型　根据暴力的形式和受伤时肘关节的体位不同，肱骨髁上骨折可分为伸直型、屈曲型两类。其中伸直型最多，占肱骨髁上骨折的90%以上。此外，若致伤暴力含有使肘外翻或内翻的作用倾向，则骨折远端可并发有尺侧或桡侧偏，因此上述两类骨折又分别可分为尺偏型和桡偏型。

3. 骨科治疗

（1）非手术治疗：肱骨髁上骨折手法复位成功后可用夹板或石膏外固定。对于伸直型肱骨髁上骨折一般固定于肘关节屈曲90°~110°，以颈腕吊带吊于胸前。通常肘关节大于100°时，伸直型肱骨髁上骨折较稳定，但肘关节过度屈曲，肘前方皮肤等软组织凹陷，加之骨折后周围组织水肿可压迫肱动脉，故一般以能清晰触及桡动脉搏动且手部无感觉、运动障碍为度；对于屈曲型肱骨髁上骨折则在肘关节于屈曲40°~60°位行外固定。

（2）手术治疗：对于污染不重的开放性骨折，在清创复位后可用两枚克氏针自肱骨内外髁钻入，交叉固定；对并发神经、血管损伤，在探查神经、血管的同时可行复位内固定；若有软组织嵌入手法复位无法解除者也应行手术治疗。

（二）肱骨髁上骨折的康复

由于肘部骨折的复杂性及固定方式的不同，肘部骨折的运动康复根据骨折部位的稳定性、固定物的牢固程度及软组织损伤的程度进行运动康复骨科考量评定，并制订出个性化的运动康复处方。

肘关节骨折后，无论非手术治疗还是手术治疗，患者还需要肘关节制动，而肘关节制动后容易形成肘关节粘连，运动康复治疗是非常必要的。值得注意的是，肘部骨折并发骨化性肌炎的机会较多，因此运动康复后配合一定的物理因子治疗（冰敷、超声波、音频）等能更好地提高肘关节的功能。

1. 非手术治疗后运动康复　运动治疗时首先应考虑以上骨折的原始移位机制。对于伸直型者应以练习主动屈肘关节为主，而屈曲型者则应练习主动伸肘为主。此外，手部及前臂支撑（如推墙或手撑于桌子上等）可在伸直型的骨折处产生移位趋势；而肘部支撑（如以肘后撑于扶手上或做拉的动作）可在屈曲型的骨折处产生移位趋势。

（1）伤后 0~4 周：根据情况一般采用肘关节功能位石膏固定 4~6 周。石膏未拆除前，肘关节局部不能活动，以免造成新的损伤或影响组织愈合。

为避免整个上肢的功能下降过多及其他并发症的发生，应尽早并尽量多活动固定两端的肢体，即手和腕关节及肩关节，如腕关节的张手握拳练习、肩关节活动度和肩关节肌力练习。

（2）伤后 4~12 周：去除石膏固定，开始逐步恢复肘关节功能。

1）被动肘关节屈曲活动度练习：患者充分放松，健侧手握住患侧腕关节，在患侧疼痛可耐受范围内逐渐增加屈曲角度。两周后达到屈曲 90° 范围以上，一般每周增加 10°。肌肉完全放松后，身体逐渐前倾，逐渐加大肩关节屈曲角度。凡是涉及关节反复屈伸动作的练习结束后均应即刻予以冰敷 15~20 分钟，在平时有关节肿胀、疼痛、发热等不良感觉，可随时给予冰敷。

2）伸展练习（伸直肘关节）：坐位，伸肘，掌心向上，将肘部支撑固定于桌面上，小臂及手悬于桌外。肌肉完全放松，使肘在自重或重物作用下缓慢下垂伸直（必要时可于手腕处加轻小重物为负荷，加大练习力度）。至疼痛处停止，待组织适应、疼痛消失后再加大角度，一般为 10~15 分钟/次，1~2 次/日。

3）静力性肌力练习：屈肘肌力（肱二头肌）练习；伸肘肌力（肱三头肌）练习，坚持至力竭放松为 1 次，5~10 次/组，2~4 组/日。

（3）3 个月后：被动关节活动练习，继续以上练习，逐渐恢复正常关节活动度；强化肌力练习，继续以上练习，并逐渐增加练习的强度。

（4）5 个月后：全面恢复关节活动角度及肌肉力量，开始对抗性专项练习，注意循序渐进，避免暴力动作。

2. 手术治疗后运动康复　由于肱骨髁上骨折儿童多见，使用接骨板固定，较粗的螺钉穿过骨骺可造成骨骺损伤而影响发育，故多采用克氏针固定。克氏针固定强度显然不如接骨板内固定，因此克氏针固定后多需辅以外固定，但相对单纯的石膏外固定来说，可较早去除外固定做全关节活动范围的运动治疗。而成年人肱骨髁上骨折多采用接骨板内固定，可提供术后较好的即时稳定性，术后即可开始全关节活动范围的运动治疗。

凡涉及骨折部位的肌力及关节活动度训练，要根据骨折的愈合情况选择个性化的运动康复处方，其时间、强度相对非手术来说均需提前。

（1）术后 0~1 周：由于长时间制动是造成肘关节骨折后关节僵硬的主要原因，因此肘部骨折只要手术固定牢靠，就应开始早期运动治疗。

为避免整个上肢功能下降过多及其他并发症的发生，应尽早并尽量多活动固定两端的肢体，即手和腕关节及肩关节，如腕关节的张手握拳练习、肩关节活动度和肩关节肌力练习。

（2）术后 2~3 周：由专业医生检查后开始肘关节的运动，早期主要以被动运动为主。被动肘关节屈曲活动度练习；伸展练习（伸直肘关节）；CPM 运动，术后第 3 周可开始，在患侧疼痛可耐受范围内逐渐增加屈曲角度，两周后达到屈曲 90° 范围以上；术后第 3 周根据实际情况可开始主动肘关节屈伸运动。

凡涉及关节反复屈伸动作的练习结束后均应即刻予以冰敷 15~20 分钟，在平时有关节肿胀、疼痛、发热等不良感觉，可随时给予冰敷。

（3）术后 4~8 周：被动关节活动练习，继续以上练习，逐渐恢复正常关节活动度；强化肌力练习，继续以上练习，并逐渐增加练习的强度。

（4）术后 9~12 周：全面恢复关节活动角度及肌肉力量，开始对抗性专项练习，注意循序渐进，避免暴力动作。

二、肘部韧带损伤

肘关节的韧带结构包括肘尺侧副韧带、桡侧副韧带复合体、环状韧带、关节囊及关节周围的肌肉腱性组织等。其中最常见的肘部韧带损伤是尺侧（内侧）副韧带损伤。

在运动中，任何使肘关节被动外翻、过伸或前臂屈肌、旋前圆肌突然主动收缩都可能造成肌肉或内侧副韧带损伤。急性肘关节内侧肌肉韧带装置断裂需要手术缝合。本节主要介绍肘关节内侧副韧带损伤的运动康复。

1. 术后 0~3 周　根据情况一般采用肘关节伸直位石膏固定 3 周左右。石膏未拆除前，肘关节局部不能强行活动，以免造成新的损伤或影响组织愈合。为避免整个上肢的功能下降过多及其他并发症的发生，应尽早并尽量多活动固定两端的手、腕关节及肩关节。

（1）张手握拳练习。

（2）肩关节活动度练习：由于不影响手术部位，故术后 2 天即可开始进行，以肩关节不过度疲劳为限。

（3）肩部周围肌肉力量练习：主动肩关节前屈、后伸、外展、水平内收、水平外展等各方向运动，或使用皮筋等有弹性的器材进行抗阻运动训练。每方向 40~60 次/组，1~2 组/日。

2. 术后或伤后 3~12 周　去除石膏固定，开始逐步恢复肘关节功能。被动肘关节屈曲活动度练习；伸展练习。静力性肌力练习：屈肘肌力（肱二头肌）练习；伸肘肌力（肱三头肌）练习，坚持至力竭放松为 1 次，5~10 次/组，2~4 组/日。

注意：练习过程中绝对避免以反复屈伸作为练习方法，防止引发炎症及肿胀加剧，造成骨化性肌炎、骨折等严重后果。若有关节肿胀、疼痛、发热等不良感觉，可随时给予冰敷。屈曲与伸直练习应间隔 2~3 个小时进行，避免相互干扰影响效果及过多刺激关节局部。力量练习的重量应根据自身条件而定，练习时不应该有疼痛感，可勉强完成规定次数为宜。练后及时予以冰敷。

3. 术后 3 个月后　继续被动关节活动度练习，逐渐恢复正常关节活动度；继续强化肌力练习，并逐渐增加练习的强度。

4. 术后 5 个月后　全面恢复关节活动角度及肌肉力量，开始对抗性专项练习，注意循序渐进，避免暴力。

（魏　玉）

第三节　腕部损伤

腕关节为手部和肢体的连接关节，属于椭圆关节，由手舟骨、月骨、三角骨组成椭圆形的凸面与桡骨下段的腕关节面和尺骨头下方的关节盘组成的关节凹面构成。腕关节具有较大的活动度，可做多轴多向运动，如屈、伸、内收、外展、环转运动。

腕关节常见的损伤包括两种。骨折：如桡骨远端骨折（Colles 骨折、Smith 骨折）、舟状骨骨折、尺骨茎突、桡骨茎突骨折等。运动损伤：腕管综合征、尺骨茎突腱鞘炎、桡骨茎突腱鞘炎。

一、腕部骨折

Colles 骨折是指发生于桡骨远端 2~3cm 范围内的松质骨骨折，且远侧骨折段向背侧移位。Colles 骨折多发生于中老年中，女性多于男性，是腕部最常见的骨折，多发生于跌倒时手撑地后或为直接暴力打击所致。

（一）概述

1. 临床表现与诊断　Colles 骨折患者伤后腕部疼痛、肿胀，伤侧腕关节活动障碍，患者常用健手托扶患手。体检可见局部青紫、肿胀，典型的 Colles 骨折患者正面观可见枪刺状畸形，侧面观可见餐叉状畸形，局部有压痛，可能触及骨擦感及骨擦音，桡骨茎突与尺骨茎突处于同一水平或桡骨茎突平面高于尺骨茎突平面，腕关节、前臂旋转活动和手指的活动均可因疼痛而活动受限。诊断根据受伤史及理学检查结果多不困难，X 线摄片检查可进一步了解骨折的类型、程度及移位情况。

2. 分型　根据骨折线是否波及关节面可分为关节内骨折和关节外骨折；根据受伤机制可分为伸直型和屈曲型，如伸直型桡骨远端骨折（Colles 骨折）、屈曲型桡骨远端骨折（Smith 骨折）。

3. 骨科治疗　Colles 骨折多采用非手术治疗。无移位者以石膏托固定腕关节于功能位 3~4 周；有移位者，绝大多数可通过闭合复位后外固定的方法治愈。常用的外固定方法有小夹板外固定及石膏外固定两类。

对于 Colles 骨折，目前主张切开复位者甚少，对于手法复位失败者，可采取 T 形接骨板、外固定支架等固定方法。

（二）Colles 骨折的康复

桡骨远端以松质骨为主，骨折愈合较快，但局部较少肌肉覆盖，肌腱及韧带直接暴露于骨折处，骨折出血、血肿机化极易导致粘连而影响功能，长期制动而未能积极运动治疗尚有并发 Sudeck 骨萎缩的可能。Sudeck 骨萎缩又称反射性交感性骨萎缩、创伤后骨萎缩。其特点是腕和手指疼痛、肿胀、僵硬、皮肤红而薄，骨质脱钙、疏松。因此，及早运动治疗对于提高功能疗效很有必要。

1. 非手术治疗后运动康复　Colles 骨折常将腕关节固定于掌屈、尺偏位，其目的是克服骨折向背侧及桡侧的移位趋势，因此骨折复位、固定后应经常检查固定体位有无失效。石膏外固定不宜将掌指关节及第一腕掌关节包括在内，而应早期鼓励这些关节行运动治疗。这些关节的运动治疗除有利于增进患部血运循环、防止这些小关节僵硬外，还能通过软组织夹板协助维持复位或进一步矫正残余移位。

由于腕关节在屈曲位时，腕管内压力可随之增高，故应注意有无腕管综合征的发生，可通过检查手指的颜色、温度、感觉及活动情况等做出判断，及时予以调整外固定。

（1）伤后 0~2 周：早期应加强患部远处的运动治疗，如肩关节、肘关节、手指关节等关节的运动。

（2）伤后 2~3 周：石膏固定满两周后，由专科医生检查后，更换石膏，并将腕关节固定于功能位（背伸、桡偏位），继续上述关节活动度训练。

（3）伤后 4~8 周：经专科医生检查后，打开石膏，进行无痛范围的腕关节活动，必须轻柔有控制，不得引起明显疼痛，练习后即刻冰敷。张手握拳练习，必须轻柔有控制，不得引起明显疼痛，练习后即刻冰敷；腕关节活动度练习，被动活动腕关节，腕掌屈、腕背伸、腕桡侧屈、腕尺侧屈练习；可做轻微的抓握练习及手指关节活动度的练习，必须在无痛范围内，非常缓慢轻柔地练习。

（4）伤后 4~8 周：继续加强腕关节活动度练习。

腕关节肌力练习：腕掌屈、腕背伸、腕桡侧屈、腕尺侧屈练习，10 次/组，组间休息 30 秒，2~4 组连续练习，1~2 次/日。

旋转功能训练：拧毛巾练习，拧杯盖练习。

（5）伤后 12 周：根据 X 线检查骨折愈合情况，逐渐恢复正常活动。

2. 手术治疗后康复

（1）术后 0~1 周：手指在疼痛耐受范围内，做握拳、伸拳、对指、对掌主动练习，张手握拳练习。必须轻柔有控制，不得引起明显疼痛。逐日增加动作幅度及用力程度。开始肩关节、肘关节、手指关节等关节的运动。

（2）术后 1~2 周：开始腕关节主被动活动腕关节练习，包括腕掌屈、腕背伸、腕桡侧屈、腕尺侧屈。必须轻柔有控制，不得引起明显疼痛。3~6 次/组，2 组/日。动作应缓慢、轻柔，以不引起明显疼痛为度。若骨折术后采取石膏固定或外固定支架，患者每天定时拆除外固定，开始此项练习。

（3）术后 2~6 周：继续加强上述腕关节活动度练习，在骨折 3 周后开始患侧上肢非骨折固定部位的肌力训练。

（4）术后 6 周：继续肩、肘、腕、手指关节的主动运动，并开始肩梯、高滑轮、棍棒操等运动。

加强腕关节各个方向的肌力训练，继续加强肩、肘、手指关节的肌力训练；开始拧毛巾练习、拧杯盖练习等日常生活的综合训练。

二、腕部韧带损伤

腕关节常见的运动损伤包括腕管综合征、尺骨茎突腱鞘炎、桡骨茎突腱鞘炎等。其中腕管综合征是最常见的损伤。

（刘　明）

第四节　髋部损伤

髋关节是连接人体躯干与下肢的主要活动关节，其主要功能是负重，将躯体的重量缓冲到下肢，同时能做相当范围的前屈、后伸、内收、外展、内旋、外旋和环旋运动，且有吸收、减轻震荡的功能，在机体活动中起到杠杆作用。髋关节是人体稳定性最高的关节，关节的结构形态，韧带的附着，强大的肌肉保护，都使髋关节成为人体负重行走的主要关节之一，与上肢关节相比，髋关节灵活度明显下降，但关节稳定性却明显加强，这与髋关节作为人体的主要负重关节相适应。

髋关节常见的损伤包括 2 种。骨折：髋臼骨折、股骨头骨折、股骨颈骨折、股骨转子间骨折等。软组织损伤：髋臼盂唇损伤、髋关节脱位、髋部肌肉韧带损伤（如急性腘绳肌损伤）、弹响髋、髋关节骨性关节炎等。

一、髋部骨折

股骨颈骨折与股骨转子间骨折是髋部骨折中最常见的类型，股骨颈骨折是指自股骨头下至股骨颈基底之间的骨折，多见于老年女性中。股骨转子间骨折是发生于股骨大小转子之间的骨折。老年患者常有骨质疏松，轻微外力如平地滑倒，或从床上跌下等即可致股骨颈、股骨转子间骨折。

股骨颈骨折根据其解剖位置可分为：头下型、头颈型、经颈型和基底型。头下型骨折后，股骨头的血液循环大部中断，只保留圆韧带中小凹动脉的血供，因而此类骨折发生股骨头缺血性坏死可能性最大；基底型骨折后，股骨头的血运最好，骨折较容易愈合。股骨转子间骨折血运丰富，骨折后极少不愈合，但股骨转子间骨折多破坏股骨矩，故负重较股骨颈骨折偏晚。

（一）概述

1. 临床表现与诊断 患者常有跌倒史，伤后诉患髋疼痛，不能站立及行走，伤侧足呈外旋畸形，患髋压痛，下肢活动后疼痛加重。体格检查可发现患肢短缩，肿胀常不明显，股骨大转子处可明显突出，腹股沟韧带中点下方常有压痛，患肢可有纵向叩击痛，两侧对比可发现骨传导音减弱。其他尚可有 Bryant 三角底边缩短、股骨大转子在 Nelaton 线之上及 Shoemaker 征阳性等。根据典型外伤史及力学检查结果诊断多不困难，X 线检查可进一步明确骨折的类型、有无移位及程度等。但应注意有些不完全性骨折或嵌插型骨折的患者伤后仍能行走，疼痛也可不明显，理学检查可有患肢的外旋畸形及纵向叩击痛。对于可疑病例应摄 X 线片检查，必要时随诊观察 2 周后再次 X 线摄片检查。若有骨折，此时由于骨折局部吸收，骨折线清晰可见，随诊观察期间按嵌插骨折处理。

2. 分型

（1）Pauwels 分型：Pauwels 角小于 30°者为 Ⅰ 型，30°~50°之间者为 Ⅱ 型，大于 50°者为 Ⅲ 型。Pauwels 角是指股骨颈骨折的骨折线与两侧髂嵴连线所形成的夹角，Pauwels 角越大骨折越不稳定。

（2）Garden 分型：Garden Ⅰ 型为不完全骨折；Ⅱ 型为无移位的完全骨折；Ⅲ 型为部分移位的完全骨折；Ⅳ 型则指完全移位的完全骨折。

3. 骨科治疗 股骨颈骨折为受到巨大的剪切力和扭转力所致，除嵌插骨折外均属不稳定型骨折，即使是嵌插骨折也可向非嵌插骨折转化，而转变为不稳定性骨折。非手术治疗方法主要为持续牵引（包括皮肤牵引和骨牵引两种）。牵引期间若发现骨折移位应及时手术内固定。

由于股骨颈骨折多见于老年患者，非手术治疗需长期卧床。老年患者长期卧床可增加肺部感染、压疮、泌尿系感染及骨质疏松等并发症的发生机会，而青壮年患者亦难耐受长期卧床，加之有研究报道，延迟的骨折复位可明显增加股骨头缺血性坏死的机会，因此，目前多数学者主张早期内固定，非手术治疗只适用于一些不完全骨折（Garden Ⅰ 型）、极高龄患者及不能耐受手术的患者。对于早期无移位的完全骨折患者，即 Garden Ⅱ 型患者，近年来多数学者也倾向于早期内固定，以防非手术治疗过程中出现移位。对于 65 岁以上头下型股骨颈骨折患者可考虑行人工股骨头置换术或全髋关节置换术。

常见内固定方法包括 AO 空心拉力螺钉内固定及动力髋内固定等。

（二）股骨颈骨折的康复

1. 骨牵引治疗 股骨颈骨折多采用胫骨结节或股骨髁上牵引。

（1）固定期：骨牵引时间根据骨折愈合情况为 8~10 周不等。活动足趾，在疼痛允许的情况下，进行踝泵练习；股四头肌、腘绳肌等长收缩训练，大于 300 次/日，在不增加疼痛的前提下尽可能多做。

（2）早期：根据骨折愈合情况拆除骨牵引后。

1）肌力、关节活动度训练：进行直抬腿练习，后抬腿练习，立位勾腿练习；髋关节、膝关节主动屈伸练习，力求 6~8 周膝关节屈曲达 120°，髋关节屈曲角度达 90°。

2）CPM 运动：如骨折愈合良好，力求在 12 周左右膝关节屈曲达 120°，髋关节屈曲角度达 90°。

（3）中期：复查 X 线片后确定可以开始负重。

1）负重及平衡练习：必须经过 X 线检查，在骨折愈合程度允许的前提下才能进行。负重由 1/4 体重→1/3 体重→1/2 体重→2/3 体重→4/5 体重→100% 体重逐渐过渡。可在踩秤上进行量化，逐步增加负重量，5 分钟/次，2~3 次/日。

2）坐位抱腿屈膝练习：必须在骨折愈合程度允许的前提下进行。5~10 分钟/次，1~2 次/日。

3）坐位直腿抬高抗阻练习：以沙袋或皮筋为负荷，在髋关节无痛的活动范围内进行。10 次/组，10~15 秒/次，每次间隔 5 秒，4~6 组连续练习，组间休息 30 秒。

4）提踵训练：骨折愈合后进行，2 分钟/次，休息 5 秒，3~5 次/组，2~3 组/日。

（4）后期：骨折完全愈合，并具备足够牢固程度。

1）静蹲练习：随力量增加逐渐增加下蹲的角度（小于 90°），2 分钟/次，间隔 5 秒，5~10 组连续练习，2~3 组/日。

2）跨步练习：包括前后、侧向跨步练习。20 次/组，组间休息 45 秒，4~6 组连续练习，2~4 次/日（图 7-15、图 7-16）。

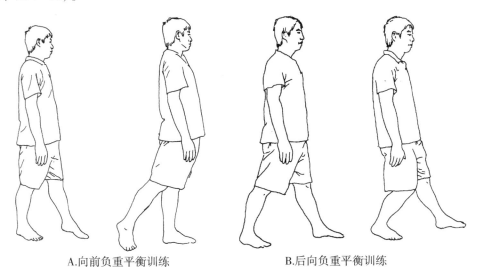

A.向前负重平衡训练　　　　　　　　B.后向负重平衡训练

图 7-15　前后向负重及平衡练习

3）患侧单腿蹲起练习：要求缓慢、用力、有控制（不打晃）。20~30 次/组，组间间隔 30 秒，2~4 次/日（图 7-17）。

2. 手术内固定后运动康复　股骨颈骨折术后应注意将患肢摆放于外展微屈髋位，可用枕头垫于腿下，以抬高患肢，预防肿胀。早期组织存在较为明显的炎性反应，且骨折易移位，故以髋关节周围肌肉等长收缩为主。练习中应绝对避免髋内收动作（交叉腿等）。

卧位时双腿之间垫枕头，使双腿不能并拢，不得向患侧翻身。向健侧翻身时应保护患腿，使其在整个运动过程中保持髋稍外展位，侧卧后双腿之间垫高枕头，使患腿保持髋稍外展位。

（1）术后 0~1 周：麻醉消退后立即开始活动足趾及踝关节，尽早开始踝泵练习。应在不增加疼痛的前提下尽可能多做，5 分钟/组，1 组/小时。

1）股四头肌、腘绳肌等长收缩训练：大于 300 次/日，在不增加疼痛的前提下尽可能多做。

2）术后第 3 天开始 CPM 运动：由医务人员指导完成，30 分钟/次，2 次/日，练习后即刻冰敷 15~

20 分钟，角度在无或微痛情况下逐渐增大，整个运动过程中保持髋稍外展位。

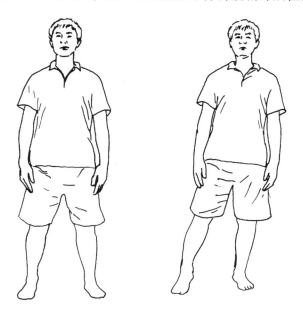

图 7-16　左右向负重及平衡练习

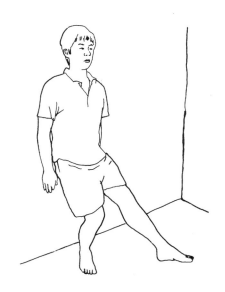

图 7-17　患侧单腿蹲起练习

（2）术后 2~4 周：继续前述练习并逐渐增加强度。进行直抬腿肌力练习、后抬腿肌力练习、俯卧位勾腿练习，髋关节、膝关节主动屈伸练习。

（3）术后 5 周~3 个月：开始负重及平衡练习，逐渐可达到患侧单腿完全负重站立，5 分钟/次，2 次/日；坐位抱腿练习，5~10 分钟/次，2 次/日。

（4）术后 4~6 个月：骨折多已愈合，练习旨在强化肌力及关节稳定性，逐渐、全面地恢复日常生活各项活动，如静蹲练习、跨步练习、患侧单腿蹲起练习。

（一）概述

髂胫束挛缩（弹响髋）是发生于髋周韧带常见的损伤，髋部向外侧最突出的骨性隆起为股骨大转子，其外侧有髂胫束通过，当某种原因导致髂胫束的一部分肥厚或紧张或局部有滑囊炎时，就可能在髋关节活动时出现两者的相互摩擦而产生弹响，可伴有疼痛。

对于髂胫束挛缩的治疗方法一般采用非手术治疗，可以采用局部封闭、物理因子治疗等。非手术治疗无效可以行髂胫束松解手术。

（二）髂胫束挛缩松解术后运动康复

1. 手术当天 麻醉消退后，采用自由无痛卧位休息，可将下肢垫高以促进血液循环。可进行踝泵练习、股四头肌（大腿前侧肌群）等长练习、腘绳肌（大腿后侧肌群）等长练习，在不增加疼痛的前提下尽可能多做，可达 1 000 次/日。

2. 术后 1~3 天 继续并加强以上练习，可以开始下床活动，从如厕等生活必需活动开始，最初可以扶单拐或双拐，在疼痛可以耐受的前提下逐渐增加运动量。直抬腿练习：尽量伸直膝关节后直腿抬高至足跟离床 15cm 处，保持至力竭为 1 次，5~10 次/组，2~3 组/日。仰卧髋后伸、髋外展、屈髋、外旋练习：至术后 2 周结束应与健侧腿相同高度。床上坐起练习：逐渐增加坐起角度至屈髋 90°，逐渐延长坐位持续时间至 20~30 分钟，2~3 次/日。

3. 术后 4~7 天 继续并强化直抬腿等肌力练习。坐位抗阻伸膝：使用沙袋等为负荷练习，30 次/组，组间休息 30 秒，4~6 组连续进行，2~3 次/日。坐位并腿训练：30 次/组，组间休息 30 秒，4~6 组连续，2~3 次/日，或并腿逐渐下蹲练习，20 次/组，2 组/日；侧卧髋关节内收练习，健侧卧位，健侧腿屈曲，腰及骨盆固定，患侧腿在体前交叉向对侧，肌肉完全放松自然下垂，至感到疼痛处保持 5~10 分钟，待疼痛减轻后继续加大角度。坐位髋关节内收练习：至感到疼痛处保持 5~10 分钟，待疼痛减轻后继续加大角度。

4. 术后 1~2 周 卧位或立位勾腿练习：30 次/组，组间休息 30 秒，连续 4~6 组，2~3 次/日。立位内收练习：30 次/组，组间休息 30 秒，连续 4~6 组，2~3 次/日。保护下全蹲练习：3~5 分钟/次，1~2 次/日。静蹲练习：2 分钟/次，休息 5 秒，5~10 次/组，2~3 组/日。前向跨步练习：20 次/组，组间间隔 30 秒，2~4 组连续，2~3 次/日；要求动作缓慢、有控制、上体不晃动。后向跨步练习：20 次/组，组间间隔 30 秒，连续 2~4 组，2~3 次/日；要求动作缓慢、有控制、上体不晃动。侧向跨步练习：20 次/组，组间间隔 30 秒，2~4 组连续，2~3 次/日。

5. 术后 3~4 周 经复查后无特殊不适，无复发大转子滑囊炎，即可逐步恢复各项日常生活活动及体育运动。单膝蹲起练习：3~5 分钟/次，2~3 次/组，2~3 组/日。台阶前向下练习：20 次/组，组间间隔 30 秒，连续 2~4 组，2~3 次/日。

（刘　明）

第五节　膝部损伤

膝关节是人体最大、最复杂的关节，也是人体下肢较为灵活的关节之一。其主要运动是屈伸。在屈膝45°左右时，膝关节各支持韧带最松弛，膝关节稳固性下降，灵活性相对增强，此时小腿可做轻度的旋内、旋外运动。膝关节也是全身少见有关节盘的关节之一，关节盘的介入有利于关节的稳定，在运动时起到缓冲压力，吸收震荡，起弹性垫的作用。膝关节内有前后交叉韧带，防止胫骨向前后滑动，起稳定膝关节的作用。髌骨是膝关节的重要组成部分，能传导股四头肌肌力到髌韧带，增加股四头肌的收缩力臂，同时还可保护膝关节的深层组织，保护股四头肌不受摩擦力的损害。

膝关节是运动损伤最多的部位，包括两种。①膝关节骨折：股骨髁上骨折、胫骨结节骨折、胫骨髁间骨折、胫骨平台骨折等。②韧带损伤：前后交叉韧带损伤、内外侧副韧带损伤、半月板损伤、髌腱断裂等。

膝关节损伤无论是手术治疗还是非手术治疗，都可能引起膝关节粘连，影响膝关节的功能，其影响程度更甚于其原发病，所以膝关节损伤或手术后的康复治疗更为重要。膝关节损伤及术后康复的早期应以关节活动度为重点。在安全及手术情况允许的前提下，尽快恢复膝关节全范围的屈伸功能及髌股关节的正常活动度，这样才能有效避免损伤或手术后出血机化形成瘢痕、造成关节内粘连，或避免长期制动造成关节周围肌肉、肌腱、韧带的挛缩使关节活动度受限、关节僵直产生严重的伸屈受限，导致运动功能下降甚至丧失。

一、膝部骨折

膝关节附近可能因创伤等造成多种骨折，本章主要介绍常见的髌骨及胫骨平台骨折的康复。

（一）髌骨骨折

1. 概述　髌骨是人体最大的籽骨，有保护膝关节和增强股四头肌肌力的作用。髌骨骨折约占全身骨折的1.05%，多发生于30~50岁的成年人中，儿童极少见。肌肉拉力和直接暴力是髌骨骨折的主要原因，其中肌肉拉力所致骨折居多，约占60%。发生于直接暴力者多为星形、粉碎性骨折，而肌肉拉力所致髌骨骨折，多为横形骨折。

（1）临床表现与诊断：髌骨骨折患者髌前可见青紫、肿胀，严重者可有水疱，局部压痛，骨折移位者可触及骨折间隙或阶梯状，患侧膝关节屈伸障碍。髌骨位置表浅，诊断根据外伤史和局部理学检查结果多不困难，X线摄片可进一步明确骨折的类型、移位情况及程度、关节面有无碎片及膝关节腔内有无碎骨折片等。此外常规的正侧位X线片不易诊断髌骨纵行骨折，对可疑者应摄髌骨轴位片，有时还需摄健侧髌骨X线片，用以鉴别髌骨边缘骨折与副髌骨。骨折者有压痛，且多为一侧，而副髌骨多发生在髌骨的外上角，无压痛，边缘光滑，多两侧对称存在。

（2）分型：髌骨骨折的Rockwood分型（引自Rockwood CA）。Ⅰ型，无移位骨折；Ⅱ型，横断骨折；Ⅲ型，下部或下极骨折；Ⅳ型，无移位的粉碎骨折；Ⅴ型，移位的粉碎骨折；Ⅵ型，垂直骨折；Ⅶ型，骨软骨骨折。

（3）骨科治疗：髌骨骨折属于关节内骨折，因此其治疗的关键是恢复关节面的平整，加之非手术治疗，不利于膝关节的功能康复，故多需切开复位内固定。非手术治疗仅适于无移位的髌骨骨折和一些骨折分离小于3mm且关节面移位小于2mm者。常见的非手术治疗方法有抱膝圈固定法和石膏外固定法等。

2. 髌骨骨折的康复　膝关节长时间固定可致关节内外粘连、韧带挛缩等而影响关节功能的康复。对于非手术治疗者尤应注意定期复查，争取尽早去除外固定，进行膝关节运动治疗；对于内固定不十分可靠而辅助外固定者也应在骨折有一定程度愈合后及早去除外固定，行膝关节运动治疗；对于克氏针张力带固定者，可因克氏针尾顶于皮下影响膝关节活动，甚至顶破皮肤而继发感染，因此也应定期复查，待骨折愈合后及时取出内固定，以利膝关节运动治疗。一般非手术治疗者外固定 4~6 周；钢丝环扎固定或横 U 形钢丝固定等辅助外固定 3 周；张力带钢丝固定者术后可早期活动膝关节，其中以松质骨螺钉加张力带螺钉固定较可靠，可允许较早进行全膝关节活动范围运动治疗。值得注意的是，髌骨骨折均有不同程度髌前筋膜和（或）髌旁腱膜的损伤，手术中应注意修复，术后运动治疗也应考虑这些结构的愈合程度。

（1）石膏固定非手术治疗：髌骨骨折的非手术治疗主要是长腿石膏固定。

1）骨折后 6~8 周内：石膏固定期，主要运动训练是行踝泵训练，股四头肌、腘绳肌等长收缩训练、侧抬腿练习。可能因石膏托太重无法完成，30 次/组，2~4 组/日，组间休息 30 秒。行后抬腿练习。

根据骨折的情况及固定方式的不同，石膏托一般固定 6~8 周，过早屈伸可能造成骨折移位或延迟愈合，根据骨折愈合情况逐步开始负重及平衡功能训练，注意保护。

2）石膏去除到伤后 3 个月：根据专业医生开始膝关节屈伸练习。CPM 运动：在专业人员指导下进行，从无或微痛范围内开始进行，30~45 分钟/次，1~2 次/日，练习后即刻冰敷 20~30 分钟。坐位加压垂腿练习：适于 0°~95°，至极限处保持 10 分钟，1 次/日。仰卧髋后伸练习；坐位抱腿练习。以上练习顺序进行，每次角度稍有进步即可。注意，畏痛不前 2 周角度无进展即可造成关节粘连。因此，必须循序渐进，逐渐增大屈曲角度。

经 X 线复查后，决定是否开始主动屈伸练习并加强练习，以强化肌力及关节灵活性。后期可逐步开始肌力练习，如直抬腿练习，勾腿练习，前后、侧向跨步练习，提踵练习等。

3）伤后 3 个月后：逐步开始静蹲练习、患侧单腿蹲起练习、台阶前向下练习等。注意，此期间的髌骨骨折愈合尚不够坚固，故练习应循序渐进，不可勉强或盲目冒进，必要时可戴护膝保护。

（2）张力带固定手术治疗

1）手术当天：麻醉清醒后开始踝泵及股四头肌、腘绳肌的等长训练。在不增加疼痛的情况下尽可能多做，500~1 000 次/日。

2）术后第 2 天：拔出引流条后可扶拐下地行走，开始侧抬腿、后抬腿练习。开始负重及平衡练习，5 分钟/次，2 次/日，至可轻松完成患腿单足站立，才可开始使用单拐（健侧负重）。若单腿站立 1 分钟无明显不稳，行走方可逐步脱拐。

3）术后 1 周：由专业医生开始膝关节的屈伸练习，先 CPM 被动运动，再开始主动运动，如坐位垂腿、仰卧垂腿练习，每次角度稍有进步即可，一般术后 3 个月膝关节被动屈曲角度与健腿完全相同即可，注意屈伸训练后即刻冰敷，练习结束后 30 分钟疼痛消退至练习前的程度。练习必须循序渐进，逐渐增加屈曲角度。

4）术后 6 周~3 个月：随屈曲角度的增大，开始坐或卧位的抱膝练习，直抬腿练习、勾腿练习、前后及侧向跨步练习、提踵练习。

5）术后 3 个月：可视骨折愈合情况决定训练方式及强度。如仰卧牵伸、保护下全蹲、静蹲、患侧单腿蹲起、台阶前向下练习等。

（二）胫骨平台骨折

1. 概述　胫骨平台是膝的重要负荷结构，一旦发生骨折，使内外平台受力不均，将产生骨关节炎的改变。由于胫骨平台内外侧分别有内、外侧副韧带，平台中央有胫骨粗隆，其上有交叉韧带附着，当胫骨平台骨折时，常发生韧带及半月板的损伤。胫骨平台骨折的治疗以恢复关节面的平整和韧带的完整性，保持膝关节活动为目的。

2. 手术后康复　手术后患腿抬高放于枕头上，足尖向正上方，不能歪向一边，膝关节下方应空出，使膝关节处于过伸位，不得用枕头将腿垫成微弯位置。

（1）手术当天：踝泵练习、股四头肌及腘绳肌等长收缩练习，在不增加疼痛的前提下尽可能多做，500~1 000 次/日。

（2）术后 1~7 天：若疼痛不明显可开始直抬腿练习以避免腿部肌肉过快萎缩，疼痛明显则可推迟数天。直抬腿练习；侧抬腿练习，10 次/组，10~15 秒/次，每次间隔 5 秒，4~6 组/日；后抬腿练习，30 次/组，4~6 组连续，组间休息 5 秒，4~6 组/日。

（3）术后 1~3 周：由专业医生操作开始膝关节屈曲 CPM 训练，从无或微痛范围开始，逐步增加角度，30~45 分钟/次，1~2 次/日，练习后即刻开始冰敷。髌骨松动术：髌骨的活动度在很大程度上影响了膝关节的活动度，对髌骨活动度差的患者拆线后开始用手指指腹或掌根推住髌骨边缘，向上、下、左、右方向缓慢用力推动髌骨，每方向 20 次，2~3 次/日，可于屈曲练习前进行（图 7-18）；仰卧垂腿、坐位抱腿练习；仰卧牵伸、保护下全蹲练习。

按以上练习顺序进行，每次角度稍有进步即可。一般术后 3 个月膝关节被动屈曲角度与健腿完全相同即可，进度过快将影响骨折的愈合生长。屈曲过程中的疼痛属于正常现象，一般以练习后 30 分钟疼痛消退至练习前的程度，即不会对组织造成影响。

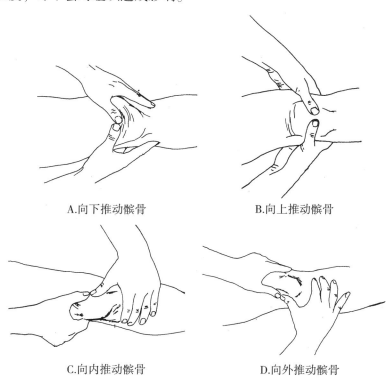

A.向下推动髌骨　　　　　B.向上推动髌骨

C.向内推动髌骨　　　　　D.向外推动髌骨

图 7-18　髌骨松动术

（4）术后 4~6 周：根据专业医生的建议开始膝关节的伸展练习。伸展练习中肌肉及后关节囊的牵拉感及轻微疼痛为正常，不可收缩肌肉对抗，应完全放松。练习中采用的负荷重量不宜过大，应无明显疼痛，患膝应放松，持续至 30 分钟有明显牵拉感为宜。练习过程中不得中途休息，否则将影响效果。

（5）术后 6~12 周：开始负重练习，必须经过 X 线检查，在骨折愈合程度允许的前提下才能进行。术后 6 周由 1/4 体重→1/3 体重负重，术后 8 周 1/3 体重，10 周 1/2 体重→2/3 体重，12 周 4/5 体重→100% 体重逐渐过渡。可在踩秤上进行量化，逐步增加负重量，5 分钟/次，2~3 次/日，并逐步开始前后及侧向跨步练习、提踵练习、静蹲练习、患侧单腿蹲练习、台阶前向下练习；肌力练习，术后 10 周根据专业医生建议开始，如勾腿练习、抗阻伸膝练习。

二、膝部韧带损伤

膝关节周围缺少肌肉保护，其稳定性主要依靠周边韧带来维持。由于膝关节活动度大，且承受身体的重量，运动中若受暴力冲击，便很容易损伤韧带。各条韧带的损伤症状及治疗有轻微的不同，同一暴力事故有可能损伤多条韧带。关节镜微创手术下重建前后交叉韧带是目前改善膝关节前后交叉韧带断裂后不稳的根本方法，而术后的运动康复干预是确保手术效果、促进关节恢复到损伤前的运动功能水平的关键。本节以前后交叉韧带的关节镜术后为例介绍运动康复的方法。

（一）前交叉韧带损伤术后运动康复

膝关节前交叉韧带的功能是防止膝过伸和防止胫骨前移，对抗内外翻应力，防止膝关节过度内外旋，故 ACL 损伤常见于减速性外翻旋转损伤和膝关节过伸的运动状态，目前对 ACL 断裂主张手术治疗。对 ACL 重建术后康复的方法一直存在争议，焦点在于膝关节在日常生活活动、康复训练和运动负荷时，移植韧带可能受到多大应力的影响。术后早期，移植韧带承受的应力较大，会对移植韧带固定、重塑和成熟产生生物学影响。术后康复计划设计与实施，注意既要尽可能早地进行关节伸屈运动，防止关节粘连和挛缩，又要保护移植韧带在膝运动时不受牵拉。康复训练计划依据膝运动解剖与生物力学特点，有针对性地解决膝关节功能运动、肌萎缩及股骨、胫骨相对滑动和滚动对移植韧带的牵拉等问题。

（1）术后第 1~2 周：支具制动及负重，在休息时必须锁定于完全伸直位。在支具完全伸直位保护下，撑双拐可根据耐受情况行部分直至完全负重。肌力训练，股四头肌、腘绳肌、髋内收肌等长收缩练习，每天 2 次，每次 15 分钟。活动度训练，用外力施加于髌骨的外侧，推移髌骨向内侧 1~2cm，进行髌骨内推训练，每天 2 次，每次 15 分钟。

（2）术后第 3~4 周：肌力练习，直腿抬高、腘绳肌抗阻收缩练习；提踵练习，并腿，前足掌着地负重，后跟离地，每天 2 次，每次 15 分钟。关节活动度练习，膝关节全范围被动活动，膝关节屈曲角度每天增加 15°，至膝关节屈曲≥120°；坐位顶墙屈膝关节练习，坐位，上身正直，患侧足尖顶墙以固定不使足移动，缓慢移动身体以增加屈膝角度，至感到疼痛处保持 10 分钟，待疼痛减轻后继续加大角度，适用于早期屈曲 60°~100°，每天 2 次，每次 30 分钟；仰卧髋后伸练习。本体感受器训练，采用固定自行车架，主动锻炼膝关节的屈伸活动及股四头肌、小腿三头肌、腘绳肌肌力，每天 2 次，每次 15 分钟。

（3）术后第 5~8 周：支具制动及负重。休息时必须锁定膝关节于屈曲 10° 位，用支具固定膝关节在屈曲 10°，支具保护下完全负重。肌力训练，戴支具直腿抬高；膝关节屈曲 10°~45°，每天 2 次，每次 15 分钟。关节活动度训练，被动活动膝关节 10°~90°，每天 2 次，每次 30 分钟。本体感受器训练，采用固定自行车架，主动锻炼膝关节的屈伸活动（患侧单腿蹲起练习，必要时可双手提重物以增加训练难度）及股四头肌、小腿三头肌、腘绳肌肌力；平衡板或软垫上慢跑（单腿，支具限制活动 0°~

45°），每天 2 次，每次 15 分钟。

（4）术后第 9~12 周：支具制动及负重。去除支具，但行走时避免膝关节过伸。肌力训练。膝关节在屈曲 0°~45°，每天 2 次，每次 15 分钟。关节活动度训练，膝关节全范围被动活动（0°~150°），俯卧牵伸膝关节练习，俯卧位，双腿自然伸展，用长毛巾或宽带子系于踝关节处，以便于牵拉，使膝关节屈曲，至感到疼痛及大腿肌肉有明显牵拉感处保持 5~10 分钟，待疼痛减轻后继续加大角度，可有他人帮助完成，但绝对禁止使用暴力，适于屈曲 100°~135°，每天 2 次，每次 15 分钟。本体感受器训练，采用固定自行车架，主动锻炼膝关节的屈伸活动及股四头肌、小腿三头肌、腘绳肌肌力；平衡板（单腿，支具限制活动 0°~45°）或在软垫上慢跑，每天 2 次，每次 30 分钟。肌肉活动性训练，侧向踏台阶每天 2 次，每次 15 分钟。

（5）术后第 13 周~6 个月：肌力训练，0°~45°半蹲，每天 2 次，每次 15 分钟，逐步过渡到保护下全蹲练习。本体感受器训练，平衡板或在软垫上慢跑，台阶前向下练习，每天 2 次，每次 15 分钟。灵活性训练，向前匀速慢跑，每天 2 次，每次 30 分钟。

（6）术后第 7~12 个月：本体感受器训练，平衡板练习，每天 2 次，每次 15 分钟。灵活性练习，侧向跑、后退跑、前向变速跑，每天 2 次，每次 15 分钟。

（二）后交叉韧带损伤术后运动康复

膝关节后交叉韧带起于胫骨平台髁间区后部胫骨骨骺处，止于股骨内髁外侧骨面前部。其向内、上、前方延伸，位于胫骨附着点后部的纤维在股骨附着点处扭转为外侧纤维。PCL 随膝关节的屈曲而逐渐拉紧，其功能是控制胫骨向后移位，防止膝关节过分伸直或屈曲。PCL 术后康复训练应充分考虑到其解剖、生理功能，如负荷训练应在第 6 周负重 25% 体重，第 7 周负重 50% 体重，第 8 周负重 75% 体重，完全负重应在 3 个月以后。

（1）术后第 1~2 周：膝关节支具制动及负重；患肢肌力训练；膝关节活动度训练。具体方法同前交叉韧带损伤术后运动康复。

（2）术后第 3~4 周：①肌力训练，直腿抬高、腘绳肌抗阻收缩练习；提踵训练，并腿，前足掌着地负重，后跟离地，每天 2 次，每次 15 分钟。②关节活动度训练，膝关节全范围被动活动练习，根据个体差异的不同，膝关节屈曲角度进度根据实际情况增加，每天增加膝关节屈曲 15°，达到膝关节屈曲 ≥100°，每天 2 次，每次 30 分钟。③本体感受器训练，固定自行车，每天 2 次，每次 15 分钟。④肌肉牵张训练。外力作用于髌骨，使膝关节过伸位，维持小腿三头肌及腘绳肌一定的张力，每天 2 次，每次 15 分钟。

（3）术后第 5~8 周：支具制动及负重，休息时必须锁定于膝关节完全伸直位，在支具保护下完全负重。肌力训练，戴支具直腿抬高，膝关节屈曲 10°~45°，每天 2 次，每次 15 分钟。关节活动度训练，膝关节被动活动，被动屈曲角度达 110°~120°，每天 2 次，每次 30 分钟。本体感受器训练，采用固定自行车架，主动锻炼膝关节的屈伸活动及股四头肌、小腿三头肌、腘绳肌肌力；平衡板或软垫上慢跑（双腿，单腿，支具限制活动 0°~45°），每天 2 次，每次 15 分钟。肌肉牵张训练，外力作用于髌骨，使膝关节过伸位，维持小腿三头肌及腘绳肌一定的张力，每天 2 次，每次 15 分钟。步态训练，力求达到正常步态行走。

（4）术后第 9~12 周：支具制动及负重，12 周时根据复查情况决定可否去除支具。肌力训练，坐位抗阻伸膝，可使用沙袋等作为负荷进行练习，每天 2 次，每次 15 分钟。关节活动度训练，膝关节全范围被动活动，被动屈曲角度达 120°~130°，可使用俯卧牵伸以强化膝关节活动度，每天 2 次，每次 15 分钟。本体感受器训练，采用固定自行车架，主动锻炼膝关节的屈伸活动及股四头肌、小腿三头肌、腘绳肌肌力；平衡板或在软垫上慢跑，每天 2 次，每次 30 分钟。肌肉活动性训练，侧向踏台阶，每天 2 次，每次 15 分钟。

（5）术后第 13 周~6 个月：肌力训练，膝关节屈曲 0°~45°，每天 2 次，每次 15 分钟。本体感受器训练，平衡板训练，每天 2 次，每次 15 分钟。灵活性训练，向前匀速慢跑，每天 2 次，每次 30 分钟。

（6）术后第 7~12 个月：本体感受器训练，平衡板练习，每天 2 次，每次 15 分钟。灵活性练习，侧向跑、后退跑、前向变速跑，每天 2 次，每次 15 分钟。

（付韵雪）

第六节　踝部损伤

踝关节由胫骨、腓骨下端的关节面和距骨滑车连接而成。关节囊附着于各关节面的周围，两侧有韧带加强，是人体负重最大的关节。其主要运动是围绕横轴的跖屈、背伸活动，围绕纵轴的内旋、外展活动及围绕矢状轴的内翻和外翻活动。

踝关节常见损伤包括两种。骨折：跟骨骨折、距骨骨折、跖骨骨折等。软组织损伤：内外侧副韧带断裂、跟腱损伤或断裂、跟腱挛缩等。

一、踝部骨折

踝部骨折多见于青壮年，男性多于女性，约占全身骨折的 4.2%，居关节内骨折之首，主要由间接暴力所致。根据解剖部位可分为单踝骨折、双踝骨折和三踝骨折。在所有踝部骨折中，单踝骨折（内、外踝孤立性骨折）占 2/3，双踝骨折占 1/4，三踝骨折占踝部骨折的 7% 左右，而开放性骨折约占 2%。

（一）概述

1. 临床表现与诊断　患者踝部肿胀，皮下淤血，可有内翻或外翻畸形，局部有压痛，严重者可出现开放性骨折脱位、踝关节功能障碍。诊断根据外伤史和局部理学检查结果多不困难。X 线摄片可进一步了解骨折的类型、有无移位及移位的方向和程度。值得注意的是，对于踝部骨折，详细地了解受伤史，对于明确受伤机制极为重要。

2. 骨科治疗

（1）非手术治疗：外踝骨折轻度移位或无移位，且不伴内踝骨折的 AO-A 型骨折，石膏外固定 6~8 周；稳定的 B 型骨折。

（2）手术治疗：外踝骨折移位不稳定、外踝闭合复位失败或伴随内踝垂直骨折且胫骨后踝内侧骨折及踝关节内侧关节面嵌压骨折的 AO-A 型骨折，可行切开复位内固定；不稳定 B 型骨折；AO-C 型骨折均为不稳定骨折，都需手术治疗。

踝部骨折常见内固定方法有松质骨螺钉内固定、张力带钢丝内固定及接骨板内固定等。

（二）踝部骨折术后康复

踝部骨折是关节内骨折，所以复位要求正确，固定要牢固，还要做早期功能锻炼。

1. 术后 0~2 周　根据损伤及手术特点，为使踝关节愈合牢固，有一些患者需要石膏托或支具固定

2~4周。术后1~3天：活动足趾、开始直抬腿练习。术后1周：开始膝关节屈曲练习、膝关节伸展练习，开始腿部肌力训练。

2. 术后2~4周　如果患者没有石膏固定，即可开始下述练习；如果有石膏固定，经专科医生检查后，去除石膏或支具练习踝关节的活动，练习后继续佩戴石膏或支具。开始踝关节主动关节活动度练习：主动屈伸和内外翻踝关节，缓慢、用力、最大限度，但必须在无或微痛范围内。练习前热水泡足20~30分钟，以提高组织温度改善延展性，加强练习效果。被动踝关节屈伸练习：逐步开始被动踝关节屈伸练习，逐渐加力，并增加关节活动度，在2~3个月内使踝关节的活动度达到与健侧相同。被动踝关节内外翻活动度练习：必须在无或微痛范围内，并逐步增加角度和活动度。

3. 术后4~8周　根据X线检查结果，拆除石膏或支具固定，由专业医生决定是否开始与下肢负重有关的练习。开始踝关节及下肢负重练习：前向、后向、侧向跨步练习。强化踝关节周围肌肉力量：抗阻勾腿、抗阻踝内翻、抗阻踝外翻练习、坐位垂腿勾足练习。

4. 术后8周　加强踝关节及下肢各项肌力练习，如静蹲练习、提踵练习、台阶前向下练习，强化踝关节活动度。

注意此期，踝关节骨折愈合尚在生长改建，故练习及训练应循序渐进，不可勉强或盲目冒进，注意练习时安全，绝对避免再次摔倒。

二、踝部韧带损伤

跟腱是人体最强大的肌腱之一，在剧烈运动如足球运动员射门、跟腱处于紧张的状态下，容易造成跟腱断裂。跟腱断裂多采用手术切开缝合跟腱，并术后行踝关节跖屈位石膏固定，让跟腱组织愈合。

1. 术后0~4周　根据损伤及手术特点，为使跟腱愈合牢固，石膏托一般需佩戴4~6周。手术当天：麻醉清醒后开始活动足趾，若疼痛不明显，可尝试收缩股四头肌，即大腿肌肉绷紧及放松，在不增加疼痛的前提下尽可能多做，大于500次/日。术后1天：用力、缓慢、尽可能大范围地活动足趾，但绝对不可引起踝关节的活动，5次/组，1组/小时，并行股四头肌等长练习。术后2天：继续上述练习，并可扶双拐患腿不着地行走，但只限去卫生间等必要活动，逐步开始直抬腿练习。

2. 术后4~12周　根据跟腱实际愈合情况，由专业医生于4周将石膏托去短至膝关节以下。注意除练习时取下石膏托，其余时间仍然需要佩戴以保护跟腱。踝关节被动运动：由专业医生检查后开始被动踝关节的屈伸和内外翻运动，必须在无痛范围内进行，注意不要过度牵拉防止造成不良后果；开始膝关节伸屈练习。开始腿部肌力练习：卧位及立位勾腿练习、坐位抗阻伸膝练习。术后5周：开始被动踝关节屈伸练习、踝关节内外翻练习。术后6周：去除石膏，开始穿垫高后跟的鞋逐渐负重和恢复行走，以硬纸板剪成鞋后跟大小，垫在鞋后跟内约3cm，开始扶拐行走，2~3天撤掉一层纸板，2~3周撤完，过渡到穿平底鞋行走。术后7周：开始静蹲、抗阻勾腿、抗阻绷腿练习。术后8周：力求达到正常步态行走，继续加强踝关节周围力量，强化下肢肌力。

3. 术后3个月　开始由慢走过渡到快走练习，并开始提踵练习。保护下全蹲、台阶前向下练习；术后6个月开始恢复运动。

（付韵雪）

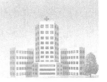

第八章 老年疾病的康复

第一节 肌肉衰减症

肌肉衰减症是与增龄相关的进行性骨骼肌量减少、伴有肌肉力量和（或）肌肉功能减退的综合征。自 1989 年提出至今，国际老年医学界对其命名的争论从未间断。因此，其又被称为"少肌症""老年性骨骼肌衰弱""骨骼肌减少症""衰老性肌肉丢失""肌力流失""骨骼肌衰减征"等。Bortz 等研究显示，骨骼肌丢失 30% 将影响肌肉的正常功能，丢失 40% 将危及生命。随着我国人口老龄化加剧，充分认识肌肉衰减并积极进行防治，对改善老年人生活质量、降低并发症、缓解由此带来的经济和社会压力均具重要意义。

一、概述

（一）定义与诊疗历史沿革

老年人骨骼肌纤维（尤以 II 型肌纤维为主）的体积和数量减少、肌肉力量下降、肌肉组织中结缔组织和脂肪增多。1989 年，美国 Tufts 大学 Rosenberg 教授针对老年人群中出现的骨骼肌减少现象首次提出了源于希腊语的"sarcopenia"一词，其中"sarco"代表"肌肉"，"penia"代表"减少"，"sarcopenla"意为肌肉减少。但直至 2009 年，在欧洲老年人肌肉衰减症工作组（EWGSOP）的倡议下，老年医学界才对本病的概念及内涵初步达成共识，并明确指出其不仅表现在肌肉质量或肌肉体积的降低，而且还包括肌肉力量下降、肌肉功能衰退等，是一种严重威胁老年人骨骼肌健康的疾病，因此本书建议将其命名为"肌肉衰减症"。

基于 Baumgartner 等提出骨骼肌质量指数（SMMI）的概念，即四肢骨骼肌含量与其身高平方的比值，EWGSOP 首次提出了肌肉衰减症的诊断和分级标准。

EWGSOP 认为可以通过骨骼肌体积减小、肌力下降、肢体及躯干运动能力下降来诊断肌肉衰减症，满足其中 2 条即可诊断为肌肉衰减症，3 条均满足则为重度肌肉衰减症。其诊断标准首选步速测定（4m 距离步行测试），当步速≤0.8m/s，则测定骨骼肌质量。如果测试值低于相应族群青年人平均值 2 个标准差以上，或男性 SMMI<7.26kg/m² 、女性 SMMI<5.45kg/m² 即可诊断为肌肉衰减症；当步速>0.8m/s，测试握力（男性 30kg，女性 20kg），如握力下降则进一步测定骨骼肌质量，若骨骼肌质量低于上述指标则诊断为肌肉衰减症。

2011 年国际肌肉衰减症工作组认为肌肉衰减症即肌肉质量减少，步速减慢；若男性 SMMI≤

7.23kg/m²、女性 SMMI≤5.67kg/m²，伴随步速＜1m/s 即可诊断为肌肉衰减症。国际肌肉衰减症工作组指出：正常成年（18~40 岁）男性 SMMI 为（7.93±0.93）kg/m²，女性为（6.04±0.62）kg/m²。如果低于正常 SMMI 值 1 个标准差以上即可诊断为肌肉衰减症。根据标准差值大小不同可分为Ⅰ类肌肉衰减症（患者 SMMI 在正常成年人参考值的 1~2 个标准差）和Ⅱ类肌肉衰减症（患者 SMMI 低于正常成年人参考值 2 个标准差以上）。

2014 年亚洲肌肉衰减症工作组制定了自己的诊治标准，该标准与欧洲肌肉衰减症工作组的诊断标准相似，只是诊断指标的标准值有所差异。

（二）流行病学

研究显示，从 20 岁到 80 岁，人体肌肉质量将减少 30%，肌纤维横截面积下降 20%。在疾病作用下肌肉质量下降速度会更快。70 岁以上的老人，肌肉衰减的患病率≥20%，而 80 岁以上的高龄老人，患病率则高达 50%以上。在美国，老年人的肌肉衰减症发生率为 5%~45%，70 岁以上老年人肌肉衰减症的发生率为 25%，80 岁以上为 30%~50%。Baumgartner 等对新墨西哥州 883 名老年人进行流行病学调查显示：70 岁以下的老年人中肌肉衰减症的发生率为 13%~24%，其中 75 岁以上男性发生率为 58%，女性发生率为 45%，而 80 岁以上却超过 50%。Chien 等对中国台湾地区 302 名 65 岁以上老人通过磁共振扫描四肢骨骼肌量检测，显示男性肌肉衰减症的发生率为 23.6%，女性为 18.6%。解放军总医院的 Meng 等对北京 101 位 80 岁及以上老年人进行 ASM/height2 法和 SMI 法测定的研究结果显示，肌肉衰减症总体发生率分别约为 45.7%和 53.2%。上海复旦大学骨质疏松研究团队首次对上海市年龄 18~96 岁的 1 766 位健康男性和 1 778 位健康女性群体中肌肉衰减征的发生率进行了横向调查，通过采用双能 X 线骨密度吸收测定法（DEXA）对受试者脊椎和股骨部位的骨密度以及其他几个身体不同部位的瘦体重和脂肪重进行了测量，参照 Baumgartner 提出的分类法并结合 Janssen 提出的方法对肌肉衰减症进行了研究。结果显示，上海 70 岁及以上老年人肌肉衰减征的发生率分别为 13.2%（男性）和 4.8%（女性），将此结果与其他已有研究进行比较时，不难发现，虽然上海市老年人肌肉衰减症发生率比白种人低，但是同日本和韩国这些亚洲邻国相比不相上下。然而，非常有趣的是，2011 年，Wen 等曾撰文质疑"国外的标准是否能够直接用于国人？"该研究对济南、广州、西安和成都这四个大中城市 783 位老年人的肌肉衰减症状况进行探索，分别应用 SMMI、骨骼肌指数（SMI）和残差法来估测肌肉衰减症的发生率，结果发现，老年 SMMI 值并未出现显著下降，如果按照当初 Baumgartner 低于青年对照组 SMMI 值 2SD 诊断为肌肉衰减症这一算法，没有老年人罹患肌肉衰减症；不仅如此，与其他两种方法相比，SMI（骨骼肌质量/体重）似乎更能够将握力较差的个体区分出来。鉴于此种情况，该研究认为 SMMI 似乎并不适用于中国人群，而 SMI 可能是对国人而言更加精准的测量方法。

二、康复诊断与功能评定

肌肉衰减症是随增龄骨骼肌质量、力量和（或）功能下降的一种老年综合征，是老年人功能丧失的主要原因之一。肌肉衰减症的临床表现主要为肌力衰退，生活活动能力下降，造成老人行走、坐立、登高和举重物等日常动作完成困难，甚至导致平衡障碍、难以站立、极易跌倒。目前我国尚无统一的诊断标准和方法，建议采用 2014 年亚洲肌肉衰减症工作组的诊断标准比较合理。常用的诊断技术和功能评定方法主要包括以下几个方面。

（一）肌肉质量评定

目前常用的骨骼肌质量指标有四肢骨骼肌质量（ASMM）、全身非脂肪体重（LBM）、全身骨骼肌质量（TMM）。前两者可通过双能 X 线吸收法（DXA）或生物电阻抗分析（BIA）直接或间接得出，TMM 约等于 ASMM 的 1.33 倍。为消除个体间差异，在进行相互比较时，一般需将上述的指标进行转变，如骨骼肌指数（SMI），即 ASMM 除以体重，再乘以 100%；全身四肢骨骼肌质量指数（ASMMI）或相对骨骼肌质量指数（SMMI），即 ASM 除以身高的平方值。部分研究者也采用 ASM 除以体重的平方值来消除个体差异。

计算机断层扫描（CT）和磁共振成像（MRI）均能清晰区分人体不同组织成分，并通过合适算法计算相应组织的体积与质量，是目前肌肉质量评定的金标准。但 CT、MRI 设备占地体积庞大，不能移动，费用高昂，不适用于社区人群筛查，且 CT 具有一定的辐射暴露，而 MRI 则不能应用于体内放置金属或电子设备如起搏器等个体，因此在实际应用中受到一定限制。

双能 X 线吸收法（DXA）是另一种常用的肌肉质量评估手段，具有放射暴露量低、清晰区分不同组织成分等优点，是 CT、MRI 的理想替代工具。但设备的不可移动性限制了其广泛应用，特别是在社区大规模筛查时。

生物电阻抗分析（BIA）技术是近年来大规模筛查的常用手段，通过放置于体表不同位置的多个电极向检测对象发送微弱交流电电流，检测相应电阻抗及其变化，通过各种算法，推算出个体的脂肪体积与全身肌肉质量。BIA 具有无创、无害、廉价、操作简单、功能信息丰富及便携等优点，但其结果的精确性严重依赖于算法，受研究对象种族、人体学参数范围、测试环境等多重因素影响，应用价值曾一度受到质疑。近年随着算法的不断完善，已有逐渐取代其他评定手段的趋势。在实际的应用中应注意设备算法的适用范围，另外，其测量结果与上述影像学评估手段的区别还在于全身肌肉质量与四肢肌肉质量的不同。

超声成像技术可以动态检测肌肉组织，且有足够的清晰度和组织对比度，能实现高精度骨骼肌横截面积的测量，并利用回声强度的灰阶评估肌肉组织的脂肪浸润程度，具有无创、便携、廉价等优点。但由于测量空间的限制，计算肌肉质量困难，只能通过横截面积的测量估计肌肉萎缩程度，对单块肌肉的检测比较有意义。

肢体肌肉质量的评定也可以通过简易、间接的方法进行评定。肢体围度测定是临床最常用的间接肌肉横截面积评定方法。上肢围度：受检者坐位或站立位，上肢自然垂于体侧。上臂围度测量部位在肱二头肌肌腹或上臂最隆起处，一般在用力屈肘和上肢下垂放松时各测量 1 次。前臂围度测量部位在前臂最粗处。下肢围度：受检者仰卧位，放松肌肉，分别测量大腿围度和小腿围度。大腿围度测量部位是从髌骨上缘向大腿中段量-距离（一般取髌骨上极向上 10cm），然后测量其周径。小腿围度测量部位在小腿最粗处。注意评定时在征得受检者同意后，尽量裸露检查局部；评定女性受检者躯体围度时须有女医护人员在场或家属陪同；肢体的开放性损伤局部不宜进行围度测量。

（二）肌肉力量评定

通常采用握力、膝关节屈伸力量及吸气峰流速作为评定手段。研究证实，握力与下肢力量、股四头肌力矩、腓肠肌肌肉横截面积等显著相关，而低握力则是个体活动能力低下的临床标志，且预测效能优于肌肉质量下降。另外，握力与日常生活活动能力呈线性相关。又因握力测试简单、易行，重复性好，多个国际相关指南均推荐其作为肌肉衰减症评估诊断的指标。

膝关节屈伸力量评估代表下肢肌肉的功能状态。借助各种设备可评估膝关节屈伸活动时等长、等张或等速收缩时最大肌力与功率。与单纯的力量相比，膝关节屈伸功率下降速度更快，且功率对整体活动功能水平的预测效率优于肌力。但下肢肌肉力量测试需要特定的设备，不便于携带，在社区筛查中受到限制。

肌肉衰减症常见致死原因是呼吸系统感染，因此呼吸肌的力量评定也十分重要。在呼吸肌群力量评定方面，呼气峰流速是最常用指标，借助简单、廉价的装置可快速完成评定。除此之外，最大吸气压也被认为与 SMMI、膝关节屈伸力量及握力存在统计学相关。但是目前这方面的研究还非常有限，有待进一步研究。

（三）体能评定

日常步行速度测试是个体以常规步行速度通过 4m 的测试区域，计算其平均步行速度，反映其体力水平。速度越快，体能水平越高。

6 分钟步行试验是测试个体在 6 分钟内能达到的最大步行距离，主要测试老年人的有氧运动能力。

"站起-走"计时测试（TUGT）测量个体从椅子上起立，完成短距离（3m 或 10 步）往返步行，最后重新坐回椅子上的时间，反映了个体平衡能力、步行能力等体能水平。

体能状况量表（SPPB）是综合性测试工具，包含重复椅子站立测试（计算连续完成 5 组起立-坐下的时间）、平衡测试（包含 10 秒双脚左-右侧方站立、半前后脚站立、前后脚站立测试三个部分）、步行测试（以常规步行速度通过 4m 距离的时间）3 个部分，以 0~12 表示个体的体能水平，分数越高，体能越好。

简易五项评分问卷量表也是常用的综合性测试工具之一，包含肌肉力量、步行中辅助程度、从椅子站起、登梯、一年内跌倒次数等 5 项评估内容，以 0~10 分表示体能水平，分数越高，体能越差。

（四）平衡能力评定

平衡（balance）是指在不同环境和情况下维持身体直立姿势的能力，包括主观评定和客观评定两个方面。主观评定以观察和量表为主，客观评定主要是指平衡测试仪评定。

1. 观察法　观察坐、站和行走等过程中的平衡状态。观察中一般要观察下面三方面的平衡状况：①静态平衡是指身体不动时维持身体于某种姿势的能力，如坐、站立、单腿站立、倒立、站在平衡木上维持不动。②动态平衡是指运动过程中调整和控制身体姿势稳定性的能力；动态平衡从另外一个角度反映了人体随意运动控制的水平；坐或站着进行各种作业活动，站起和坐下、行走等动作都需要具备动态平衡能力。③反应性平衡当身体受到外力干扰而使平衡受到威胁时，人体做出保护性调整反应以维持或建立新的平衡，如保护性伸展反应、迈步反应等。

2. 量表法　虽然属于主观评定，但由于不需要专门的设备，评定简单，应用方便，临床仍普遍使用。信度和效度较好的量表主要有 Berg 平衡量表、Tinnetti 活动能力量表以及"站起-走"计时测试。

3. 平衡测试仪　包括静态平衡仪和动态平衡仪。是近年来发展较快的定量评定平衡能力的一种测试方法。平衡测试仪能精确测量人体重心位置、移动的面积和形态，评定平衡功能障碍或病变的部位和程度，其结果可以保存，不仅可以定量评定平衡功能，还可以明确平衡功能损害的程度和类型，有助于制订临床治疗和康复措施，评价临床治疗和康复效果，同时，平衡测试仪本身也可以用作平衡训练，因此，临床应用范围广泛。

三、康复治疗

肌肉衰减症治疗的目的主要是减缓或逆转肌肉质量与功能的下降，缓解肌肉衰减所导致的功能低下，综合应用运动、物理因子、作业等疗法增加肌肉力量和质量，以提高生存质量。

（一）临床防治策略

肌肉衰减症是一种复杂的多因素疾病，患者可能从多学科干预模式中获益。目前对肌肉衰减症的治疗主要分为药物、营养支持等方面。

1. 药物　有研究指出，肌肉衰减症的发生发展与激素水平改变及蛋白质代谢失衡密切相关。目前的药物治疗集中在肌蛋白合成激素的补充与蛋白质代谢的平衡调节两方面。但现有的药物治疗疗效并不理想。

有研究发现睾酮水平下降与老年人肌肉质量及机体功能下降明显相关，补充睾酮可以增加健康老年人的肌肉质量与功能，抑制与年龄相关的氧化应激水平的升高，调整肌生成抑制蛋白浓度，活化老年人的肌肉中 c-Jun 氨基末端激酶和细胞周期蛋白依赖性激酶抑制因子 p21。但睾酮治疗存在一定的副作用，包括过敏反应、前列腺增生、肿瘤、抑郁等，限制了该类药物的广泛使用。而非甾体选择性雄激素受体调节剂（SARMs）因其在人体内不能被代谢为二氢睾酮或雌激素，有效地降低了其副作用，有望成为新的替代药物。

生长激素具有显著的骨骼与肌肉生长促进作用，且已被批准应用于慢性人类免疫缺陷病毒感染导致的肌肉衰减，但其在肌肉衰减症的临床治疗有效性与安全性仍未得到充分肯定。胰岛素样生长因子-1 同样具有生长激素样作用，但其在血液中被快速清除，作用时间短暂，临床应用价值有限。而长精氨酸修饰的胰岛素样生长因子-1 半衰期明显延长，对组织亲和力高，可有效地诱导神经生长、促进成肌细胞增殖。胃饥饿素具有增加生长激素水平的作用，除增加肌肉体积外，还能抑制由禁食或失神经支配造成的萎缩。已有临床研究证实胃饥饿素静脉注射能安全、有效地改善慢性阻塞性肺疾病、恶病质患者的呼吸肌力量与体能状况。

2. 营养支持　营养不良是肌肉衰减症的病因之一，补充蛋白质与氨基酸有望能增加肌肉蛋白合成，改善患者症状。研究推荐我国老年人蛋白质的摄入量应维持在 1.0~1.5g/（kg·d），在蛋白质来源方面，植物源性蛋白在保护患者肌肉质量丧失上似乎优于动物蛋白，并适量增加富含亮氨酸等支链氨基酸的优质蛋白质。另外，改善住院患者的营养状态将有助于进一步提高康复治疗效果。

大量观察性研究得出一致性结果：维生素 D 对肌肉功能有直接性影响，维生素 D 低的老年人肌肉衰减风险增加 4 倍。荟萃分析提示维生素 D 的超量摄入可降低老年人群跌倒的风险；但超量供应并不一定出现同一的体能的改善，其作用还存在一定的争议。此外，增加户外活动有助于提高老年人血清维生素 D 水平，预防肌肉衰减症。

（二）运动疗法

运动疗法是治疗肌肉衰减症最直接的方法。3~18 个月中-高强度抗阻运动可增加 60~95 岁老年人肌肉质量和力量，改善身体功能。3~18 个月综合运动（低强度训练，包括有氧、抗阻和平衡/柔韧性训练，40~60 分钟/天，每周 5 天）可增加老年人肌肉力量，改善身体功能，但对肌肉质量无显著影响，高强度综合运动可以增加老年女性肌肉质量。一项随机对照研究显示，综合运动可显著降低因肌肉衰减而引起的行动不便风险；对绝经后肥胖女性，减肥同时可减少瘦体重丢失。另一项随机对照研究结果显示，中等强度的综合运动结合补充必需氨基酸或优质蛋白质可显著增加肌肉衰减症患者腿部肌肉质量和力量，改善身体功能，效果优于单纯运动或单纯营养干预。足量的身体活动可降低肌肉衰减症发生风险，而且能使部分肌肉衰减症状况恢复正常，尤其是针对近期诊断为肌肉衰减症的患者。

一项前瞻性队列研究结果显示，经常进行中-高等强度运动可显著降低老年人肌肉衰减症发生率和肥胖性肌肉衰减症风险。Yu 和 Chiang 等研究表明，肌肉衰减症的患病率随着年龄的增长而增加，运动可以延缓或逆转该过程。Ryu 等也证实中-高强度的身体活动能有效预防肌肉衰减症，运动量或运动强度越大，效果越明显。Kim 等研究显示肌肉量正常的人群进行中-高强度身体活动的比例比患有肌肉衰减症的人群高。另一项病例对照研究结果显示，中-高等强度运动和步行可以预防中老年人肌肉丢失，降低肌肉衰减症的发病风险。横断面调查研究结果显示，肌肉衰减症与身体活动水平和运动水平显著相关。卧床休息可引起老年人肌肉丢失，肌肉力量减弱。

综上所述，运动对增加肌肉力量和改善身体功能有显著的作用，抗阻运动和包括抗阻运动的综合运动有益于肌肉衰减症防治。中-高强度抗阻运动可以增加肌肉质量和力量，改善身体功能。当抗阻运动结合营养补充时，效果更佳。

1. 运动疗法要求

（1）以抗阻运动为基础的运动（如坐位抬腿、静力靠墙蹲、举哑铃、拉弹力带等）能有效改善肌肉力量和身体功能；同时补充必需氨基酸或优质蛋白效果更好。

（2）每天进行累计 40~60 分钟中-高强度运动（如快走、慢跑），其中抗阻运动 20~30 分钟，每周≥3 天，肌肉衰减症患者需要更多的运动量。

（3）减少静坐/卧，增加日常身体活动量。

2. 平衡和协调训练　运动系统以不同的协同运动模式控制姿势变化，将身体重心调整回到原来的支撑面范围内或重新建立新的平衡。肌肉衰减症所导致的肌肉力量下降和关节周围肌肉力量失衡都可导致人体平衡功能下降，易于跌倒，甚至致命。

（1）循序渐进

1）支撑面由大到小：训练时支撑面积逐渐由大变小，即从最稳定的体位逐步过渡到最不稳定的体位。开始时可以在支撑面积较大或使用辅助器具较多的体位进行训练，当患者的稳定性提高后，则减小支撑面积或减少辅助器具的使用。例如，开始时进行坐位训练，再逐步过渡至站位，站位训练时两足之间距离逐渐变小至并足，然后单足站立再到足尖站立，逐渐增加平衡训练的难度。开始训练时除了支撑面由大变小外，还应由硬而平整的支撑面逐步过渡到软而不平整的支撑面下进行。例如，开始时在治疗床上进行训练，平衡功能改善后，过渡到软垫上和治疗球上训练。

2）重心由低到高：仰卧位-前臂支撑下的俯卧位-肘膝跪位-双膝跪位-半跪位-坐位-站立位，这样重心由低到高，逐渐增加平衡训练的难度。

3）从睁眼到闭眼：视觉对平衡功能有补偿作用，因而开始训练时可在睁眼状态下进行，当平衡功能改善后，可增加训练难度，在闭眼状态下进行。

4）从静态平衡到动态平衡：首先恢复患者保持静态平衡的能力，即能独自坐或独自站。

静态平衡需要肌肉的等长收缩，因此，可以通过训练维持坐或站立的躯干肌肉保持一定的肌张力来达到静态平衡。当患者具有良好的静态平衡能力之后，再训练动态平衡。

动态平衡需要肌肉的等张收缩。在动态平衡的训练过程中，要先训练他动态平衡，即当患者能保持独自坐或独自站立时，治疗人员从前面、后面、侧面或在对角线的方向上推或拉患者，将患者被动地向各个方向推动，使其失去静态平衡的状态，以诱发其平衡反应，然后让患者回到平衡的位置上。他动平衡训练中要掌握好力度，逐渐加大，以防出现意外。

当患者对他动态平衡有较好的反应后，可训练自动态平衡。即让患者在坐位和站立位上完成各种主动或功能性活动，活动范围由小到大。

5）逐渐增加训练的复杂性：平衡反应的训练可在床、椅、地面等稳定的支撑面上，也可在摇板、摇椅、滚筒、大体操球等活动的支撑面上。一般先在稳定的支撑面上，后在活动的支撑面上。为增加难度，可在训练中增加上肢、下肢和躯干的扭动等。

（2）综合训练：存在平衡功能障碍的患者往往同时具有肌力、肌张力、关节活动度或步态等异常，如果是脑卒中或脑外伤的患者还可能存在认知、言语等功能障碍。因此，在平衡训练同时，也要进行肌力、言语、认知、步态等综合性训练，如此也能促进平衡功能的改善，促进患者各项功能的恢复。

（3）注意安全：训练平衡功能的原则是在监护下，先将患者被动地向各个方向移动到失衡或接近失衡的点上，然后让他自行返回平衡的位置上。训练中要注意从前面、后面、侧面或在对角线的方向上推或拉患者，让他达到或接近失衡点；要密切监控以防出现意外，但不能扶牢患者，否则患者因无须做出反应而失去效果；但一定要让患者有安全感，否则因害怕可诱发全身痉挛出现联合反应，加重病理模式。

总而言之，在注意安全性的前提下，因人而异，循序渐进，逐渐增加训练的难度和复杂性，逐步改善平衡和协调功能。

（三）物理因子治疗

神经肌肉电刺激（NMES）是应用低频脉冲电流刺激肌肉使其收缩，以恢复其运动功能的方法。NMES 的临床应用已有 100 多年的历史，近年来在神经肌肉骨骼疾病的康复中 NMES 的应用显著增加。大量的动物实验和人体实验证明肌肉受电刺激收缩后，肌纤维增粗、肌肉的体积和重量增加、肌肉内毛细血管变丰富、琥珀酸脱氢酶和三磷酸腺苷酶等有氧代谢酶增多并活跃、慢肌纤维增多，并出现快肌纤维向慢肌纤维特征转变的现象。

1982 年，美国食品药品管理局（FDA）正式宣布 NMES 可以安全、有效地用于下列三种情况：①治疗失用性肌肉萎缩。②增加和维持关节活动度。③肌肉再学习和易化作用。

此外，NMES 生理治疗作用还有：①减轻肌肉痉挛。②促进失神经支配肌肉的恢复。③强壮健康肌肉。④替代矫形器或肢体和器官已丧失的功能。

调整频率、脉宽、强度、作用时间等，NMES 可以达到较少疲劳和最优力学输出的目的，并且保证患者安全。刺激频率被定义为刺激过程每秒中产生的脉冲数，通常 20~50Hz。不同波形的波宽计算方法不一致。对脉冲列来说，波宽也叫脉冲宽度；对双相波来说，波宽由正负相位宽度组成。对脉冲群，每个脉冲群持续的时间就是脉冲群宽度。理想的脉冲宽度为 200~400 毫秒。另一个对肌肉收缩，以及疲劳都起重要作用的参数是刺激强度/幅值，通常指刺激电流值，以 mA 为单位，刺激强度越高，电极所影响的去极化程度越大。对被刺激的肌肉以及所应用的刺激参数和刺激的目的，采用的 NMES 的剂量通常有很大的不同，从每次刺激 30 分钟，每天 1 次，到每次刺激 1 小时，每天 3 次不等，治疗的总体时间从 2 周到 3 个月不等。

（四）作业治疗

作业治疗的重点是对患者进行感觉运动功能、认知综合功能、日常生活活动、娱乐活动以及就业前进行训练，从而达到身体功能、心理社会功能和生活能力的康复，最后重返社会。对于肌肉衰减症，可以采用主动助力运动、主动运动、抗阻运动，可采用等长收缩或等张收缩模式，以达到增加肌力的目的。

1. 抗阻等张运动　例如抗阻的斜面磨砂板。

2. 主动等张练习　如使用锤子，训练上肢肌力，使用橡皮泥训练手的力量。

3. 主动助力练习　例如上肢借悬吊带进行一些活动，此种活动主要是等张收缩形式。

4. 被动牵拉　可增加关节活动度。

5. 主动牵拉　利用主动肌的力量牵拉拮抗肌。

6. 无抗阻的等张练习。

7. 抗阻等长练习　任何需要保持姿势的动作均作为此种练习，如抬高上肢绘画。

8. 神经肌肉控制练习等。

（五）中国传统健身运动

研究发现有运动习惯的中年人发生肌肉衰减征的概率明显降低，因此建立规律运动习惯是防治肌肉衰减征的重要途径。在我国采用传统健身运动训练依从性好，有助于建立规律运动习惯。中国传统健身方法，如太极拳、八段锦、五禽戏、六字诀等越来越受到重视。作者单位研究发现，八段锦训练不仅可明显增加左右膝关节屈伸肌群肌力，而且能明显增加代表整个下肢肌肉力量和耐力的 CS-30 测试的"起-坐"动作频次，因此八段锦锻炼可以有效防治下肢肌肉衰减。

八段锦是一项全身运动，不仅包括负重情况下的膝关节屈伸，还包括"双手托天理三焦"中的"托天"动作，"左右开弓似射雕"的"射雕"动作，"调理脾胃需单举"的"单举"动作，"攒拳怒目增气力"的"攒拳"动作等腕和手的运动。理论上，八段锦不仅能够提高下肢的肌肉力量，而且还能提高上肢肌肉的力量。在 1 年的观察周期中，握力并没有明显降低，提示八段锦训练阻止了上肢肌力的衰退。研究还发现，经过 1 年的八段锦训练，患者的体重指数明显降低。这并不代表肢体肌肉量的减少。因为代表腹部脂肪堆积程度的腰臀比也明显降低，提示八段锦训练过程中降低的可能主要是躯干的脂肪，而不是肌肉。因此中国传统健身运动有助于防治肌肉衰减综合征。

（郭海星）

第二节　老年肩关节周围炎

老年人群中肩痛问题是十分常见的，"肩痛"是一个症状，肩部的疼痛可以是肌肉源性、韧带源性、神经源性、滑囊源性，甚至还有内脏问题引发的牵涉性疼痛等。通常可以分为两类：肩部因素与肩外因素。肩部因素又可分为损伤（疲劳性损伤、创伤）、风湿、骨关节炎等，而肩外因素可分为，颈性肩痛（颈椎病、颈椎间盘突出、其他颈椎问题、臂丛神经卡压）、神经因素、内科疾病因素（心脏、肺部、肝胆、脑卒中、血管病变）、全身性疾病（代谢性疾病、骨质疏松）等。其中，以肩部因素较为常见。不同年龄人群高发因素不同，青壮年损伤因素多见，老年人以骨质疏松性肌痉挛或退行性骨关节炎多见。以肌肉源性为例，病变涉及不同的肌肉，处理方法不同。与肩关节相关的肌肉有 17 块，这些肌肉的起止点不同，因而引发肩关节活动伴发疼痛的方向各异。与肩关节相关的滑囊有 11 个，分别位于不同的部位。因而需要仔细查体，找到压痛点，确认与疼痛相关的运动方向，再排除颈椎因素、神经因素、内脏因素（运动方向不受限）、全身性疾病、其他因素（血管病变、肿瘤）等，方能确诊病因。

本病有自愈趋势，但病程较长，一般可达 1.5~2 年。如肩关节疼痛持续 3 个月以上仍无肩关节功能障碍，可排除肩周炎。

（一）定义

肩关节周围炎是一种多种原因导致肩关节囊及其周围韧带、肌腱和滑囊的慢性非特异性炎症，使得盂肱关节囊发生炎性粘连、僵硬，进而引起的肩部疼痛和功能障碍的病理状态。本病的特征就是肩关节疼痛与功能障碍。

值得注意的是，肩周炎作为一个诊断名称不够准确。临床上本症常包括冻结肩、喙突炎、冈上肌腱炎、肱二头肌长头腱炎、肩锁关节病变、肩袖损伤等。但是目前仍多沿用肩周炎这一名称，以说明起因不同而涉及肩周肌腱、韧带和关节囊的一种病症。

（二）分类与病因病理

肩周炎可分原发性与继发性两类。原发性肩周炎确切病因尚不十分清楚，可能与局部受寒或与某些代谢障碍、局部循环障碍有关。按其临床表现可分三个阶段：第 1 期是肩周炎急性发病阶段，因炎症、疼痛而引起反射性肌肉痉挛为主要病理变化，一般无软组织粘连等不可逆转的病理改变。临床表现以疼痛和肩关节某个（或几个）活动方向的疼痛为主要特征。第 Ⅱ 期是肩周炎的急性发病过程迁延至慢性的发病阶段，此时肩部疼痛症状减轻。但由于肩关节周围软组织在一段时间的非特异炎症反应以后发生挛缩、增生、肥厚和粘连等，严重限制了肩关节活动，所以此期为软组织发生器质性病理改变的阶段。第 Ⅲ 期时炎症过程逐步趋于消退，病理改变停止发展，相应的症状开始得到缓解，此时只要能坚持生理范围内的肩关节可动域训练，功能可渐获一定恢复，否则功能往往不会自行恢复。

（三）流行病学

本病发病与年龄相关，50 岁左右易患，因而有"五十肩"之称。有资料表明，粘连性肩关节囊炎在我国城市的发病率为 8%，在 49 岁以上人群中发病率为 20.6%。女性多于男性，起病慢、病程长，但预后良好。

二、康复诊断与功能评定

（一）康复诊断

1. 诊断方法

（1）病史：询问病史就肩周炎而言非常重要，患者主诉有肩关节局部疼痛，且疼痛与活动相关，休息体位则无疼痛。如果患者主诉夜间疼痛显著，则需考虑神经因素（颈椎病）或骨质疏松因素等。

（2）体格检查：局部有压痛点是本病确诊条件之一，且压痛点与肩周肌群肌腱解剖位置相符合，相关肌群收缩运动时可引发疼痛。

（3）影像学检查

1）超声波检查：由于超声波在不同声阻抗组织的临界面产生反射或折射，出现界面反射（回声）和组织内部回声区。应用这一原理可观察到肩袖、结节间沟和肱二头肌长头肌腱的形态。B 超检查可发现因疼痛而萎缩的肌肉、局部肿胀的肌腱或与疼痛相关的肌群异常表现。有报道证实 B 超诊断肱二头肌长头腱病变的灵敏度为 90%。且本项检查是一种非侵袭性方法，有较好的实用价值，可作为肩周炎重要的辅助诊断手段。

2）X 线检查：早期可无异常表现（13%），但可借此排除其他疾病如颈椎病性肩部疼痛。一项针对135例患者的研究发现，其X线表现，部分显示肩关节退变（37.8%），肩部软组织内斑点状、片状钙化（26.7%），关节面边缘骨质增生（17.8%），不同程度骨质疏松、关节间隙改变（20%）。

3）MRI检查：如前所述，肩周炎并非局部某一点的独立疾病，而是与肩关节周围的病变（如三角肌下滑囊炎、肩胛下肌滑囊炎、冈上肌腱炎、钙化、撕裂、肱二头肌长头肌腱炎等）有密切病理联系，继而引起肩关节周围组织广泛粘连，引起肩痛和肩关节活动受限等。所以，肩周炎诊断中应用MRI检查，不但可以排除骨和软组织的肿瘤、肩袖等肌腱的撕裂伤，还可以进一步明确其病理病变所在，使治疗更有针对性。研究表明，在肩周炎患者中MRI检查发现盂肱关节积液（87.5%）、肩峰下关节滑囊积液。冈上肌肌腱形态和信号异常（33.3%），其中约1/3为冈上肌肌腱有部分撕裂等。

（4）实验室检查：多数患者没有阳性表现，个别继发于类风湿关节炎等，有原发疾病的相应表现。

2. 诊断标准　凡具备肩关节局部疼痛且疼痛与肩关节活动方向相关者，注意鉴别肩部以外远隔部位的疾病（如颈椎病、骨质疏松、心脏病、肺尖肿瘤、膈下疾病）及占位性疾病（骨或软组织肿瘤）后即可确诊。诊断标准：①明确器质性病变、隐匿起病的肩关节疼痛和与疼痛相关的活动障碍。②特殊的临床病程，肩关节疼痛和僵硬程度缓慢增强到某种程度，在一段时间（通常为数月）后，疼痛逐渐消失，功能缓慢恢复，直到最后完全复原。③肩关节各项活动功能受限明显，尤以外展、内旋、外旋动作受限为著。④在肩关节周围有固定压痛点，见于肩峰下、结节间沟和喙突等处，部分病例可触及肿胀的滑囊。⑤排除标准，肩部外伤（如挫伤、肩关节脱位和肱骨外科颈骨折而长期固定）和卒中后并发肩痛情况等。

3. 鉴别诊断

（1）颈性肩痛与肩痛症：颈神经根病变常引发肩痛，故在没有明显的颈神经根病变，亦无肩部外伤史时，肩痛仍应首先考虑是否与颈椎相关。为鉴别颈椎源性或肩源性的疾病，应进行详细的体格检查，并详细询问病史，加之影像学及神经电生理测试，必要时加用选择性麻药局部注射可有助于确立诊断。

（2）老年性肩痛问题：老年人群中，肩痛症往往继发或并发于其他疾病，例如脑卒中、骨质疏松、肩关节周围肌肉肌腱拉伤等。一旦确立有这些因素存在，则应同时兼顾针对这些伴发因素治疗，方能彻底医治本病。

1）脑卒中后肩痛（PSSP）：PSSP是脑卒中后最常见的并发症之一，其典型临床表现为，①严重的肩痛，通常伴有肩关节脱位。②部分患者手臂、手腕和手有肿胀。③疼痛由肩部放射到肘部及手。④静止时疼痛不能完全缓解，被动活动时疼痛加重。⑤肩关节外展、外旋时疼痛加重。⑥夜间疼痛明显，严重者可影响睡眠。脑卒中后肩痛患者的发病机制主要包括：关节囊粘连、肩关节半脱位、肩-手综合征、肌张力异常、误用综合征、中枢敏化、臂丛神经损伤以及中枢自主神经调节障碍等。

2）骨质疏松性肩痛：骨质疏松患者易于发生全身多关节酸痛，且受寒、劳累后加重。但本症的特征是：①晨起疼痛显著，活动后疼痛有减轻，甚至不痛，夜间休息疼痛不能缓解，甚至疼痛重于白昼。②肩关节各项活动范围不受限（病程较长时可能有ROM受限表现）。③有其他关节或腰背部酸痛表现。④X线影像有骨质疏松征象。本类疼痛服用止痛药无效，但服用抗骨质疏松药物疼痛可获缓解。

（二）功能评定

早期肩周炎的主要功能障碍是因肩关节疼痛而致活动范围受限。由于先有与活动相关的疼痛存在，故而不敢活动，久之则造成关节周围软组织粘连，进一步限制活动，最终导致冻结肩，故本病的评估主要侧重于疼痛的程度评估以及肩关节各个运动方向的 ROM 测量。此外，由于肩关节活动受限（外展、内旋、外旋受限突出），因而常严重影响日常生活活动。故本病亦可进行综合性评估，如日常生活活动（ADL）能力评定等。

1. 疼痛强度的评估　可以采用视觉模拟评分法（VAS）或者 Mcgill 问卷评估疼痛强度。

2. 关节活动度　肩关节是全身关节中活动度最大的关节，需分别评估前屈、外展、内旋、外旋、内收、水平外展以及水平内收，以此可发现问题肌肉或肌群。

3. 肩关节功能评估　肩关节功能评定有多种方法：①采用 Mallet 评分对肩部的五个基本动作行量化评价。②肩关节功能评定试用评分标准。③Constant Murley 肩关节功能评分。④其他肩关节功能评分，如美国肩肘外科评分（ASES），有研究表明 ASES 评分与年龄相关性低，可信度较高，值得借鉴。

4. 睡眠评估　一些患者因为疼痛而影响睡眠，故需进行睡眠评估，可选用匹兹堡睡眠评估量表。

5. 日常生活活动能力　采用 Barthel 指数评估 ADL 自理能力。

6. 心理评估　老年患者常并发抑郁等心理问题，应进行相应评估。

三、康复治疗

（一）康复原则与目标

1. 康复原则　消炎镇痛，无痛训练。即尽可能采用副作用小的物理治疗技术达到镇痛目的，采用功能训练技术来恢复肩关节生理活动度。

2. 康复目标　改善关节活动度，恢复肩关节功能。

（二）康复方法

1. 物理因子治疗　各种物理因子治疗选择。

（1）电疗类：①高频类，早期炎症反应比较突出时，可首选超短波（无温量）对置于肩关节前后，1 次/天；或者微波照射痛点，25~50W，10 分钟，1 次/天。②低频电疗类，局部压痛明确，可选用痛点并置或对置，1 次/天。③中频电疗，针对疼痛区域较大，可选用干扰电，肩关节前后交叉放置，耐受量，1 次/天。

（2）光疗：可采用激光照射痛点，1 次/天。

（3）超声治疗：当肩关节活动受限严重时可选用，接触移动，脉冲 30%~50%，声强 1.5~2.5W/cm^2；或冲击波痛点治疗，1 次/周。

（4）温热疗法：慢性期可选择红外线、蜡疗等促进局部血液循环。

（5）磁疗：痛点贴敷高场强磁片（0.2 特斯拉），也有较好疗效。

（6）冷疗：疼痛剧烈时可采用痛区冰块按摩，可用毛巾包裹冰块对疼痛区域进行按摩，至局部微泛红，隔日一次。

2. 运动治疗　目前国内外治疗方法有运动疗法（含推拿、关节松动技术），配合口服药物、局部或关节腔药物注射，以及针灸、肩关节牵引等，均有一定的效果。但不管采用何种治疗，治疗性运动是基础，只有依靠行之有效的锻炼，才有可能较理想地恢复肩关节各方向的运动功能。

（1）Condman 钟摆运动：肩周炎早期的自我治疗，体前屈 90°，健侧肢支撑于桌（椅）子上，患肢下垂向前后摆动，内外摆动，画圈摆动，幅度由小到大，手握重物，逐步加负重（1kg→3kg→5kg），每次 20~30 分钟，每天 1~2 次。本项运动适用于第Ⅰ、Ⅲ期的患者，既可通过运动改善关节腔内滑液流动，改善关节活动范围，改善疼痛，又可预防肩周炎后期的粘连。

（2）体操棒练习：预备姿势，患者持体操棒于体前，两手抓握棒的距离尽可能大些，分腿直立。为防止以肩带活动（肩胛骨与胸壁间位移）代替肩关节活动，可用压肩带固定肩胛骨。动作：①前上举，以健臂带动患臂，缓慢作前上举，重复15~30次。②患侧上举，以健臂带动患臂缓慢作患侧的侧上举，重复15~30次。③做前上举后将棒置于颈后部，再还原放下，重复15~30次。④两臂持棒前平举，做绕圈运动，正反绕圈各重复15~30次。⑤将棒置于体后，两手分别抓握棒两端，以健臂带动患臂作侧上举，重复15~30次。⑥将棒斜置于体后，先患侧手抓上端，健侧手抓下端，以健臂带动患臂向下做患肩外旋动作，重复15~30次，然后换臂，健侧手抓上端，患侧手抓下端，健侧臂上提做患肩内旋动作，重复15~30次。

其他还可选用定滑轮装置，健臂辅助患肩做屈、伸、旋转活动等。

注意事项：①上述动作范围宜逐渐增大。②如一动作完成后感肩部酸胀不适，可稍休息后再做下一动作。③每一动作均应缓慢，且不应引起疼痛。

上述锻炼方法宜一日多次进行，如在家时，可因地制宜，根据以上原则和要领进行锻炼。

（3）等长抗阻训练：适合于早期患者，肌痉挛严重者。实施前，应先确认与肩部疼痛相关的痉挛肌群的拮抗肌，随后进行拮抗肌群的等长抗阻训练，可以快速缓解疼痛。

（4）牵伸训练：与上述方法相反，实施前，应先确认痉挛肌群解剖位置，随后沿着该肌肉或肌群的牵拉方向进行充分而缓慢的牵伸。实施中，如若患者疼痛明显，可先服用止痛剂后进行牵伸；操作中应随时观察患者表情，如果患者不能耐受，则终止治疗。

（5）S-E-T悬吊运动疗法：可以利用S-E-T悬吊运动疗法来精准放松痉挛肌群，激活弱链肌群，进而达到医治肩周炎的目的。

（6）关节松动术：关节松动术主要是用来活动、牵伸关节。故本疗法对肩周炎有较好疗效。根据肩部病变程度，采用不同的分级方法进行治疗。对于关节疼痛明显的患者采用Ⅰ级手法，既有关节疼痛又有活动受限者采用Ⅱ、Ⅲ级手法，而关节僵硬或挛缩但疼痛不著者，则采用Ⅳ级手法。松动疗法治疗时间因人而异，常为每次20分钟，每日或隔日一次，5~10天为1个疗程。每次治疗时要求患者尽量放松肩部，治疗后应进行主动肩部活动，例如，配合行钟摆运动等。

3. 药物治疗

（1）镇痛剂：由于是老年人群，应尽量选择胃肠道副作用较小的药物，以非类固醇抗炎药为例，尽可能选择COX-2抑制剂，例如美洛昔康、塞来昔布等。

（2）肌松剂：肌痉挛也可导致肩部疼痛，久之可发展成肩周炎。故可酌情选用肌松剂。例如：氯唑沙宗、乙哌立松等。

（3）局封：①痛点局部注射利多卡因+激素，可较好地改善疼痛，缓解病情。1次/周，连续3周。②通过关节腔穿刺术向受累关节腔内注射糖皮质激素，能够有效抑制滑膜炎症，从而缓解老年骨关节炎的病理过程。但大量应用可妨碍软骨的修复过程，包括妨碍氨基葡聚糖和透明质酸的合成，并增加关节内感染的机会。

4. 作业治疗　利用一些专门设计的上肢操作，来达到活动肩关节的目的。例如可以采用砂纸打磨平面，或者毛笔书写大字等操作，以达到既活动肩关节又有实用意义的目的。

5. 传统医学

（1）针灸：有多种针法以及灸法可以医治肩周炎，可酌情选用。

1）传统体针疗法：①经典选穴有肩髃、肩髎、肩贞，以及配穴，可选加肩前、臂臑、手三里、天宗等穴。治法：常规消毒，毫针刺得气后留针30分钟后起针。②单穴法，如尹氏只取健侧中平穴（足三里下1寸）治疗本病500例，治愈337例（75.4%），总有效率为98.2%，高于电针对照组及西药对照组的治愈率。③巨刺，应用巨刺阿是穴为主治疗肩周炎，用毫针刺健侧阳陵泉穴，待有针感后再刺与患肩酸困最明显处相对应的点（阿是穴），有针感后令患者做前举、外展、画圈等动作，对肩周炎症状较轻、痛点明显者有明显的即时效果。④雀啄刺，让患者取坐位或侧卧，选取肩背部压痛最明显处以及有板滞、牵拉感的部位作为刺激点，进针后小幅度提插，到达病变肌层时即用雀啄样刺法点刺深层病变组织5~10下，然后再往深层进针，可配合远红外线灯照射。此法对于寒痛型效果较好。

2）其他针法：①腹针疗法，治法，穴位直刺。选穴，健侧中脘（深刺）、商曲（中刺）、患侧滑肉门穴（中刺），根据痛点在滑肉门（滑肉门穴位于人体上腹部，在肚脐上方1寸处，距前正中线2寸）周围加针以浅刺，不捻转或轻捻转慢提插手法。留针30分钟起针，每日1次，每周5次，治疗2周可见效。②口针疗法，口针是针灸学的一个分支，其理论基础既源于古老的经络学说，又与现代全息理论密切相关。手三阳经脉、经筋的循行都经过肩部、人口舌之中。

3）灸法：①温针灸，杨氏取肩髃、肩前、肩后、曲池、合谷、天宗、痛点，针刺得气后，插2.5cm的清艾条在针柄上施灸。针刺以疏通经络气血壅滞，灸疗以温通经络散寒，温针结合较单纯针刺组疗程短、治愈率高。②直接灸，高氏取肩髃、曲池、肩贞、肩前穴，将艾柱直接放在穴位上施灸，患者感觉灼热时即用镊子夹掉，再放第2壮。如此施灸4、5壮，患者肩部疼痛可减轻。③隔药敷灸，李氏等将威灵仙、苏木、姜黄、红花、细辛、丝瓜络煎煮加入陈醋，用纱布置于药液中浸透敷于腧穴，上盖灸盒，置清艾绒12g施灸，总有效率达96%。

（2）拔罐法：①走罐，取患者肩峰端为中心，拔罐后向四周做环形推动，以局部皮肤潮红或紫红为度。此疗法简便易行，患者易于接受。②药罐，将当归、川芎、羌活、寄生、红花、独活、牛膝、细辛等装入布袋内煎煮，待水沸腾后放入竹罐，再煮3~5分钟，然后取罐迅速倒扣在干毛巾上，擦干罐内水分，趁热把竹罐扣在患肩的疼痛部位，据报道总有效率达97.7%，高于普通针刺组。③刺络拔罐，在患肩部痛点及周围处，以三棱针点刺后拔罐10~15分钟，吸出少量淤血，疗效满意。也可用梅花针叩刺加拔罐。

（3）银质针导热疗法：银质针导热疗法的功效有，①消除炎症反应。②增加局部血供。③松解肌肉痉挛。本疗法的功效系复杂治疗机制作用下的综合结果。实验提示：银质针治疗肌筋膜软组织有良好的消除无菌性炎症、促进组织修复和肌细胞再生作用。操作方法：压痛点定位肌腱的起止点并标记，沿肌腱扳机点或压痛点外2cm范围内，间隔0.8cm局麻下布针（17号银质针），每个进针点斜行穿入骨膜附着处；布针结束后连接加热探头，调节银质针导热控温巡检仪温度为100℃；持续加热15~20分钟即可。

（4）小针刀疗法：运用小针刀在痛点进皮后顺肌纤维方向进行闭合松解，术后进行肩关节功能锻炼，体现了中西医结合诊治肩周炎的特色。对于较重患者具有较好的临床治疗效果。

（5）推拿：推拿是中国传统医学治疗肩周炎的有效方法之一，有多种推拿方法。推拿治疗每日1次，10次为1个疗程。实施推拿时，可酌情配合应用物理因子治疗，以增进疗效。亦可将中医推拿技术与西方康复治疗技术之关节松动技术联合应用，则可大大提升疗效。

6. 介入治疗　肌骨超声治疗肩周炎是精准医学在肩周炎方面应用的例证。在超声引导下，可以准确发现动态情况下疼痛始发因素涉及的肌肉，由此，可以准确应用局部注射、小针刀分离等项技术实现精准治疗。

7. 其他治疗 如弹力贴布疗法、杵针疗法、瑜伽运动等，有兴趣的读者可参阅专业书籍。

8. 康复护理措施

（1）生活护理：工作要劳逸结合，注意局部保暖。特别应注意在空调房中时，不要坐在冷风口前方，保护肩关节不受风寒；夏夜禁忌窗口、屋顶睡觉，防止肩关节长时间受冷风吹袭。

（2）保护肩关节：在同一体位下避免长时间患侧肩关节负荷，例如患肢提举重物等；维持良好姿势，减轻对患肩的挤压；维持足够关节活动度范围和肌力训练；疼痛明显时要注意患侧肩关节的休息，防止有过多的运动，同时避免再次发生疲劳性损伤；疼痛减轻时，可尽量使用患侧进行 ADL 技能的训练。

（3）肩关节休息体位：较好的体位是仰卧时在患侧肩下放置一薄枕，使肩关节呈水平位。该姿势的体位可使肌肉、韧带及关节获得最大限度的放松与休息。健侧卧位时，在患者胸前放置普通木棉枕，将患肢放置上面。本病发作严重时不主张患侧卧位，以减少对患肩的挤压。避免俯卧位，因为俯卧位既不利于保持颈、肩部的平衡及生理曲度，又影响呼吸道的通畅，应努力加以纠正。

9. 康复教育

（1）治疗原发病：如颈椎病、类风湿关节炎、骨质疏松症等。

（2）加强生活护理：防受寒、防过劳、防外伤。尽量减少使用患侧的手提举重物或过多活动肩关节，以免造成进一步疲劳性损伤。

（3）坚持运动训练：教会患者有效医疗体操的做法、肌肉完全放松运动、腹式深呼吸和局部自我按摩等。

（4）改变患者对疼痛的认知和处理过程，进而帮助患者学习自我控制和自我处理疼痛的能力。

（郭海星）

第三节 老年骨关节炎

一、概述

（一）定义

骨关节炎（OA）是一种常见、缓慢发展的关节疾病，又称骨关节病，多见于老年人，因此，又称老年骨关节炎。临床上年轻人少见，超过 55 岁后越来越普遍。在 60 岁人群中，80% 的人手、足、脊柱、膝、髋至少有一个关节可以获得骨关节炎的 X 线证据。

（二）分类

老年骨关节炎多数是原发性的，发病原因不明，一般认为与增龄、外伤、内分泌、软骨代谢、免疫异常和遗传等多种因素有一定的关系；少数为继发性的，可以在先天畸形、创伤或关节不稳定的基础上发生的骨关节炎。

最早、最主要的病理变化发生在关节软骨，主要表现是关节软骨纤维化、退行性变和新骨形成，导致骨端硬化和周围骨赘的形成，最终关节面完全破坏、畸形，出现骨膜、关节囊的瘢痕化、邻近肌肉的萎缩，甚至关节不稳定、半脱位、屈曲性挛缩。

（三）流行病学

骨关节炎的患病率随着年龄的增长而升高，女性高于男性，不同地区、不同关节的患病率也不相同。有研究显示，膝关节的患病率高于髋关节和手部关节，北方人膝关节疼痛症状比南方人更普遍。不同种族之间骨关节炎的患病率也有差异，与白人相比，非裔美国人髋和膝关节放射学骨关节炎、临床骨关节炎及中重度骨关节炎的患病率均更高。

二、康复诊断与功能评定

（一）康复诊断

1. 诊断方法　老年骨关节炎的临床诊断主要通过详细地询问病史、患者的临床表现、体征和影像学的辅助检查完成。但是对于老年骨关节炎患者的临床评定，除诊断是否患有老年骨关节炎和专病评定以外，还需要对患者是否有并发症进行评定，如高血压、心脏病、糖尿病等，因为是否伴有其他并发症及其病情的严重程度直接影响康复治疗手段的选择和运动量的安排。

（1）病史：病史的询问在老年骨关节炎的临床评定中较为重要，包括年龄、受累关节的部位、数目、程度，疼痛性质，有无晨僵和活动不便。

关节疼痛及其压痛、关节肿胀、关节僵硬、关节畸形和关节活动障碍是老年骨关节炎的主要症状和体征，其中疼痛和关节活动度的评定是其主要内容之一。关节在形态结构上的改变及其产生的疼痛和活动障碍是骨关节炎的主要临床表现。最初的症状主要是疼痛，开始时轻微疼痛，然后逐渐加重，活动多时疼痛明显，休息后好转。部分患者有晨僵现象，活动后改善。若运动量突然加大，可出现关节肿胀，冰敷或休息后减轻。关节局部有压痛，关节活动度有不同程度的受限。

（2）体格检查：包括受累关节局部压痛，特别是关节某一点的局限性压痛，有无关节肿胀，大关节有无摩擦感，注意 Heberden 结节和 Bouchard 结节的检查，关节有无畸形，活动受限和关节半脱位。

（3）影像学检查

1）超声波检查：在早期较 X 线更为敏感，可以发现关节软骨低回声带模糊、消失、半月板撕裂、变性，关节间隙不对称性狭窄、变形，骨赘形成，以及关节周围病变，如髌上囊肿和滑膜增厚等。此外，还可以通过检测血管形态和血流量了解治疗效果和疾病的进展情况。

2）X 线检查：非对称性关节间隙变窄，关节边缘增生和骨赘形成，可伴有关节积液。严重者可见关节畸形，出现如膝内翻（X 型腿）等。

3）磁共振成像：可以对早期骨关节炎做出诊断，显示关节软骨、韧带、半月板及关节积液等病变情况，如关节软骨病变、膝交叉韧带松弛变细、半月板撕裂、纤维囊病变等。

4）关节镜检查：关节镜检查是临床评定关节软骨受损的金标准，但因为其有创伤，所以不能作为常规检查用于诊断。另外，关节镜不能显示软骨深层改变和软骨下骨质改变。

（4）实验室检查：尽管 C 反应蛋白（CRP）是反映病情活动的良好指标，但常常因为骨关节炎患者仅仅只有局部滑膜炎，所以两者的相关性并不明显。伴有滑膜炎的患者可出现 CRP 和红细胞沉降率（ESR）轻度升高，而血常规、蛋白电泳、免疫复合物及血清补体等指标一般无异常。

2. 诊断标准　目前临床上多依据 ACR1995 年的诊断标准，现简单叙述以供参考。

（1）手骨关节炎：①近一个月大多数时间有手关节疼痛、发酸、发僵。②10 个指间关节（10 个指间关节为双侧第 2 指、第 3 指、第 4 指、第 5 指远端及近端指间关节，双侧第 1 指腕掌关节）中，骨性膨大关节≥2个。③掌指关节肿胀≤2个。④远端指间关节骨性关节>2个。⑤10个指间关节中，畸形关节≥1个。满足条件①+②+③+④或①+②+③+⑤可以诊断为手骨关节炎。

（2）膝骨关节炎：临床标准，①近一个月大多数时间有膝关节疼痛。②有骨摩擦音。③晨僵≤30分钟。④年龄≥38岁。⑤有骨性膨大。满足条件①+②+③+④、①+②+⑤或①+④+⑤，可以诊断为膝骨关节炎。

除临床标准外，膝骨关节炎还有临床+放射学标准，如：①近一个月大多数时间有膝部疼痛。②X线片显示骨赘形成。③关节液检查符合骨关节炎。④年龄≥40岁。⑤晨僵≤30分钟。⑥有骨摩擦音。满足条件①+②，①+③+⑤+⑥或①+④+⑤+⑥，可以诊断为膝骨关节炎。

（3）髋骨关节炎：多使用临床+放射学标准，①近一个月时间大多数时间有髋部疼痛。②血沉≤20mm/h。③X线片显示有骨赘形成。④X线片显示有髋关节间隙狭窄。满足条件①+②+③、①+②+④或①+③+④，可以诊断为髋骨关节炎。

（二）功能评定

老年骨关节炎从出现症状到影响正常功能的行使一般需要一个漫长的过程，如开始仅有运动后疼痛，逐步发展到影响关节的活动，导致行走功能或上肢功能的正常使用，如行走、手持物等。随着病情的发展，运动不足将导致心肺功能下降，甚至出现胰岛素利用障碍而发生糖尿病，造成生活自理能力下降，参与生活活动也受到限制。

1. 精神、心理　由于长期疼痛和（或）不同程度的功能障碍，患者在生活、工作和社会参与等方面产生各种困难，对患者的心理产生重大的影响，患者表现出精神忧郁、焦虑、愤怒、情绪低落、言语减少等负面心理反应，对自我和康复失去信心，从而影响疗效和生活质量。心理情绪评定通常使用焦虑自评量表和抑郁自评量表。

2. 关节功能　无论是手，还是膝关节、髋关节，一旦演变为骨关节炎，除疼痛外，肌肉力量下降、关节活动度受限明显，可见关节形态发生改变，关节周围肌肉萎缩，关节的屈、伸功能受限。

（1）肢体周径：常用皮尺测量肢体的周径，以了解患肢肌肉有无萎缩、肿胀和肥大。测量时，应注意皮尺与肢体纵轴垂直，松紧度适宜。一般情况下，老年骨关节炎的患者，患肢是有肌肉萎缩的，当运动过度时，可出现关节肿胀。

（2）肌力测定：对于老年骨关节炎患者而言，局部肌肉力量是下降的，与对侧相比有明显的改变。常用的方法是徒手肌力检查法。但它只是表明肌力的大小，不能代表肌肉收缩的耐力。

（3）关节活动度：老年骨关节炎的患者早期局部关节活动受限不明显，随着病程的进展，关节活动度受限逐步加重。临床上常用的方法是用180°的通用量角器测量，轴心对着关节的中心，固定臂与相对固定的肢体的纵轴平行，移动臂与活动的肢体的纵轴平行。

（4）步态分析：正常步态是通过骨盆、髋、膝、踝和足趾的一系列活动完成的，而老年骨关节炎患者常常因为下肢关节功能障碍导致步态异常，常见的有疼痛步态、摇摆步态、假性长短步态等。既可以通过目测法进行定性分析，也可以由计算机摄像设备进行定量分析。老年骨关节炎患者的步态异常主要是摆动相屈膝、屈髋角度的异常。

我国社会劳动保障部门对工伤职业进行伤残等级鉴定时，以关节功能障碍对肢体功能所造成的障碍为依据，以屈伸功能为量化指标，将关节功能丧失分为重度、中度与轻度三级：①关节功能重度丧失，残留关节屈伸范围约占正常的三分之一，较难完成原有劳动并对日常生活有明显影响。②关节功能中度丧失，残留关节屈伸范围约占正常的三分之二，能基本完成原有劳动，对日常生活有一定影响。③关节功能轻度丧失，残留关节屈伸范围约占正常的三分之二以上，对日常生活无明显影响。

3. 心肺功能　老年人随着年龄的增加，血管中弹性组织进行性减少，胶原组织逐渐增加，使血管的弹性减退，心脏也会出于相似的原因而发生心室壁顺应性的进行性减退，心脏舒张功能下降。当进行运动时，静脉回心血量大量增加，可导致心脏舒张功能进一步减退，比较小的功率负荷就可以引起左室舒张末期压升高，肺毛细血管嵌压上升，从而发生呼吸困难。老年骨关节炎的患者由于关节活动障碍导致运动不足，心肺功能较同年龄人会进一步下降，在康复训练过程中发生心脏事件的可能性更高，如可能出现胸闷、呼吸困难等心肌缺血、心功能不全的预警信号。因此在实施运动训练前必须进行心肺功能测试，以保障安全。临床上使用运动肺功能仪和活动平板试验实时分析患者运动中每一次呼吸的各项气体代谢和心电参数，主要指标有最大耗氧量，即峰值耗氧量、最大心率、最大氧脉搏和运动时间。

最大耗氧量（VO_{2max}）是人综合体力的重要指标，主要取决于心肺功能、肌肉的代谢能力。氧脉搏是每次心搏输送的氧量，相当于每搏量。氧脉搏除主要取决于心输出量外，肌肉氧化能力、动-静脉氧差也是重要的影响因素。心肺功能下降均可以使氧搏量下降。老年骨关节炎患者运动强度一般要求$50\% \sim 60\% VO_{2max}$，起始可定为$40\% VO_{2max}$。

4. 环境评定　老年骨关节炎的早期患者对环境无特殊要求，后期受到环境的明显影响，如上肢骨关节炎患者对于使用的器具有要求，地面和行走的路段状况对于下肢骨关节炎患者的行走能力有较大的影响。若条件许可，康复专业人员可以按照老年骨关节炎患者自身的功能水平对其即将回归的环境进行实地考察、分析，找出影响其日常生活活动的因素，并提出修改方案，最大限度地提高其独立性，改善其生活质量。

（1）家庭环境的评定：进行家庭环境评定，我们通常采取物理治疗师和作业治疗师随患者去家里访问，他们主要负责在家中评定患者的功能水平。精力主要花在患者或者患者家庭的特殊需要方面，言语治疗师、社会工作者或者护士也可参与到家庭评定中。这种评定将包括两个内容：一是关于住所外部的情况，二是住所内部的环境。在评定中主要使用的工具是皮尺和家庭环境评定表。

完成家庭内部评定的常用方式是让患者模拟全天的日常活动。从早上起床开始包括穿衣、化妆、洗澡和饮食的准备，患者试图完成所有的转移、行走、自理和其他所能做的活动，尽可能独立地促进这个评定。

（2）社区环境（公共场所）的评定：主要是对人行道、路边镶边石、斜坡、扶手和台阶等位置的评定，如斜坡评定要求其坡度以1：12英寸（1英寸=2.54cm），宽度以90~120cm为宜，如斜坡长超过10m，斜坡改变方向或斜坡超过以上标准（1：12英寸），则中间应有一休息用的平台。所有斜坡的路面应是防滑的，侧边缘均应有一3.5cm的路肩，以防轮椅冲出斜坡的边缘；扶手评定要求斜坡适用于步行者和轮椅使用者，其两侧应装有栏杆，对步行者而言，其扶手高度以90cm为宜，而对轮椅使用者则以75cm为宜；台阶评定要求单级台阶可在附近的墙上装一垂直扶手，距台阶底部约90cm，多级台阶则应使用水平性的扶手，应在台阶的底端和顶端各延伸至少30cm。应注意扶手直径应为2.5~3.2cm，扶手内侧缘与墙之间距离为5cm，不宜太远。

5. 日常生活活动能力　对于早期骨关节炎患者而言，日常生活活动能力一般不受影响，但严重骨关节炎患者的日常生活常常受到影响，如不能行走，上、下楼梯，上厕所等，此时应进行日常生活活动能力的评定，一方面，了解其日常生活能力；另一方面，可以根据评定的结果判断是否需要他人的照料。临床上最常用的量表是改良的Barthel指数。

6. 生存质量的评定　生活质量与客观意义上的生活水平有关，包括身体健康状况、社会健康状况和精神健康状况，较全面的是世界卫生组织提出的身体功能、心理状况、独立能力、社会关系、生活环境，以及宗教信仰与精神寄托。目前应用较多的量表是医疗结局研究简表，它的调查方法是询问患者对自己健康状况的了解。此项数据记录患者的自我感觉和日常生活状况。

三、康复治疗

随着年龄的增长，患老年骨关节炎的概率越来越高，已经患有老年骨关节炎的患者病情也会逐渐加重，因为结缔组织的老化是不可逆转的。老年骨关节病的药物治疗中一定要注意药物的副作用，使用非甾体抗炎药时要充分考虑到副作用，并随时观察。保守治疗完全无效时才应考虑手术治疗，一般治疗中尽量选用保守治疗。

（一）康复目标与方案

1. 康复目标　康复治疗老年骨关节炎主要是缓解疼痛，改善关节功能，避免或减少畸形，有利于受损关节的修复，延缓病情的进展，最终目的是缓解症状，使老年人生活自理。

2. 康复方案　很多症状不严重的患者，可通过物理因子治疗、体育锻炼和生活方式的改变来解决，对于老年骨关节炎患者的康复治疗主要包括药物、物理治疗、作业治疗、辅助器具、外科手术治疗和心理治疗等。保守治疗是骨关节炎的首选，只有在非手术治疗完全无效时才应考虑手术治疗。

（1）物理治疗

1）物理因子治疗：可根据患者的具体情况选择使用中频电疗、经皮神经电刺激消炎止痛，也可以选择热疗，如蜡疗、热敷、中药熏洗、红外线和局部温水浴等。对于轻症老年骨关节炎患者，可先试用物理因子治疗配合其他非药物疗法消炎止痛，无效时再试用药物；若病情需要，必要时可选择 2~3 种物理因子综合治疗；尽量使用简便、安全、经济的物理因子治疗，每次热疗的时间不超过 30 分钟。

2）运动治疗：应以肌力和耐力训练为主，常用的运动形式为静力性练习。在不引起关节疼痛的角度进行肌肉的等长收缩，一般认为在最大收缩强度时持续 6 秒可以较好地增强肌力，而持续较长时间的较小幅度的收缩更有利于增强耐力。动力性肌力训练和等速肌力训练因为伴有关节活动，会增加关节负荷，一般不适用于老年骨关节炎患者。

运动治疗可以借助各种器械，也可以使用简便易行的徒手操，以下几种方法可供选择：①屈伸膝髋，双脚立正，右小腿向后提起，大腿保持原位，然后右腿向前踢出，足部尽量跖屈，右脚还原后再后踢，以脚跟接触臀部为度，然后左下肢抬起屈膝，左脚向里横踢，左下肢抬起屈膝，左脚向外横踢，右下肢相同。②旋转膝部，二足跟、膝部并紧，微屈双膝，双手按于膝部，自左向右、后、前做回旋动作，然后自右向左前旋转。③抗阻屈膝，取坐位，将踝部套在弹性绳索内，然后做屈伸膝关节活动。

（2）作业治疗：老年骨关节炎患者的作业治疗主要从自我照料、工作和休闲活动三个方面开展。自我照料的活动包括就餐、穿衣、行走、大小便等，工作的活动包括与他人沟通、信息的传递、互联网的使用、驾驶或公共交通的使用，休闲活动包括读报、看电视、手机的使用以及符合当地文化习惯的休闲娱乐活动。重点是防范、控制有损关节的活动，在进行下列日常生活活动时，应尽可能避免损伤受累关节。

（3）辅助器具：老年骨关节炎严重者不仅可出现上肢使用日常用品困难，甚至写字、打字都无法进行，而且可出现行走困难、大小便障碍等，这时非常需要作业治疗活动的介入，如通过改造日常用品的使用方法而减少对受累关节的进一步损害，改造厕所的高度使患者如厕更便利。当然，也可以使用护膝、护踝、护肘等支持带保护相应的关节，限制其活动，缓解疼痛。行走困难者，可选择使用手杖、臂杖或腋杖减轻患者的负重，缓解疼痛；髋、膝关节负重时疼痛明显而难以行走者可以选择轮椅代步。

（4）心理干预：先应让患者保持乐观的情绪，消除抑郁状态。对老年骨关节炎患者的治疗，无论是非手术治疗，还是手术治疗，均需要给予心理干预，主要包括：①支持治疗，细心听取患者对自身病情的描述及提出的其他需要帮助解决的要求，对患者给予鼓励和支持，体贴患者在生活、工作和社会参与方面遇到的困难，对患者急需解决的疼痛的问题，予以合理解决。②认知治疗，为患者讲解有关骨关节炎的健康知识，如发病机制、临床症状、注意事项、预后等，使其对疾病有正确、全面、客观的认识，了解通过康复治疗，病情是可以改善的，从而帮助患者缓解心理压力，减轻忧郁和焦虑，消除其不良的情绪，建立良好的治疗依从性，积极配合康复治疗。③放松治疗，指导患者每天进行一定时间的放松训练，使患者学会自我调节，通过身体放松使患者得到整个身体、心理的松弛，压力释放，对抗由于心理应激而引起的焦虑和抑郁。④集体心理治疗，对于老年骨关节炎的患者也可以采用讲座等集体活动的形式，详细介绍本病的特点和发病机制、康复知识，介绍心理因素对患者自身生活质量的负面影响，指导患者采取减轻受患关节负荷的方法来保护关节，宣传吸烟的危害性并指导如何戒烟，正确对待疾病。

1）对于紧张、焦虑的老年患者：医务人员对于新入院的老年患者要以良好的精神面貌去迎接和关怀照顾老年骨关节炎患者。入院时要热情接待，做详细的入院宣教，使之尽快熟悉环境，在输液、发药、晨晚间护理时要耐心讲解疾病的知识，语言简练易懂，以取得老年人的信任和合作。对于活动不便的患者，协助完成生活所需，对情绪波动大的患者，安排亲人陪护，向家属说明情绪波动与疾病的利害关系，引导其在物质和精神上给予关心和爱护，使患者对生活充满信心，消除其紧张、焦虑的情绪。

2）对于悲观、固执的老年患者：给予精神安慰，尊重他们的人格，以亲切的态度经常与他们交流，了解其思想动态，帮助其解决问题，同时要做好基础护理和照料，使其住院如在家。大部分老年患者就座起立时有关节僵硬的现象，在操作时要耐心等待。要从生活、饮食方面尽量满足患者的基本需求，从细微之处引导其以稳定的心态对待角色的转变，改善不良情绪，以积极的态度面对疾病。

3）对于绝望、厌世的老年患者：应加强安全措施，严密观察老年人的一切动态和情绪的变化，同时还需要家人、朋友、同事及社会的支持，要多给予正面的指导、劝解、鼓励和安慰等，帮助患者度过最困难的时期，并真正体验到社会和家庭亲人的关爱和温暖，以增强其对美好生活的向往和对生命的渴望。

（二）预防、保健与临床治疗

包括预防、营养保健、药物、中西医结合、手术治疗等。

1. 药物治疗

（1）镇痛剂：由于骨关节炎的病因较多，大部分原因不是炎症或只是轻度炎症，所以大多数情况下可用镇痛剂进行治疗。对乙酰氨基酚是较好的选择，它无明显的抗炎作用，但有良好的镇痛和解热作用，对胃肠道无明显的毒副作用，对有过敏史者较安全。虽然对肝脏、肾脏有毒副作用，但概率极低，且价格较低，因此常常是临床上的首选。每次口服 $0.25\sim0.5g$，1 天 3~4 次。1 天量不宜超过 2g，疗程不宜超过 10 天。

（2）非甾体抗炎镇痛药物：一般在患者对镇痛剂使用后效果不好时使用。有研究指出，老年溃疡病的住院和死亡病例中，20%～30%与服用非甾体抗炎镇痛药有关，也有人认为非甾体抗炎镇痛药对关节软骨的代谢可能产生有害作用。因此，老年骨关节炎患者应该慎用非甾体抗炎镇痛药，如萘普生等。目前临床上已有局部使用的非甾体抗炎药，如双氯芬酸乳胶剂、吲哚美辛药膏等，与传统的非甾体镇痛药相比，具有抗炎作用强、胃肠道、血液系统副作用小等优势。

（3）激素：通过关节腔穿刺术向受累关节腔内注射糖皮质激素，能够有效抑制滑膜炎症，从而缓解老年骨关节炎的软骨降解过程，但大量应用可妨碍软骨的修复过程，包括妨碍氨基葡聚糖和透明质酸的合成，并增加关节内感染的机会。所以，一般认为关节腔内注射激素间隔时间不可少于3个月，1年内只能注射2～3次。

（4）维生素：有研究证明，维生素C和维生素D有助于阻止关节炎的进一步发展。维生素C片剂为抗氧化剂和Ⅱ型胶原合成的基本需要，每日服用高于日常摄入量2～8倍维生素D可以阻止关节炎的发展。

2. 传统康复治疗　推拿可以增加局部的血液循环，改善关节的代谢，手法还可以改善和提高受累关节的活动度；针灸通过循经取穴和近病远治的原理治疗骨关节炎，改善代谢，减轻疼痛。通过导引治疗，如打太极拳等，可保持关节一定的活动度，同时使关节的受压面增大，单位面积内受压面积相对减小。

3. 手术治疗　若有较严重的持续性疼痛和明显的活动障碍，并且影响工作和生活，可以考虑手术治疗。一般传统性矫形手术，如关节成形术、关节融合术、截骨术等，由于手术后需要外固定，所以不适合老年患者。

（1）关节镜治疗：膝关节骨性关节炎中若关节内有游离体造成关节交锁、疼痛，应考虑游离体摘除术；关节镜治疗时，可利用大剂量冲洗液冲洗关节腔，达到消炎、缓解症状的目的，此时可处理关节内的细微损伤，如软骨、半月板、滑膜的撕裂、磨损等，还可以去除炎症变性或增生的组织。

（2）关节置换术：适用于关节内有严重的退行性变，疼痛症状和关节功能障碍明显的高龄患者。全膝关节置换术后配合连续性关节被动训练器（CPM）的功能训练，常可以取得较为满意的效果。

4. 改变生活方式　老年骨关节炎的病情发展常与寒冷、潮湿的生活环境有关，所以应注意保暖及改善居住条件；老年骨关节炎与不适当的负重有关，所以应劳逸结合，运动时注意适当的运动量，不可一次运动过量，否则容易对关节造成损伤；肥胖患者应注意控制饮食，减轻体重以减少病变关节的负重；日常生活中应尽量减少大关节的负重，如过多的下蹲、长时间的站立会增加膝关节、髋关节损伤的机会；给予患肢短时期静止休息，不予负重，可减轻及延迟病情的发展。此外，对本病发展有影响的疾病应积极予以治疗，如糖尿病、静脉曲张等。

5. 其他方法　老年骨关节炎的治疗多数为对症治疗，常可取得较好的疗效。对关节软骨损伤的治疗也已经有许多新方法，自体、异体软骨细胞移植，骨软骨移植，假体填充修补关节软骨缺损，组织工程化软骨移植，基因治疗等。老年人关节软骨常发生退行性变，自体关节软骨细胞移植、自体骨软骨移植的方法都因自体软骨细胞活力下降而受到限制。基因治疗是在细胞内插入一段目的基因，使细胞自身能够分泌原来不能分泌或分泌很少的蛋白质，达到治疗目的。

（陈　丹）

第四节　焦虑与抑郁

一、概述

（一）定义

焦虑和抑郁是老年期常见的心理障碍。

焦虑是以持久而典型的烦躁不安和情绪容易激动为主要表现，担心失去控制和预感危险或不幸的到来，发作时常伴有紧张不安，注意力集中困难，记忆力差和无法放松，有头晕、胸闷、心悸、呼吸困难、口干、尿频尿急、出汗、震颤和运动性不安等症状；其紧张惊恐程度往往与现实不相称。

抑郁是一种常见的心境障碍，以显著而持久的心境低落为主要临床症状，且心境低落与其处境不相吻合，临床表现可以从闷闷不乐到悲痛欲绝，甚至发生木僵；部分病例有明显的焦虑和运动性激越；严重者可出现幻觉、妄想等精神病性症状。多数病例有反复发作的倾向，每次发作多数可以缓解，部分有残留症状或转为慢性。

（二）分类

广义的焦虑障碍包括广泛性焦虑障碍、惊恐障碍、强迫障碍、社交恐惧症、创伤后应激障碍、躯体化障碍和疑病症等。本章所说的老年期焦虑障碍是狭义的，主要是指焦虑性神经症，临床分为 PD 和 GAD。

抑郁障碍主要包括：抑郁症、恶劣心境、脑或躯体疾病患者伴发抑郁、精神活性物质或非成瘾物质所致精神障碍伴发抑郁等。有研究认为：老年人抑郁症患者焦虑、自杀观念、疑病、偏执、记忆力减退、迟缓症状较突出，而抑郁心境、睡眠障碍不典型。

（三）流行病学

焦虑障碍是老年人常见的心理障碍，老年期焦虑的发生率高达近 20%，且各种焦虑障碍发生的可能性都有。曾认为老年人焦虑较年轻人少见，但现研究证实两者患病率相近。所有焦虑障碍患病率为 3.5%～18.6%，GAD 为 0.7%～7.3%，PD 为 0.1%～1.0%，OCD 为 0.1%～3.5%，SP 为 1.0%～4.8%，PTSD 与年轻人相当。上海市 2000 年流行病学调查资料显示，老年人中神经症患病率为 6.4%，其中焦虑症为 1.9%。本病患者男女比例相差不大，年龄跨度较大，病程从 1 个月到数年，平均约 6 个月。

国内外研究显示，老年期抑郁的患病率在 5%～42%。老年重性抑郁患病率无论是在慢性病疗养机构还是急性疾病治疗医院中均高于社区，新入院的老年患者中一年内患病率为 20%，精神卫生中心的老年病房中有一半患抑郁症。在此人口中，回顾性调查发现 23%～31% 的人存在明显抑郁症状。老年期抑郁患者性别与国内外资料较为一致，女性高于男性，约为 2：1。抑郁症的患病率至少在工业发达国家还会呈上升趋势。

焦虑与抑郁可单独出现，也可以共病形式出现，57% 抑郁症患者伴发焦虑，而 28% 焦虑患者会伴发抑郁，焦虑和抑郁共病率可达 50% 左右。

二、康复诊断与功能评定

（一）康复诊断

焦虑与抑郁的诊断应根据病史、病程、临床诊断、躯体检查、神经系统检查和实验室检查等综合分析得出。实验室诊断包括心电图、尿常规、血常规、甲状腺功能以及维生素 B、叶酸和药物水平检测。当前仍无特异性诊疗手段。由于《国际疾病分类》第 10 版（ICD-10）、《精神障碍诊断与统计手册》第 4 版（DSM-Ⅳ）和《CCMD-3 中国精神障碍分类与诊断标准（第三版）》均没有把焦虑和抑郁作为一个独立的疾病单元，因此，目前只能参考现行的情感障碍分类与诊断标准。根据《国际疾病分类》第 10 版（ICD-10）关于焦虑、抑郁的分类与诊断标准分类如下。

1. 焦虑障碍

（1）广泛性焦虑障碍（GAD）：基本特征为泛化且持续的焦虑，不局限于甚至不是主要见于任何特定的外部环境（即"自由浮动"）。如同其他焦虑障碍，占优势的症状高度变异，但以下主诉常见：总感到神经紧张、发抖、肌肉紧张、出汗、头重脚轻、心悸、头晕、上腹不适。患者常诉及自己或亲人很快会有疾病或灾祸临头。这一障碍在女性中更为多见，并常与应激有关。病程不定，但趋于波动并成为慢性。

1）诊断要点：一次发作中，患者必须在至少数周（通常为数月）内的大多数时间存在焦虑的原发症状，这些症状通常应包含以下要素：①恐慌（为将来的不幸烦恼，感到"忐忑不安"，难以集中注意力等）。②运动性紧张（坐卧不宁、紧张性头痛、颤抖、无法放松）。③自主神经活动亢进（头重脚轻、出汗、心动过速或呼吸急促、上腹不适、头晕、口干等）。

出现短暂的（一次几天）其他症状，特别是抑郁，并不排斥广泛性焦虑作为主要诊断，但患者不能完全符合抑郁障碍、恐怖性焦虑障碍、惊恐障碍、强迫障碍的标准。

2）分类：包含焦虑神经症、焦虑反应。

（2）惊恐障碍（PD）：基本特征是严重焦虑（惊恐）的反复发作，焦虑不局限于任何特定情境或某一环境，因而具有不可预测性。如同其他焦虑障碍，占优势的症状因人而异。但突然发生的心悸、胸痛、哽噎感，头晕和非真实感（人格解体或现实解体）是常见的。同时，几乎不可避免地继发有害怕死亡，失去控制或发疯。一次发作一般仅持续数分钟，但有时长一些，发作频率和病程都有相当大的变异性。处于惊恐发作中的患者常体验到害怕和自主神经症状的不断加重，这使患者十分急切地离开他或她所处在的场所。如果这种情况发生在特定情境，患者可能回避这些情境。同样，频繁的、不可预测的惊恐发作可导致患者害怕独处或害怕进入公共场所。一次惊恐发作常继之以持续性的再次发作。

1）诊断要点：发生在确定情境的惊恐发作被视为恐怖严重度的表现，因此优先考虑恐怖的诊断。仅当不存在恐怖性焦虑障碍时，才把惊恐障碍作为主要诊断。

要确诊应在大约 1 个月内存在几次严重的植物性焦虑：①发作出现在没有客观危险的环境。②不局限于已知的或可预测的情境。③发作间期基本没有焦虑症状（尽管预期性焦虑常见）。

2）分类：包含惊恐发作、惊恐状态。

2. 抑郁发作 在 ICD-10 中，抑郁发作不包括发生于双相情感障碍中的抑郁状态。因此，抑郁发作只包括首次发作抑郁症或复发性抑郁症。抑郁发作的症状分为两大类，可粗略分为核心症状和附加症状。

（1）抑郁发作一般标准

1）抑郁发作持续至少2周。

2）在患者既往生活中，不存在足以符合轻躁狂或躁狂标准的轻躁狂或躁狂发作。

3）不是由于精神活性物质使用或任何器质性精神障碍所致。

（2）抑郁发作的核心症状

1）抑郁心境，对个体来讲肯定异常，存在于一天中大多数时间里，且几乎每天如此，基本不受环境影响，持续至少2周。

2）对平日感兴趣的活动丧失兴趣或愉快感。

3）精力不足或过度疲劳。

（3）抑郁发作的附加症状

1）自信心丧失和自卑。

2）无理由的自责或过分和不适当的罪恶感。

3）反复出现死或自杀想法，或任何一种自杀行为。

4）主诉或有证据表明存在思维或注意能力降低，例如犹豫不决或踌躇。

5）精神运动性活动改变，表现为兴趣减少或迟滞（主观感受或客观证据均可）。

6）任何类型的睡眠障碍。

7）食欲改变（减少或增加），伴有相应的体重变化。

（4）分类

1）轻度抑郁发作：具有核心症状中的至少两条，核心与附加症状合计至少四条。

2）中度抑郁发作：具有核心症状中的至少两条，核心与附加症状共计至少六条。

3）重度抑郁发作：分为不伴精神病性症状和伴有精神病性症状两型，其抑郁表现需具有全部三条核心症状，核心与附加症状共计八条。

（二）功能评定

评定是针对患者的功能及功能相关的状况进行描述、分级、归纳、分析的过程。目的是对患者的功能状况、功能受限的水平进行评价，以指导患者的治疗、评价患者的疗效，对预后进行推测。量表是临床心理或精神评估和研究的常用方法，评定量表具有数量化、客观、可比较和简便易用等特点。

1. 症状评定量表　症状自评量表，又名90项症状清单。该量表共有90个反映常见心理症状的项目，从中分出10个症状因子，用于反映有无各种心理症状及其严重程度。10个因子分别是：躯体化、强迫症状、人际关系敏感、抑郁、焦虑、敌对、恐怖、偏执、精神病性及睡眠和饮食状况等。

适用于检查某人群中哪些人可能有心理障碍，某人可能有何种心理障碍及其严重程度如何。每个项目后按照"没有、很轻、中等、偏重、严重"等级以1~5（或0~4）五级选择评分，由被试者根据自己最近的情况和体会对各项目选择恰当的评分。

2. 焦虑自评量表（SAS）　由20个与焦虑症状相关的条目组成。用于反映有无焦虑症状及其严重程度。适用于有焦虑症状的成人，也可用于流行病学调查。

（1）评分：主要评定依据为项目所定义症状出现的频度，分为四级，①很少有该症状。②有时有该症状。③大部分时间有该症状。④绝大部分或全部时间有。项目5、9、13、17、19为反向评分题，按4~1计分。由被试者进行自我评定。

（2）总分：将所有项目评分相加，即得到总分。总分超过 40 分可考虑筛查阳性，即有可能有焦虑存在，需进一步检查。分数越高代表焦虑程度越重。

3. 抑郁自评量表（SDS）　由 20 个与抑郁症状相关的条目组成，用于反映有无抑郁症状及其严重程度。适用于有抑郁症状的成年人，包括门诊及住院患者，也可用于流行病学调查。

（1）评分：主要评定依据为项目所定义症状出现的频度，分为四级，①很少有该症状。②有时有该症状。③大部分时间有该症状。④绝大部分或全部时间有。项目 2、5、6、11、12、14、16、17、18、20 为反向评分题，按 4~1 计分。由被试者进行自我评定。

（2）总分：将所有项目得分相加，即得到总分。总分超过 41 分可考虑筛查阳性，即可能有抑郁存在，需进一步检查。抑郁严重指数：抑郁严重指数＝总分/80。指数范围为 0.25~1.0，指数越高，反映抑郁程度越。

三、康复治疗

（一）康复原则与目标

1. 康复原则　老年焦虑与抑郁等老年精神障碍康复治疗应坚持以下原则。

（1）病因治疗原则：找到病因是治疗时的首要考虑因素，老年患者临床症状尤为复杂，尤其是对于老年精神障碍患者，要进行详细周全的检查，明确疾病诊断和症状特点、确定治疗目标、制订合理的治疗方案极其重要。

（2）对症治疗原则：明确诊断、对症治疗是当前精神障碍康复治疗的主要方法，老年精神障碍尤为如此。

（3）合理治疗原则：选择合理的治疗方案，针对不同疾病类型、临床阶段、躯体状况、性别、年龄及经济状况选择不同的治疗方法。

（4）安全治疗原则：老年障碍的治疗本着合理治疗、适当治疗的同时要强调安全治疗，这是老年患者的特点决定的。

（5）及时调整治疗方案原则：疾病发展、治疗是动态、循序渐进的过程，因此，对实施的治疗方案进行及时评估、修正或调整非常重要。

2. 康复目标　老年焦虑与抑郁等精神障碍的总目标是获得临床痊愈，恢复社会功能，提高生活质量。然而，在不同临床阶段，康复治疗目标也会有所差异。各种老年精神障碍虽然各有其临床表现，但都可分为急性期、缓解期和康复期。

（1）急性期：主要在于控制症状，尽量消除症状，力争达到临床痊愈。

（2）缓解期：巩固疗效，继续维持治疗，使复发风险减小到最低状态。

（3）康复期：康复治疗，恢复生活自理、料理家务、学习工作、社会交往等社会功能。

（二）康复方法

1. 焦虑症康复治疗　目前老年期焦虑障碍康复治疗比较有效的措施是药物治疗和非药物治疗相结合原则。

（1）药物治疗

1）抗焦虑药：苯二氮䓬类，如艾司唑仑、阿普唑仑、劳拉西泮、氯硝西泮等。

2）抗抑郁剂：也均具有抗焦虑作用，以前多采用三环类与四环类药物，目前临床上多采用选择性

5-羟色胺再摄取抑制剂、5-羟色胺和去甲肾上腺素再摄取双重抑制剂类药物。

3）β受体阻滞剂：普萘洛尔对某些老年期焦虑与激惹有很好疗效，抗组胺药苯海拉明对轻中度焦虑也有很好的疗效。

（2）心理与环境治疗相结合

1）心理健康教育：介绍有关焦虑障碍疾病的性质和相关知识，让患者对疾病有一定的了解，可以缓解患者对健康的过度担心，并取得与医师的合作。

2）认知行为治疗：认知行为治疗（CBT）包括焦虑处置技术和认知重建两种形式。医生可通过让患者回忆、想象焦虑时的情绪、思维及行为诱导出焦虑，然后进行放松训练来减轻紧张和焦虑时的躯体症状；也可通过帮助患者了解自我的认知模式，寻找负性自动思维和纠正非理性信念，重建认知。

3）短程精神动力学心理治疗：在这类治疗中帮助患者进一步认识其障碍的潜意识方面的内容，从而使患者能够控制自己的症状和异常行为，同时更好地处理应激性境遇。这种短程精神动力学治疗有时称为焦点心理治疗。

4）生物反馈疗法：利用现代电子仪器，对生物体内的生理功能进行描记，并转换为声、光等反馈信号，使患者根据反馈信号来调整体内不随意的内脏功能及其他躯体功能，达到防治疾病的目的。生物反馈可以让患者学习调节身体肌肉紧张状态以及自主神经功能，对伴有诸多躯体症状的老年患者较为适用。

2. 抑郁康复治疗

（1）药物治疗：治疗老年期抑郁症诊断的患者首先单一应用一线抗抑郁药（三环类、SSRIs 或 SNRIs）2~4 周。若明显缓解，继续治疗 4~6 个月后进入维持治疗；若无明显反应可试行加量，再无效可换用同类或不同类的其他药物；若不良反应明显，可以减量或换用同类、不同类其他药物。采取上述措施后仍无效者，排除诊断、治疗依从性等因素影响，采用增效剂、二线药物或联合用药。仍然无效则考虑电抽搐治疗。

我国目前临床用药情况调查，三环类，如阿米替林、氯米帕明、马普替林等在不少地区作为治疗抑郁症首选药物。国外抑郁症药物治疗一般推 SSRIs、SNRIs 以及特异性 5-羟色胺能抗抑郁药（NaSSA）作为一线药物。

（2）心理治疗：老年期诸多的社会心理因素对疾病发生、发展、转归都有很大的影响，因为心理治疗在本病治疗中具有十分重要的作用。通过治疗可以使患者及家属正确认识精神症状，提高治疗依从性，改善不适当的思维及行为方式，并能提高总体疗效。尤其适用于轻度抑郁焦虑或疾病恢复期，一般与药物治疗配合使用。可选用的方法有支持治疗、精神动力学治疗、认知行为治疗等。

（3）电抽搐治疗（ECT）：ECT 是以短暂适量的电流通过大脑，引起患者意识丧失，皮层广泛性脑电波发放和全身性抽搐，控制精神症状的一种治疗方法。改良的 ECT 是使得患者在治疗中不出现抽搐同样能发挥治疗作用。特别适用于抗抑郁药无效或出于某些原因不能耐受抗抑郁剂引起的不良反应的患者；有强烈自杀观念，亟待快速控制病情的患者；极度兴奋躁动者。禁忌证包括：近期心肌梗死、脑肿瘤、脑动脉瘤和无法控制的心力衰竭者。ECT 对缓解抑郁有见效快的特点，一般每周治疗 2~3 次，2~3 周症状基本缓解，其后加用药物巩固治疗。

（4）其他康复治疗措施：光照疗法对部分老年人有效，尤其是具有季节性抑郁特点的老年抑郁症，同时可以改善失眠。明亮的绿光曾被报道可抑制褪黑激素，转换昼夜节律并减轻抑郁症状，有证据表明绿光可能与白光具有相似的有效性，而且效果可能更加显著。所以光照治疗也可作为一种辅助康复治疗的手段。

此外，帮助患者制订每日活动计划表，以此来促使患者活动起来，循序渐进，从易到难，逐渐增加患者的作业活动量和复杂性。

（陈　丹）

第五节　睡眠障碍

一、概述

（一）定义

睡眠障碍是指脑内网状激活系统及其他区域的神经失控或与睡眠有关的神经递质改变而导致的睡眠功能减退。

（二）分类

本章所提及的睡眠障碍仅包括情绪因素是原发病因的睡眠障碍。即非器质性睡眠障碍，主要包括：

1. 睡眠失调　原发性心因性状态，其中主要紊乱是由情绪原因导致了睡眠量、质、时序的变化，即失眠、嗜睡及睡眠-觉醒节律障碍。

2. 睡眠失常　在睡眠中出现异常的发作性事件；在儿童期主要与儿童的生长发育有关，在成人中主要是心因性的，即睡行症、睡惊及梦魇。

（三）流行病学

睡眠障碍是人类常见的疾病，尤其在老年人群中，且近年来呈上升趋势。失眠是睡眠障碍中最常见的问题，65 岁以上人群中约 30%有失眠症状，50%以上有睡眠不良的主诉。资料显示，70 岁以上人群中 79%出现睡眠效率下降，短暂觉醒达每小时 15 次左右，90%以上老年人在一段时间内有失眠和白天睡眠过多的主诉。在患有睡眠障碍的人群中，其觉醒率是正常老年人的 2 倍。老年人睡眠障碍已成为重大的公共卫生问题，值得关注。

（四）老年睡眠问题特点

健康的睡眠，是指能完全解除身心疲劳并能使身心恢复到次日所需能量的睡眠。老年人相对青年时期而言，由于身体生理、病理等睡眠质量会有所下降，其特点为：①睡眠时间缩短。国内研究表明，老年人每晚一般睡眠时间约为 7 小时。65 岁以上老人的就寝时间虽平均为 9 小时，但实际睡眠时间平均约 7 小时。②夜间容易受内外因素的干扰，睡眠变得断断续续、不连续。国外有研究发现夜间易醒是老年人最主要的睡眠问题。③浅睡眠比例增多，而深睡眠比例减少，REM 睡眠时间减少，65 岁左右的老年人深睡眠期约占睡眠时间的 10%以下，75 岁左右的老年人深睡眠基本消失。④容易早醒，睡眠趋向早睡早起。老年人出于生理原因，睡眠节律位相前移，倾向于早睡早起；随着年龄的增加呈现上床时间提早、入睡时间延长、睡眠时间增加的趋势。⑤睡眠在昼夜之间进行重新分布，夜间睡眠减少，白天睡眠时间增多。⑥老年人对睡眠-觉醒各阶段转变的耐受力较差。例如，跨时区高速飞行后生理节律破坏较明显，一般人 3~5 天能够重新修复生理节律，而老年人则需要经过较长时间才能适应新时区的昼夜时间。

（一）康复诊断

1. 诊断方法

（1）多导睡眠图（PSG）：是一种可以在整夜睡眠过程中，根据需要连续同步的检测与记录多项生理指标的检查方法。由仪器进行自动分析，再由人工逐项核实，以便对睡眠的结构与进程，检测睡眠期的异常脑电、呼吸功能和心血管功能做出分析。结合临床综合分析，可为睡眠障碍的诊断、分类、鉴别诊断及治疗方法提供依据和信息。

（2）多次小睡潜伏期试验（MSLT）：是专门测定在缺乏警觉因素情况下生理睡眠的倾向性。该检查通常安排在完成整夜 PSG 检查结束后 1~3 小时，需在黑暗、安静的单人房进行。整个试验包括 5 次小睡，每次持续 30 分钟，每次间隔 2 小时。一般是 8 点、10 点、12 点、14 点、16 点 5 个时间点，然后计算每次小睡的入睡潜伏期和眼球快速运动睡眠潜伏期。

（3）量表：国际上常用的睡眠障碍评定量表有睡眠信念和态度量表、睡眠卫生知识和睡眠卫生习惯量表、阿森斯失眠量表、匹兹堡睡眠质量量表、状态-特质焦虑问卷、睡眠日记等。

（4）其他客观评估方法：其他客观评估方法如夜帽、微动敏感床垫、肢体活动点图、唤醒标记仪、清醒状态维持试验、体重指数等。

2. 诊断标准　根据患者主诉与 PSG 等结果对于睡眠障碍诊断并不难。但究竟是一种独立情况，还是仅仅作为其他障碍的一个症状，应根据其临床表现、病程、治疗理由和主次而定。本章所涉及睡眠障碍作为一个独立情况。根据《国际疾病分类》第 10 版（ICD-10）关于非器质性睡眠障碍的分类与诊断标准有如下分类。

（1）非器质性失眠症：失眠症是一种持续相当长时间的睡眠的质和（或）量令人不满意的状况。为了确诊，下列临床特征是必需的：

1）主诉或是入睡困难，或是难以维持睡眠，或是睡眠质量差。

2）这种睡眠紊乱每周至少发生三次并持续 1 个月以上。

3）日夜专注于失眠，过分担心失眠的后果。

4）睡眠量和（或）质的不满意引起了明显的苦恼或影响了社会及职业功能。

（2）非器质性嗜睡症：嗜睡症被定义为白昼睡眠过度及睡眠发作（并非由于睡眠量不足）或醒来时达到完全觉醒状态过渡延长的一种状况。为了确诊，下列临床特征是必需的：

1）白天睡眠过多或睡眠发作，无法以睡眠时间不足来解释；和（或）清醒时达到完全觉醒状态过渡时间延长。

2）每日出现睡眠紊乱，超过 1 个月；或反复地短暂发作，引起明显的苦恼或影响了社会或职业功能。

3）缺乏发作性睡病的附加症状（摔倒、睡眠麻痹、入睡前幻觉）或睡眠呼吸暂停的临床证据（夜间呼吸暂停，典型的间歇性鼾音等）。

4）没有可表现出日间嗜睡症状的任何神经科及内科情况。如果嗜睡症仅仅是某种精神障碍（如情感性精神障碍）的一个症状的话，诊断只应是该精神障碍。然而，如果嗜睡症状在患有其他精神疾患的患者主诉中占主要地位，那么就应加上心因性嗜睡症的诊断。

（3）非器质性睡眠-觉醒节律障碍：人体睡眠-觉醒节律与环境所允许的睡眠-觉醒节律之间不同步，从而导致患者主诉失眠或嗜睡。这一障碍究竟是心因性的还是器质性的，取决于心理或器质性因素影响的大小。为了确诊，下列临床特征是必需的：

1）个体的睡眠-觉醒形式与特定社会中的正常情况及同一文化环境中为大多数人所认可的睡眠-觉醒节律不同步。

2）在主要的睡眠相时失眠，在应该清醒时嗜睡，这种情况几乎天天发生并持续1个月以上，或在短时间内反复出现。

3）睡眠量、质及时序的不满意状态使患者深感苦恼，或影响社会或职业功能。

（4）睡行症：又称夜游症，是睡眠和觉醒现象同时存在的一种意识改变状态。睡行症发作时，个体通常在夜间睡眠的前三分之一段起床、走动，呈现出低水平的注意力、反应性及运动技能。

1）突出症状是一次或多次下述发作：起床，通常发生于夜间睡眠的前三分之一阶段，走来走去。

2）发作中，个体表情茫然，目光凝滞，他人试图加以干涉或同其交谈，则相对无反应，并且难以被唤醒。

3）在清醒后（无论是在发作中还是在次日清晨），个体对发作不能回忆。

4）尽管在最初从发作中醒来的几分钟之内，会有一段短时间的茫然及定向力障碍，但并无精神活动及行为的任何损害。

5）没有器质性精神障碍如痴呆或躯体障碍如癫痫的证据。

（5）睡惊症：又称夜惊症，是出现于夜间的极度恐惧和惊恐的发作，伴有强烈的语言、运动形式及自主神经系统的高度兴奋。个体通常在睡眠的前三分之一阶段惊叫着坐起或下床，常常冲向门口似乎要夺路而逃，但很少会离开房间。如果有人想平息夜间惊恐发作，可能会导致更强烈的恐惧，因为个体不仅对他人的努力相对无反应，而且有几分钟会丧失定向。醒后对发作通常不能回忆。由于这些临床特点，个体在睡惊发作期间极有可能受伤。

为了确诊，下列临床特征是必需的：

1）突出症状是一次或多次如下发作：惊叫一声从睡眠中醒来，以强烈的焦虑、躯体运动及自主神经系统的亢进如心动过速、呼吸急促、瞳孔扩大及出汗等为特点。

2）这些反复发作的典型情况是持续1~10分钟，通常在夜间睡眠的前三分之一阶段发生。

3）对他人试图平息睡惊进行的努力相对无反应，而且这种努力几乎总会伴有至少数分钟的定向障碍和持续动作的出现。

4）对发作即使能够回忆，也是十分有限的（通常只局限于一到两个片段的表象）。

5）没有躯体障碍如脑肿瘤或癫痫的证据。

（6）梦魇：梦魇是为焦虑或恐惧所占据的梦境体验，事后个体能够详细地回忆。梦魇体验十分生动，通常包括那些涉及对生存、安全或自尊造成威胁的主题。为了确诊，下列临床特征是必需的：

1）从夜间睡眠或午睡中醒来，能清晰、详尽地回忆强烈恐怖性的梦境，通常涉及对生存、安全或自尊的威胁；惊醒可发生于睡眠期的任一时刻，但典型情况是发生在后半段。

2）从恐怖性梦境中惊醒时，个体很快恢复定向及警觉。

3）梦境体验本身，以及随之造成的睡眠紊乱，都会使个体十分苦恼。

（二）功能评定

1. 睡眠个人信念和态度量表　该量表由30个条目问题及5个分量表组成：引起失眠原因的细微概

念、诱发或加重失眠后果的不良原因、对睡眠的不现实期望、对知觉控制减弱以及对帮助睡眠的方法的不正确信念和认识。

2. 睡眠卫生意识和习惯量表　该量表由睡眠卫生意识、睡眠卫生习惯、咖啡因知识 3 部分组成（咖啡因知识在此不做介绍）。睡眠卫生意识和习惯量表能够客观评价环境因素对于睡眠的破坏程度；帮助了解患者对于睡眠卫生知识的掌握情况和所存在的不良睡眠卫生习惯，有助于分析与判断患者的日常行为对于睡眠的影响及其程度，对于选择和制订个体化的治疗方案具有重要意义。

（1）睡眠卫生意识量表：填表注意事项，在每一项中选择一个最符合您的情况的数字，数字 1、2、3 指对睡眠有帮助的程度，4 表示对睡眠无影响，而 5、6、7 指对睡眠的干扰程度。

（2）睡眠卫生习惯量表：填表注意事项，对下列每个行为，根据您自己的情况，在每项后面的括号内填上您每周参与活动或经历的平均天数（0~7 天）。

3. 匹兹堡睡眠质量指数（PSQI）　用于评定被试最近 1 个月的睡眠质量，适用于睡眠障碍患者、精神障碍患者的睡眠质量评价、疗效观察，一般人群睡眠质量的调查研究，以及睡眠质量与心身健康相关性研究的评定工具。评分标准：量表由 19 个自评和 5 个他评条目组成，其中参与计分的 18 个自评条目可以组合成 7 个因子（睡眠质量、入睡时间、睡眠时间、睡眠效率、睡眠障碍、催眠药物、日间功能），每个因子按 0~3 分等级计分。总分：累积各成分得分为 PSQI 总分，总分范围为 0~21，得分越高，表示睡眠质量越差。

三、康复治疗

（一）康复原则与目标

1. 康复原则　老年人睡眠障碍康复治疗的基本原则如下。

（1）寻找可能的致病原因是首要考虑问题。

（2）有些患者非药物治疗可行，则不一定用药物治疗。

（3）坚持单一用药原则，不仅可减少可能的不良反应，还可减轻患者经济负担。

（4）中西医结合治疗为好，可提高疗效，患者易接受。

（5）合适的药物、剂量，充足的治疗时间，不应频繁更换方案和药物。

（6）小剂量起始，逐渐增量对老年人而言更加重要。

（7）耐心细致解释非常重要，尤其是安眠药的依赖问题。

（8）结合心理治疗。

（9）避免给患者造成医源性心理压力。

（10）注意老年人躯体状况，个体化尤为重要。

2. 康复目标

（1）缓解症状。

（2）保持正常睡眠结构。

（3）恢复社会功能，提高老年人生活质量。

（二）康复方法

1. 病因治疗　积极消除导致睡眠障碍的各种因素，如躯体疾病、药物因素、精神障碍、心理社会因素、环境因素等。

2. 心理治疗 心理治疗是治疗失眠的常用方法，尤其是对心理因素导致失眠的首选治疗方法，在失眠治疗中具有重要意义。

3. 行为治疗 许多行为治疗可有效治疗失眠，包括放松训练、生物反馈、控制刺激、睡眠限制等。控制刺激治疗包括限制睡前过度兴奋、过度思考问题等。睡眠限制避免过度卧床，再结合白天活动、日光暴露等可稳定和启动时间节律系统而改善睡眠。与药物治疗比较，行为治疗虽然费时多，但疗效持久，值得推广。

4. 注意睡眠卫生，调节睡眠节律 良好的睡眠习惯无论是对失眠者还是睡眠正常者而言都非常重要。良好的睡眠卫生包括避免烟酒、咖啡及其他影响睡眠药物的应用，也包括正常的饮食结构、生活规律、适当体育锻炼等。

5. 药物治疗 老年人使用苯二氮䓬类睡眠药时宜使用奥沙西泮、替马西泮或氯甲西泮等，且用成人半量；同时存在慢性肺功能障碍或睡眠呼吸暂停综合征的患者，应慎用苯二氮䓬类催眠药，以免引起呼吸抑制；在准备停药前先缓慢减量，避免出现反跳。对于已经产生依赖性的患者，特别是长期使用催眠药的老年患者，则不要违背其意愿强行撤药，可小剂量长期使用。药物治疗应坚持以下原则：应用小剂量，通常为成人的1/2，间断用药（每周2~4次）；短期用药（不超过3~4周）；逐渐停药，防止停药后复发；尽量不合用2种以上催眠药。

6. 中医治疗 常用中药如黄连阿胶汤、归脾汤、安神定志丸、温胆汤、龙胆泻肝汤、乌灵胶囊等对失眠有一定治疗效果。此外，针灸及理疗对短期及长期失眠症均有疗效。

（陈　丹）

参考文献

［1］励建安，毕胜，黄晓琳. DeLisa 物理医学与康复医学理论与实践［M］. 6 版. 北京：人民卫生出版社，2023.

［2］Kimberly，A.Sackheim. 康复医学临床手册［M］. 周谋望，刘楠，译. 北京：北京大学医学出版社，2019.

［3］莫红. 脑瘫儿童家庭康复护理［M］. 北京：中国中医药出版社，2019.

［4］燕铁斌，陈文华. 康复治疗指南［M］. 北京：人民卫生出版社，2021.

［5］林成杰. 物理治疗技术［M］. 3 版. 北京：人民卫生出版社，2019.

［6］陈健尔，李艳生. 中国传统康复技术［M］. 3 版. 北京：人民卫生出版社，2019.

［7］刘惠林，胡昔权. 康复治疗师临床工作指南：神经疾患康复治疗技术［M］. 北京：人民卫生出版社，2019.

［8］邵明，陶恩祥. 帕金森病康复指南［M］. 北京：人民卫生出版社，2022.

［9］郭铁成，黄晓琳，尤春景. 康复医学临床指南［M］. 3 版. 北京：科学出版社，2016.

［10］王文燕. 实用特殊儿童康复与训练. 济南：山东大学出版社，2016.

［11］单春雷，宋为群. 脑卒中康复治疗［M］. 2 版. 北京：人民卫生出版社，2021.

［12］福坦纳斯. 颈背疼痛康复手册［M］. 王正珍，译. 北京：人民卫生出版社，2016.

［13］桑德春. 老年康复学［M］. 北京：科学出版社，2016.

［14］孙晓莉. 作业疗法［M］. 2 版. 北京：人民卫生出版社，2023.

［15］沈光宇. 康复医学［M］. 南京：东南大学出版社，2016.

［16］李晓捷. 实用儿童康复医学［M］. 北京：人民卫生出版社，2016.

［17］陈红霞. 神经系统疾病功能障碍［M］. 北京：人民卫生出版社，2016.

［18］陈立典，吴毅. 临床疾病康复学［M］. 北京：科学出版社，2016.

［19］钱菁华. 康复评定技术［M］. 北京：科学出版社，2022.

［20］郭华. 常见疾病康复［M］. 北京：人民卫生出版社，2016.

［21］燕铁斌. 骨科康复评定与治疗技术［M］. 5 版. 北京：科学出版社，2020.

［22］刘巧云，候梅. 康复治疗师临床工作指南·儿童语言康复治疗技术［M］. 北京：人民卫生出版社，2019.

［23］古剑雄. 临床康复医学［M］. 北京：科学出版社，2015.

［24］王平. 颈肩腰腿痛的预防治疗与康复［M］. 济南：山东科学技术出版社，2021.

［25］范猛. 骨性关节炎的防治与康复［M］. 天津：天津科技翻译出版有限公司，2017.